本书出版受国家社科基金"多元流迁模式下农民工婚姻稳定性研究"（14CRK020）、中国博士后科学基金（一等资助）"性别视角下已婚农民工家庭地位的现状、原因及对策研究"（2017M610619）、陕西师范大学优秀学术著作出版基金资助

西安交通大学
人口与发展研究所 · 学术文库

农民工心理失范的
现状及影响因素研究

—— 基于性别和婚姻的视角

李卫东　李树茁／著

A STUDY ON THE CURRENT STATUS AND
DETERMINANTS OF
ANOMIA AMONG CHINA'S
RURAL MIGRANT WORKERS

Based on the Perspective of Gender and Marriage

社会科学文献出版社
SOCIAL SCIENCES ACADEMIC PRESS (CHINA)

总　序

　　西安交通大学人口与发展研究所一直致力于社会性别歧视与弱势群体问题的研究，在儿童、妇女、老年人、失地农民、城乡流动人口（农民工）和城镇企业困难职工等弱势群体的保护和发展领域进行了深入研究。研究所注重国内外的学术交流与合作，已承担并成功完成了多项国家级、省部级重大科研项目及国际合作项目，在弱势群体、人口与社会发展战略、公共政策研究等领域积累了丰富的理论与实践经验。

　　研究所拥有广泛的国际合作网络，与美国斯坦福大学人口与资源研究所、杜克大学、加州大学尔湾分校、南加州大学、加拿大维多利亚大学、圣塔菲研究所等国际知名大学和研究机构建立了长期的学术合作与交流关系，形成了研究人员互访和合作课题研究等机制；同时，研究所多次受联合国人口基金会、联合国儿童基金会、联合国粮农组织、世界卫生组织、国际计划、美国 NIH 基金会、美国福特基金会、麦克阿瑟基金会等国际组织的资助，合作研究了多项有关中国弱势群体问题的项目。国际合作使研究所拥有了相关学术领域的国际对话能力，扩大了国际影响力。

　　研究所注重与国内各级政府部门的密切合作，已形成了与国家、地方各级政府的合作研究网络，为研究的开展及研究成果的推广提供了有利条件和保障。研究所多次参与有关中国弱势群体、国家与省区人口与发展战略等重大社会问题的研究，在有关政府部门、国际机构的共同合作与支持下，在计划生育和生殖健康、女童生活环境等领域系统地开展了有关弱势群体问题的研究，并将研究结果应用于实践，进行了社区干预与传播扩散。1989 年以来，研究所建立了 6 个社会实验基地，包括"全国 39 个县建设新型婚育文化社区实验网络"（1998～2000 年，国家人口和计划生育委员会）、"巢湖改善女孩生活环境实验区"（2000～2003 年，美国福特基金会、国家人口和计划生育委员会）、"社会性别引入生殖健康的实验和推广"（2003 年至今，美国福特基金会、联合国人口基金会与国家人口与计划生育委员会）等。其中，"巢湖改善女孩生活环境实验区"在国内外产生了重要的影响，引起了国家和社会各界对男孩偏好问题的重视，直接推动了全国"关爱女孩行动"的开展。

近年来，研究所开始致力于人口与社会可持续发展的理论、方法、政策和实践的系统研究，尤其关注以社会性别和社会弱势人群的保护与发展为核心的交叉领域。作为国家"985 工程"研究基地的重要组成部分，研究所目前的主要研究领域包括：人口与社会复杂系统的一般理论、分析方法与应用研究——探索人口与社会复杂系统的理论和方法，分析人口与社会复杂系统的一般特征及结构，建立人口与社会复杂系统模型，深入分析社会发展过程中出现的重大人口与社会问题；人口与社会政策创新的一般理论、分析方法与应用研究——分析人口与社会政策创新的理论内涵与模式，人口与社会政策创新的政策环境、条件、机制、过程与应用，建立人口与社会政策创新评估体系；转型期面向弱势群体保护与发展的社会政策创新研究、评价与实践——以多学科交叉的研究方法，研究农村流动人口在城镇社会的融合过程，分析农民工观念与行为的演变及其影响机制，研究其人口与社会后果，探索促进农民工社会融合的途径，探讨适合中国国情的城镇化道路；国家人口与社会可持续发展决策支持系统的研究与应用——在人口与社会复杂系统和人口与社会政策创新研究的基础上，结合弱势群体研究得到的结果，面向国家战略需求，从应用角度建立人口与社会可持续发展决策支持系统，形成相应的数据库、模型库、知识库和方法库，解决人口与社会可持续发展过程中的重大战略问题。

中国社会正处于人口与社会的急剧转型期，性别歧视、城乡社会发展不平衡、弱势群体等问题日益凸显，社会潜在危机不断增大，影响并制约着人口与社会的可持续发展。西安交通大学人口与发展研究所的研究成果有利于解决中国社会面临的以社会性别和弱势群体保护与发展为核心的人口与社会问题。本学术文库将陆续推出其学术研究成果，以飨读者。

摘　要

由于角色蕴含着既定的资源与权力，又负载着既定的责任和义务，因而角色扮演差异被广泛运用于解释心理福利和心理失范的性别不平等问题。已有研究通常认为传统的性别角色分工不利于女性的心理福利，但这些研究主要关注的是相对稳定的西方工业化社会，结论也主要针对大众人群，较少有研究关注中国社会转型下农民工心理失范的现状及性别差异问题。

虽然传统的"男主外、女主内"的性别角色分工形成了有利于男性的社会结构，但中国社会转型下的人口流动逐渐瓦解了传统的性别角色分工，女性流动到城市，通过务工获得了更多的职业角色，逐渐缩小了与男性社会角色的差距。另外，性别失衡导致的男性过剩和女性短缺问题使未婚男性与女性面临不同的婚姻市场结构。本书以压力过程分析框架为基础，建立以压力源、应对资源、应对方式和心理失范为核心的概念模型，并在此基础上依据婚姻角色和性别角色理论，结合中国农民工的迁移和性别失衡的情境改进并建立两个具体的分析框架。一是已婚农民工心理失范的分析框架，该分析框架突出人口流动对已婚农民工社会角色和家庭性别角色的影响，根据家庭角色和职业角色之间的冲突等压力源构建分析框架；二是未婚农民工心理失范的分析框架，该分析框架突出性别失衡的影响，根据与成婚相关的压力源，以及未婚农民工的相关应对资源建立分析框架。

在分析框架的指导下，本书对不同婚姻状态下农民工心理失范的现状、性别效应的决定因素和心理失范影响因素的性别差异进行深入研究，并利用2009 年在福建省 X 市的农民工调查数据对理论框架进行系统的实证分析，获得了一些有益的发现。研究发现，农民工心理失范存在显著的性别差异，婚姻状态和婚姻挤压是农民工心理失范性别效应的重要影响因素。男性农民工的心理失范水平要显著高于女性农民工，这种差异主要来源于农民工的婚姻状态差异和婚姻挤压程度的差异。这一结果表明，性别失衡导致的婚姻挤压问题可能是农民工心理失范性别不平等的重要影响因素。

为了进一步识别婚姻状态和婚姻挤压对农民工心理失范的净影响，本书分别分析了婚农民工心理失范的影响因素及其性别差异和未婚农民工心理失范的影响因素及其性别差异。结果显示，已婚农民工的心理失范并不存在显著的性别差异，但未婚农民工的心理失范存在显著的性别差异，其中未婚男性农民工的心理失范水平要比未婚女性农民工高。从影响因素来看，已婚农民工心理失范影响机制存在性别差异，其中与"养家糊口"相关的社会角色对已婚男性农民工心理失范的影响更为显著，而已婚女性农民工心理失范更容易受到情感角色相关因素的影响，这也表明，已婚男性更容易受到社会角色与性别角色期待的影响。未婚农民工心理失范更容易受到婚姻挤压类因素的影响，而婚姻挤压对未婚农民工心理失范的影响存在性别差异。具体而言，未婚男性农民工的心理失范主要源于婚姻市场供求失衡导致的结构性婚姻挤压，而未婚女性农民工的心理失范也可能源于婚姻市场中潜在配偶质量供求失衡导致的婚姻挤压。

总之，人口流动与性别失衡作为中国社会转型的两个重要表现已经对农民工的心理失范产生了巨大的影响，而从影响的机理来看，社会转型导致的角色扮演与角色期待之间的不协调是农民工心理失范发生的重要机制。本书根据生命阶段的角色规范性分别探讨已婚农民工和未婚农民工的心理失范机制，有利于更好地理解人口流动与性别失衡对农民工的影响。

Abstract

The markedly difference social roles of male and female was commonly used to explain gender difference in psychological well-being and anomia, because social roles not only contain resources and powers, but also mean to undertake corresponding responsibilities and obligations. Although one of the most consistent findings in research on psychological well-being is that the traditional division of gender roles harm to female's psychological well-being, all the researches and findings are based on the western industrialized society and general population. The researches seldom pay attention to the gender difference in anomia among rural migrant worker in the context of social transition.

Although the "men outside and women inside" division of gender roles have formed the social structure which would be in favor of men, the traditional division of gender roles is gradually been eroding by the population migration in the context of social transition. With the rural female migrant moving to urban areas to seek work and getting one professional role, the roles gap between male and female is narrowed gradually. Meanwhile, unmarried men and unmarried women face different marriage market structure, because of the male surplus and female deficit in the context of gender imbalance. We introduce family structure, migration characteristic and marriage squeeze into stress process framework for analysis of gender difference of anomia among rural migrant worker under different marital status. For the married rural migrant worker, this study based on the coordination between social roles and sex roles, through analyzing the changes of social roles and family roles between both sexes and the stabilities of gender roles between both sexes to construct the gender difference framework among married rural migrant worker. For the unmarried rural migrant worker, we introduce marriage squeeze to assess the influences of gender imbalance on unmarried rural migrant worker. This developed framework not only can efficiently explain how population migration and gender imbalance influence on the gender equality relationship, but also make up the lack of framework to analyze a certain population, and provide a new way of explain the gender difference of anomia among rural migrant worker.

Based on the framework, using the date from the survey "Rural-Urban Migrants Study in X City, Fujian", in early November 2009, this study investigate the current status, determinants of gender difference in anomia among rural migrant workers from the perspective of social roles and marriage squeeze. The main contributions of this study are the following.

There is gender difference in anomia among rural migrant worker and the marital status and marriage squeeze are the main determinants on the effect of sex in anomia among rural migrant worker. The empirical results reveal that the male rural migrant workers have high level of anomia than female rural migrant workers. This difference is derived from the difference in marital status and marriage squeeze among rural migrant workers, unmarried status and marriage squeeze would significant increase the level of anomia among rural migrant workers. The results reveal that marriage squeeze is the main determinant factor of the gender difference in anomia rural migrant worker.

In order to explore the net influence of marital status and marriage squeeze on anomia among rural migrant worker, we investigate the determinants of married rural migrant workers and unmarried rural migrant workers respectively. The results show that there is no gender difference in anomia among married rural migrant workers, but there is gender difference in the determinants of anomia among rural migrant workers. Female is more vulnerable to interpersonal relationship and emotions, male is more vulnerable to financial difficulties. In a word, the change of social role and the stability of gender role are the main determinants of gender difference in anomia among rural married migrant workers in the context of population migration. However, there is gender difference in anomia among unmarried rural migrant workers, and there is gender difference in the determinants of anomia among unmarried rural migrant workers. The imbalance of marriage market is the main determinant of anomia among unmarried male migrant workers, and the quality of marriage market is the main determinant of anomia among unmarried female migrant workers.

In sum, as the important reflections of social transition, migration population and gender imbalance have made huge impact on anomia among migrant workers. The disharmony between role expectation and role practice is the important mechanism of anomia among migrant workers. From the perspective of marriage and gender to explore the mechanism of anomia among migrant workers is also benefit to understand the influence of social transition on migrant workers life chances.

前　言

　　西安交通大学人口与发展研究所（以下简称"研究所"），一直致力于中国社会转型中弱势群体的保护与发展、性别失衡与公共治理等领域的社会问题研究。长期以来，研究所在福特基金会、联合国人口基金会、国家社会科学基金等机构的资助下，对中国性别失衡的现状、原因、后果以及农民工社会融合与发展等问题进行了长期而深入的研究。在国家社会科学基金重大攻关项目（08&ZD048）的支持下，研究所在福建省 X 市对外来农村流动人口做了一项调查。该项调查涉及农民工的生活状况、婚姻家庭、心理福利和适应融合等内容，并形成了一系列的研究成果。

　　本书作为课题的专题之一，主要关注人口流动和性别失衡背景下农民工心理失范的现状及原因。社会转型以来，中国农民工问题一直是学术界和社会关注的热点问题，除了农民工的城市适应、农民工的社会融合、农民工的就业等得到持续的关注外，农民工的心理健康也受到学术界的广泛关注。然而，中国社会转型导致旧的制度和规范弱化甚至瓦解，新的制度还未建立或不健全，从而出现"规范真空"。以户籍制度为核心的城乡二元社会结构，使农民工被隔离在次属劳动力市场，面临收入低、工作不稳定、工作条件差等问题；而城乡社会与文化差异，也使农民工不可避免地遭受文化差异带来的冲击。因此，对农民工心理福利的研究，有必要回到涂尔干和默顿的失范理论。涂尔干首次将失范引入社会学研究，涂尔干关注的是宏观社会力量如何影响个人行为，他认为社会转型带来的社会规范弱化不能约束人们的目标和欲望，会导致个体出现行为失范（Srole，1956）。默顿沿着涂尔干的思路，讨论了文化结构和社会结构的不协调如何导致社会成员产生压力并出现失范行为（Merton，1938）。虽然涂尔干和默顿的基本逻辑都是"社会环境—心理状况—失范行为"，但两者较多关注的是社会环境与行为之间的关系，较少关注中间环节（McClosky and Schaar, 1965）。同时，宏观层面的社会失范存在测量困境。因此，有些学者从微观层面提出了心理失范的定义，将心理失范界定为个体与他人、个体与社会的疏离导致个体出现失败、迷茫、孤独、空虚和无助的心理状态（Srole, 1956; Travis, 1993）。索罗尔认为社会失范是宏观社会系统中各子系统的不协调，心理失范是个人与社会的不协调，个体心理失范是社会和个体特征相互作用的结果（Srole, 1956）。在失范的社会中，个体容易出现心理失范，心理失范也能反映社会失范的状况。因此，重回失范理论，采用心理失范可以更好地把握社会转型背景下农民工的心理状况。

此外，社会转型下的人口流动对农民工家庭结构、性别角色和社会角色产生了多重影响。一方面，大规模的城乡人口流动对农民工社会角色扮演产生双重的影响：一是人口流动逐渐瓦解了传统的"男主外、女主内"社会分工，男女农民工的职业角色存在趋同现象；二是受户籍制度影响，多数已婚农民工单独外出务工或夫妻双方外出务工，使已婚农民工扮演的家庭角色也存在趋同现象。另一方面，性别角色的转变要落后于社会角色的转变，已婚农民工可能会遭遇性别角色期待与社会角色实践之间的不协调问题，从而更可能出现心理失范问题。

同时，自 20 世纪 80 年代以来，中国社会还面临着出生人口性别比持续偏高的问题。中国的性别失衡会导致婚姻市场中未婚成年男性处于过剩状态而未婚成年女性处于短缺状态，从而使未婚成年男性和未婚成年女性面临不同的成婚机会结构。在这种不均衡的婚姻市场中，男性过剩使相当一部分成年男性因找不到初婚对象而被迫失婚；但婚姻市场中男性过剩和女性短缺有利于提高女性在婚姻市场中的议价能力，从而使未婚男性和未婚女性可能拥有不同的心理福利。性别失衡使相当一部分面临失婚的男性聚集在农村地区；在人口流动的机制下，这些人也可能会外出务工进而流入城市。

因此，要理解当前农民工的心理失范，不仅需要深入考察人口流动和性别失衡对农民工群体社会角色分配和扮演的影响，还需要引入性别和婚姻的视角，以便深入地分析不同婚姻状态下农民工的心理失范状况，以及不同婚姻状态下农民工心理失范的性别差异及农民工心理失范的影响因素是否存在性别差异。

　　基于以上的社会情境，本研究首先以农民工全样本为分析对象，分析农民工心理失范的性别差异及其性别效应的影响因素，并在此基础上分别分析男性农民工样本和女性农民工样本，比较其影响因素的差异。研究发现农民工心理失范存在性别差异，其中男性农民工心理失范程度要显著高于女性农民工，心理失范的性别差异受到婚姻状态和成婚困难的影响，婚姻状态差异和成婚困难经历是心理失范性别差异的主要影响因素。成婚困难对农民工心理失范的影响存在性别差异，成婚困难仅对男性农民工心理失范具有显著影响；婚姻状态对农民工心理失范的影响也存在一定的性别差异，其中适龄未婚仅对男性农民工心理失范具有显著的影响，但大龄未婚对男性农民工与女性农民工心理失范都具有显著的影响；社会经济地位中的职业和收入对男性和女性农民工心理失范都不具有显著的影响，教育仅对男性农民工具有显著的影响，对女性农民工不具有显著的影响。

　　为了进一步了解婚姻状态和成婚困难对农民工心理失范性别差异的影响，本研究分别分析了已婚农民工和未婚农民工心理失范的性别差异及其影响因素的性别差异问题。通过分析发现已婚农民工心理失范并不存在性别差异，但影响已婚农民工心理失范的因素存在性别差异，其中与"养家糊口"角色相关的社会经济地位对男性农民工心理失范具有显著的负向影响，但对女性农民工的影响不显著；夫妻分居对男性农民工心理失范的影响也要比女性农民工明显。这表明人口流动有利于已婚女性农民工的心理福利，但可能会降低已婚男性农民工的心理福利，其中在户籍制度的约束下，已婚男性农民工更容易受到性别角色期待与实际角色扮演不协调问题的影响。

　　未婚农民工的心理失范存在显著的性别差异，其中未婚男性农民工的心理失范水平要显著高于未婚女性农民工，婚姻挤压类变量和流动特征对未婚农民工心理失范的性别差异效应具有重要的影响，但与"养家糊口"角色相关的社会经济地位对未婚农民工心理失范性别差异效应并没有显著的影响。从未婚农民工心理失范影响因素的性别差异来看，婚姻挤压对未婚农民工心理失范的影响存在一定的性别差异，婚姻剥夺感和成婚困难与成婚期望的交互项对未婚农民工心理失范的影响存在显著的性别差异，成婚困难与成婚期望的交互项仅对未婚男性农民工心理失范具有显著影响，婚姻剥夺感仅对未婚女性农民工的心理失范具有显著影响；但年龄层对未婚男性农民工和女性农民工都具有显著的影响，年龄层对未婚农民工心理失范的影响不存在性别差异。以上结果表明，在性别失衡背景下，未婚男性农民工对于失婚的风险更为敏感，但受性别社会化和性别意识的影响，女性农民工处于大龄未婚状态时，也容易出现心理失范，但其影响机制有别于未婚男性农民工，未婚男性农民工的心理失范更多来源于结构性婚姻挤压的影响，而未婚女性农民工的心理失范更多来源于社会角色期待的影响。值得注意的是，社会经济地位对未婚农民工心理失范并不具有显著影响，这表现出农民工不同生命阶段的主要角色身份对农民工心理失范的作用，其中婚姻是影响农民工主要角色身份的重要生命事件。在人口流动的背景下，人口流动的影响正是借助已婚农民工扮演的社会角色而发挥作用的；性别失衡对未婚农民工心理失范的影响，也是借助未婚农民工的主要身份角色而发挥作用的。综上，通过区分婚姻状态来探讨已婚农民工和未婚农民工心理失范的性别差异及其内在关系，对于理解人口流动和性别失衡对农民工的影响具有积极的意义。

本书利用 2009 年西安交通大学人口与发展研究所在福建省 X 市开展的农民工专项调查数据，基于婚姻和性别视角，从理论、框架、现状和影响四个部分系统地研究不同婚姻状态下农民工心理失范性别差异及其影响因素。第一，在已有心理福利和心理失范分析框架的基础上，结合暴露差异假设和脆弱性差异假设，以及社会转型下人口流动和性别失衡的实际情境改进分析中国农民工心理失范性别差异的概念模型。在此基础上，对已有的分析框架进行扩展，使框架可以更好地研究中国农民工心理失范的性别差异问题。第二，对农民工心理失范性别差异进行实证研究，分析农民工心理失范性别效应的决定因素。第三，对已婚农民工心理失范性别差异进行实证研究。主要分析已婚农民工的心理失范是否存在性别差异及性别效应的影响因素。第四，对未婚农民工心理失范性别差异进行实证研究。主要分析未婚农民工的心理失范是否存在性别差异及性别效应的影响因素。第五，对本书的研究结果进行总结，并提出有针对性的政策建议。

本书是我在博士期间的阶段性研究成果，研究工作得到了我的导师李树茂教授的大力指导和支持，也得到了研究所其他老师和同门的大力协助，在此一并感谢！同时，也要感谢那些来自福建省 X 市的农民工，是他们的处境让我对农民工的心理福利及其性别关系问题产生了持续的兴趣，也是他们热忱的帮助使我能够完成研究工作，再次特别感谢这些可爱的人，希望他们一切能更好！此外，还要感谢我的父母和妻子，是他们无私的爱和无条件的宽容与默默的支持，使我能够完成研究工作和专著的撰写。仅以此书献给我爱的人。

目　　录

第一章　绪论 ……………………………………………………………… 1

第一节　研究背景 ………………………………………………… 4

第二节　概念界定 ………………………………………………… 9

第三节　研究目标 ………………………………………………… 14

第四节　研究内容与研究框架 …………………………………… 15

第五节　数据与方法 ……………………………………………… 16

第六节　章节安排 ………………………………………………… 18

第七节　主要创新点 ……………………………………………… 19

第二章　文献综述 ………………………………………………………… 21

第一节　从社会失范到心理失范 ………………………………… 21

第二节　心理失范不平等的研究 ………………………………… 32

第三节　心理失范不平等的性别差异 …………………………… 42

第四节　迁移人口心理失范的研究 ……………………………… 49

第五节　小结 ……………………………………………………… 52

第三章　农民工心理失范性别差异的分析框架 ……………………… 54

第一节　心理失范性别差异的分析框架 ………………………… 55

第二节　农民工心理失范性别差异分析框架 …………………… 64

第三节　分析框架的验证思路 …………………………………… 84

第四节　小结 ……………………………………………………… 85

第四章　农民工心理失范的性别差异研究 ……………………… 87

第一节　研究目标及研究假设 …………………………………… 87

第二节　研究方法 ………………………………………………… 93

第三节　心理失范及其他主要变量的性别差异 ………………… 105

第四节　婚姻状态和婚姻挤压对性别效应的影响 ……………… 106

第五节　农民工心理失范影响因素的性别差异 ………………… 110

第六节　小结与讨论 ……………………………………………… 117

第五章　已婚农民工心理失范性别差异研究 …………………… 121

第一节　研究目标及研究假设 …………………………………… 121

第二节　研究方法 ………………………………………………… 131

第三节　已婚农民工心理失范及主要变量的性别差异 ………… 138

第四节　已婚农民工心理失范的性别差异及其影响因素 ……… 140

第五节　已婚农民工心理失范影响因素的性别差异 …………… 144

第六节　小结与讨论 ……………………………………………… 151

第六章　未婚农民工心理失范性别差异研究 …………………… 159

第一节　研究目标及研究假设 …………………………………… 159

第二节　研究方法 ………………………………………………… 168

第三节　未婚农民工心理失范及主要变量的性别差异 ………… 175

第四节　婚姻挤压、社会经济地位对性别效应的影响 ………… 176

　第五节　未婚农民工心理失范影响因素的性别差异 ⋯⋯⋯⋯⋯　180

　第六节　小结与讨论 ⋯⋯⋯⋯⋯⋯⋯⋯⋯⋯⋯⋯⋯⋯⋯⋯⋯　187

第七章　结论与展望 ⋯⋯⋯⋯⋯⋯⋯⋯⋯⋯⋯⋯⋯⋯⋯⋯⋯⋯　194

　第一节　主要结论 ⋯⋯⋯⋯⋯⋯⋯⋯⋯⋯⋯⋯⋯⋯⋯⋯⋯⋯⋯　194

　第二节　政策建议 ⋯⋯⋯⋯⋯⋯⋯⋯⋯⋯⋯⋯⋯⋯⋯⋯⋯⋯⋯　197

　第三节　研究的创新点 ⋯⋯⋯⋯⋯⋯⋯⋯⋯⋯⋯⋯⋯⋯⋯⋯⋯　203

　第四节　研究展望 ⋯⋯⋯⋯⋯⋯⋯⋯⋯⋯⋯⋯⋯⋯⋯⋯⋯⋯⋯　205

参考文献 ⋯⋯⋯⋯⋯⋯⋯⋯⋯⋯⋯⋯⋯⋯⋯⋯⋯⋯⋯⋯⋯⋯⋯　207

附　录 ⋯⋯⋯⋯⋯⋯⋯⋯⋯⋯⋯⋯⋯⋯⋯⋯⋯⋯⋯⋯⋯⋯⋯⋯　235

CONTENTS

1 **Preface**   / 1

    1. 1   Background   / 4

    1. 2   Definitions   / 9

    1. 3   Objectives   / 14

    1. 4   Contents and Frameworks   / 15

    1. 5   Data and Methods   / 16

    1. 6   Chapter Outlines   / 18

    1. 7   Main Contribution   / 19

2 **Literature Review**   / 21

    2. 1   From Anomie to Anomia   / 21

    2. 2   Anomia Inequality   / 32

    2. 3   Gender Difference in Anomia   / 42

    2. 4   Research on the Anomia of Migrant / 49

    2. 5   Brief Summary   / 52

3 **Framework of Gender Difference in Anomia among Rural Migration Worker**   / 54

    3. 1   Framework of Gender Difference in Anomia   / 55

3. 2   Framework on Rural Migrant Worker's Gender Difference

in Anomia   / 64

3. 3   Framework Proving Path   / 84

3. 4   Brief Summary   / 85

4   **Gender Difference in Anomia among Rural Migrant Worker**   / 87

4. 1   Objectives and Hypothesis   / 87

4. 2   Study Design   / 93

4. 3   Gender Difference in Anomia, Marital Status and

Marriage Squeeze   / 105

4. 4   Gender Difference in Anomia and the Determinants

on the Effect of sex   / 106

4. 5   Gender Difference of Determinants on Anomia   / 110

4. 6   Summary and Discussion   / 117

5   **Gender Difference in Anomia among Married Rural**

Migrant Worker   / 121

5. 1   Objectives and Hypothesis   / 121

5. 2   Study Design   / 131

5. 3   Gender Difference in Anomia and Other Main Variables   / 138

5. 4   Gender Difference in Anomia and the Determinants

on the Effect of Sex   / 140

5. 5   Gender Difference of Determinants on Anomia   / 144

5. 6   Summary and Discussion   / 151

6   **Gender Difference in Anomia among Unmarried**

Rural Migrant Worker   / 159

6. 1   Objectives and Hypothesis   / 159

6. 2   Study Design   / 168

6. 3   Gender Difference in Anomia and Other Main Variables   / 175

6. 4   Gender Difference in Anomia and the Determinants
       on the Effect of Gender   / 176

6. 5   Gender Difference of Determinants on Anomia   / 180

6. 6   Summary and Discussion   / 187

7   **Conclusions and Suggestions**   / 194

7. 1   Summaries   / 194

7. 2   Suggestions   / 197

7. 3   Contribution   / 203

7. 4   Prospects   / 205

References   / 207

Appendix   / 235

第一章　绪论

　　生产与消费不仅反映人们在市场结构中所处的位置，也体现人们能够实现的福利购买力的不平等。因此，在社会学和经济学领域常采用收入和消费来研究人们社会福利的不平等。然而，研究发现，良好的健康不仅是人们享受生活的基础，也是人们拥有投入工作、家庭和社会关系等能力的基础（Elo，2009），减少持续的健康差异已经成为各国政府和国际组织优先实施的公共健康促进战略（WHO，1999，2003；Clancy，2004）。Sen 等认为，收入和消费仅仅是人们实现福利的手段，在分析人们所拥有的福利时更需要关注人们能够达到某种功能状态的可行能力以及最终达到的功能状态；其中健康是人们所具有的功能状态的体现，也是人们实现更好福利的可行能力的具体体现（Sen et al.，1993）。因此，有关健康不平等的研究逐渐成为公共管理学、社会学、人口学、社会医学和经济学等学科关注的热点问题（Braveman，2002）。

　　早期关于健康不平等的研究主要集中于社会经济地位不平等（Srole，1956；House，Kessler and Herzog，1990；Link and Phelan，1995；Lieberson，1985；Preston and Taubman，1994）。这些研究普遍认为有更高教育程度的个体会有更好的健康状况和更长的寿命（Cutler，Deaton and Lleras-Muney，2006；Cutler，Lleras-Muney and Vogl，2008；Smith，Mercy and Conn，1988）；更高的收入会带来更好的身体和心理福利（McDonough and Berglund，2003）；更高的职业地位和更好的职业环境也会带来更好的健康状况（Brand，Warren，Carayon et al.，2007；Power，Matthews and Manor，

1998）。然而，职业、教育和收入与健康的关系是依据人们在市场中的购买力确定的。事实上，除了处于市场结构之中、拥有既定职业角色外，家庭结构和家庭角色也是影响人们行动的重要因素。由于人的精力是有限的，个体扮演多种家庭角色必然会减少其扮演其他社会角色的机会，特别是在传统的"男主外、女主内"性别角色约束下，男性和女性面临不同的角色约束结构。因而，仅从市场因素关注健康的不平等，并不能全面反映出健康不平等问题的约束结构，特别是心理失范、心理福利性别不平等的约束结构。

经验研究发现，人类社会普遍存在着性别角色分工，男性主要承担面向社会和市场的工作，而女性主要承担面向家庭和非市场的工作（Bonke and Koch-Weser，2003）。承担面向家庭的角色并不必然会导致健康受损，面向市场的角色也并不必然会提高健康福利，但男女所扮演角色的质量差异是男女健康性别差异的关键因素（Leighton，1963）。对前工业化社会健康的性别差异研究发现，男性比女性有更高的精神疾病率（Leighton，1963；Dohrewend B. P. and Dohrewend B. S.，1965）。这主要是因为在前工业化社会，家庭是生产与生活的重要单元，女性在家庭中扮演了如教育小孩、制衣等生产方面的重要角色，这些角色是家庭正常运转的重要支持。因而，尽管在前工业化社会女性需要为家庭生产与生活投入大量精力，但其在家庭中扮演了重要角色，并成为支持家庭的重要组成部分，家庭劳动体现了她们的价值，进而提高了女性的心理福利。

随着工业化的推进和社会经济的发展，家庭的生产与教育等功能转移到了社会，这些变化对于降低女性的家庭劳动强度和提高女性的福利水平具有重要的积极意义。然而，就男女的健康福利差异而言，工业化产生了多重效应。一方面，工业化将许多家庭功能转移到社会，减少了女性的家庭劳动强度；同时工业化创造了大量的就业机会，增加了女性对劳动力市场的参与，减小了男性与女性社会角色扮演的性别差异。另一方面，伴随工业化将大量家庭功能转移到社会，女性扮演家庭角色的价值回报越来越低。此外，伴随工业化，越来越多的女性走出家庭，进入劳动力市场，获得了越来越多的社会角色，但由于性别角色的期待，那些已婚职业女性除了需要完成职业工作外，还需要承担更多的家庭工作，她们更容易遭遇角色冲突和角色紧张。因而，西方社会关于心理福利性别差异的研究发现，女性的心理福利要比男性差，特别是已婚女性，其心理福利要比已婚男性差（Gove，1972a，1972b）。

自1978年社会转型以来，中国在社会、经济、文化等领域取得了巨大成就，也发生了巨大的变化，特别是随着市场经济不断发展，越来越多的农村人口流动到城市，改变了我国农村社区传统的家庭结构和家庭角色分工。根据《中国流动人口发展报告2012》，2011年我国流动人口总量已经接近2.3亿人，其中农村户籍流动人口占流动人口总量的80%，"80后"新生代农民工占劳动年龄流动人口的近一半（王培安，2012）。随着农村人口流动到城市，基于传统性别角色形成的"男主外、女主内"家庭角色分工模式逐渐弱化，女性农民工与男性农民工所扮演的社会角色的差距在缩小。根据世界经济论坛发布的《2012年全球性别差距报告》，在接受调查的135个国家中，中国的性别差距综合指数在全球排名第69位，位居中位，其中女性劳动力参与方面得分最高，排名第58位（Hausmann，Tyson，Bekhouche et al.，2012）。农村女性社会经济活动的参与可能有利于提高其健康水平。值得注意的是，虽然基于传统性别角色形成的"男主外、女主内"社会角色分工有所弱化，但文化层面形成的"男主外、女主内"性别角色期待并没有随着人口流动和两性社会角色差距的缩小而缩小。具体而言，社会对男性角色的期待依然是"养家糊口"，对女性角色的期待依然是"照顾家庭"。这种社会结构层面角色性别分工的变化与文化层面的性别角色期待的相对稳定必然会对男性农民工与女性农民工的健康产生影响。

此外，自20世纪80年代以来，中国出现了出生人口性别比持续偏高问题。性别失衡带来的女性缺失会导致过剩男性遭遇婚姻挤压问题。自2000年开始，中国就出现了较为严重的男性婚姻挤压问题，曾有人预测，2013年之后平均每年将有约120万名男性在婚姻市场中找不到成婚对象（李树茁等，2006）。而在人口流动的背景下，伴随农村女性追随就业机会流动到东部沿海省份和城市地区，大量农村女性也通过劳动迁移实现了长距离的婚姻迁移（Davin，2007；Das Gupta，Ebenstein and Sharygin，2010），进一步加剧了中西部和落后农村地区男性的婚姻挤压。与此同时，伴随婚姻市场供求的失衡，男性过剩会形成有利于女性的婚姻市场环境（李树茁等，2009），从而提高女性在婚姻市场中的议价能力。伴随女性在婚姻市场中议价能力的提升，婚姻市场中的过剩男性面临双重挤压：一方面，结构性性别失衡导致婚姻市场中女性短缺，使过剩男性面临婚姻挤压的问题；另一方面，婚姻市场中女性议价能力的提高会推高男性婚姻缔结的成本，从而使过剩男性面临社会经济地位的挤压。

基于以上的因素，本书主要关注人口流动和性别失衡下农民工心理失范的性别差异及其影响因素是否存在性别差异。男性农民工与女性农民工的心理失范状况可以反映出社会转型过程中社会结构变迁和性别失衡对男性和女性社会机会获取的影响，也可以反映出男性农民工与女性农民工机会获取的约束结构差异。因而，关注流动因素对男性农民工与女性农民工社会角色的塑造和婚姻挤压对男性农民工与女性农民工成婚机会的影响可以加深我们对性别分层机制的理解。

第一节　研究背景

一　性别失衡与婚姻挤压风险

婚姻挤压问题在中国不是一个新问题，历史上一直存在一定程度的男性婚姻挤压问题（李树茁、陈盈晖、杜海峰，2009）。历史研究发现，溺弃女婴（杨剑利，2003）、一夫多妻和限制妇女再婚等导致明清时期普遍存在女性缺失和底层男性婚姻挤压问题（卞利，2005）。然而，自 20 世纪 80 年代以来，中国出生人口性别比持续偏高，并导致人口性别结构严重失衡（李树茁、陈盈晖、杜海峰，2009）。从全国出生人口性别比的态势来看，1981年中国的出生人口性别比为 108.5，到 2005 年出生人口性别比已经上升到120.5（李树茁等，2006），此后，出生人口性别比一直在 117 ~ 121 高位徘徊（李树茁、果臻，2013）。就出生人口性别比地区差异而言，农村地区的出生人口性别比要比城镇地区高。2005 年农村地区出生人口性别比达到122.9，城镇地区出生人口性别比也由 1990 年的 109.9 上升到 2005 年的117.1（李树茁等，2011）。除了个别省份和少数民族聚居区外，中西部地区和沿海地区都存在严重的出生人口性别比偏高问题。根据 2005 年 1% 全国人口抽样调查数据，出生人口性别比峰值超过 125 的 12 个省份中有 8 个是中西部省份，4 个是东部沿海省份（李树茁等，2011），而根据 2010 年人口普查的分省数据，出生人口性别比依然在 117.96 左右，有 12 个省份的出生人口性别比超过 120，其中有 2 个属于东部沿海省份①。

性别失衡会带来一系列的人口与社会后果。第一，女性缺失会带来男性的婚姻挤压问题。自 2000 年开始，中国便出现了严重的男性婚姻挤压问题，曾经有人预测，2013 年之后每年将有 10% 以上的男性过剩，2015～2045 年这一数字可能达到 15%，平均每年约有 120 万名男性在婚姻市场上找不到初婚对象而被迫失婚（李树苗等，2006）。第二，婚姻挤压会损害失婚男性的心理福利。研究发现，失婚男性普遍存在"孤独""自卑"等心理健康问题（李艳、李树苗，2008）。第三，婚姻挤压还可能威胁公共安全和社会稳定。根据靳小怡和刘利鸽（2009）的研究，婚姻挤压可能会加大婚外情、婚外性等风险，并可能诱发公共健康风险、违法犯罪风险等。

人口流动会加剧落后地区成年未婚男性的婚姻挤压问题。自 20 世纪 80 年代改革开放以来，中国推行的沿海和大城市地区优先发展的战略导致中西部地区与沿海省份、农村地区和城市地区在社会经济发展程度上存在巨大差距。这种地区间社会经济发展水平的差距导致中西部地区大量的农村人口到东部沿海务工。Fan（2000）、Fan 和 Li（2002）的研究发现，大量未婚农村女性通过劳动迁移的方式实现了长距离的婚姻迁移。对于农村男性来说，尽管人口流动扩大了其择偶的物理空间，但受户籍制度和父系文化的约束，男性的劳动迁移大多是暂时性的（Davin，2005），户籍地的经济环境和地理环境依然是约束男性农民工成婚机会的重要因素（李卫东，2016）。因而，在人口流动的背景下，地区社会经济发展水平的差异以及部分农村女性外出务工可能是永久性迁移的现实，必将导致农村男性，特别是中西部地区的贫困农村男性面临更为严峻的婚姻挤压问题。

二 婚姻挤压带来的困境

婚姻挤压的直接后果是部分男性被迫失婚。根据推算，到 2020 年中国的婚姻挤压程度将达到最高峰，历时婚龄人口的性别比将达到 135，年龄在 15～34 周岁的男性人口中将有 2900 万～3300 万人被迫过剩、找不到媳妇（Ebenstein and Sharygin，2009；Hudson and Boer，2004）。从历史学角度对

---

① 国务院人口普查办公室、国家统计局人口和就业统计司：《中国 2010 年人口普查资料》，中国统计出版社，2012。

婚姻的研究还发现，婚姻挤压还可能导致买婚、卖婚、性越轨、暴力与犯罪等公共安全问题（杨剑利，2003；王跃生，2002）。与此同时，失婚男性由于不能通过合法的途径实现性的需求，采取婚外性行为和无保护性行为的风险比较高，他们可能成为性传播疾病的高危人群并可能影响公共健康安全（Tucker，Henderson，Wang et al.，2005）。

以上研究主要关注的是男性婚姻挤压会带来的社会风险。但婚姻作为一种社会设置，它将个人与家庭、家庭与社会联系在了一起。就个人而言，婚姻是个人成年的社会化标志（莫丽霞，2005）。在成婚之前，个体在家庭中是儿子或女儿的角色，他或她仅仅被看作家庭成员，并不被看作家庭的代表。但在成婚之后，个体的首要家庭角色就转变为了"丈夫"或"妻子"，在有了小孩之后又有了"父亲"或"母亲"的角色。许烺光指出，在家庭中，一旦儿子结婚并有了孩子，父亲就会和他的儿子商量并尊重他的意见（Hsu，1949）。因而，对个体而言，成婚是个体在家庭文化意义上成年的标志。从家庭延续的角度，成婚是家系保存和延续的基础。在中国的家族文化理念中，家系延续下去的最好方式就是分裂出更多的家系（高永平，2006）。新家系诞生的前提是成年儿子娶妻生子。因而，如果成年儿子不能结婚就意味着家系可能消亡。综上，成婚不仅关乎个人的角色与地位获取，也涉及家族延续和家族文化信仰的维系。

中国性别失衡形成的男性婚姻挤压问题必然会导致部分男性不能正常结婚，在个体层面危及成年失婚男性的身份和地位获取；在家庭与文化层面，则可能危及家族的延续和信仰的维系。因而，那些遭遇婚姻挤压的失婚男性会受到来自家庭和社区的压力，而且婚姻的剥夺也会危及他们自身的角色认同，从而导致失婚男性遭遇严重的心理紧张，进而出现心理失范。从国内的研究来看，虽然已有研究开始注意到失婚会导致失婚者产生心理压力（韦艳等，2008），但对当前中国农村男性婚姻挤压导致的心理压力的研究还处于起步阶段，较少有研究系统地分析婚姻挤压对农村男性心理失范的影响。

三 人口流动与农村女性外出务工

改革开放前，尽管中国政府提倡男女平等，并在政治、经济和文化等领域制定了促进男女平等的相关政策，极大地提高了女性在家庭和社会中的地位。然而，以户籍制度为核心的城乡二元社会结构长期存在，在城市地区女性的就业率稳定在 90% （畅红琴，2010）。但在农村地区，由于受到户籍制度的限制，农村人口从一出生就被固定在出生地，人口流动率非常低，农村人口主要从事农业生产活动；在家庭中，男性与女性也主要遵从传统的"男主外、女主内"的性别角色分工模式，女性主要承担家务劳动和农业劳动。

改革开放之后，伴随国家在沿海城市设立经济特区，远距离的人口流动便逐渐成为影响中国农民人口生产与生活的重要因素。《中国流动人口发展报告 2012》数据显示，2011 年我国流动人口总量已经接近 2.3 亿人，其中农村户籍的流动人口占总流动人口的 80%（王培安，2012）。伴随大量农村人口涌向城市，越来越多的女性也开始走出家庭，到城市务工。根据《中国实施千年发展目标进展情况报告（2010 年版）》，截至 2008 年年底，全国就业人员中女性占到 45.4%，全国外出农民工人群中，女性占到 34.9%，在农村，妇女占就业人员的近一半[①]。De Brauw 等（2008）通过研究也发现，与男性的农业生产参与率相比，女性的农业生产参与率有较大幅度的下降。也就是说，越来越多的女性通过外出务工实现了由农业生产向非农业生产的职业转变。

四 农村女性外出务工与家庭角色性别分工的分化

在前社会转型人口流动时期，中国农村家庭的社会分工主要遵从传统的"男主外、女主内"的性别角色分工，绝大多数农村女性被束缚在家庭之中，农村女性很少有机会从事家庭外的正式职业，她们不但扮演着照顾家庭的角色，还需要参加农业生产。尽管新中国成立以来，中国政府在政治、经济和文化领域制定了一系列的性别平等促进政策，有效地提高了女性的社会地位，但在前社会转型人口流动时期，农村地区传统的社会结构和性别关系得到了延续，无论是在社会领域，还是在家庭领域，男性与女性之间依然存在较大的不平等。

伴随人口流动，越来越多的女性到城市务工。郑真真等（2004）根据 2005 年全国 1% 人口抽样调查样本中的 20% 抽样数据估算，在迁移女性人口中，跨省迁移的女性人口占到 70%；从就业率来看，流动人口中年龄在

---

① 中华人民共和国外交部、联合国驻华系统：《中国实施千年发展目标进展情况报告（2010 年版）》。

20~40 岁的女性的就业率超过了 70%；从就业状况来看，流动女性的职业状况与流动男性的职业状况差距较小。尽管女性农民工在就业率方面依然低于男性农民工，但人口流动正在改变大部分女性农民工的角色结构。相对于流动前，流动后进城务工的女性农民工获得了一份家庭外的工作，这对男性农民工与女性农民工的家庭权力关系具有双重的影响。一方面，改变了传统"男主外、女主内"的性别角色分工模式。伴随女性到城市务工，女性农民工不再被束缚在家庭内部，而是走出家庭，走进工厂，获得了与男性一样或类似的家庭外的身份与角色，从而改变了传统的角色分工模式，也缩小了与男性社会角色的差距。另一方面，女性到城市务工，获得了一份有收入的工作，在一定程度上也扮演了"养家糊口"的角色，从而缩小了与男性的资源比，这也在一定程度上有利于女性在家庭中地位的提高。

五 研究问题的提出

绝大多数有关心理福利和心理失范的研究发现，现代西方社会中女性的心理失范情况要比男性严重（Ryan，1981；Lee，1998；De Vaus，2002；Simon，2002）。社会学家多从社会角色分工的视角解释心理状况的性别差异。研究普遍认为女性的心理状态不如男性主要是由于女性被隔离在低价值回报的家庭角色之中，即使女性扮演了部分家庭外的社会角色，也容易与其同时拥有的家庭角色发生冲突（Gore，1978；Thoits，1986）。个体社会化的性别差异也可能导致女性遭遇更多的健康问题（Turner and Avison，1989；McDonough and Walters，2001）。以上主要是基于西方工业化社会背景的研究成果，研究基础是家庭角色和职业角色在两性间分配的差异。虽然国内研究也有类似的结论（赵延东，2008；王甫勤，2012），但这些研究并没有专门探讨心理失范的性别差异，结论也仅针对大众群体。

在中国社会经济快速发展的过程中，家庭角色的回报逐渐下降，职业角色的回报逐渐上升，并成为影响社会成员心理状况的重要因素。中国社会正处于急剧转型阶段，受人口流动和户籍制度的双重影响，庞大农民工群体的存在使传统的城乡二元社会结构逐渐演变为三元社会结构（徐明华、盛世豪、白小虎，2003）。农民工往返于城乡之间，传统与现代之间的不断转换使其社会角色和性别角色更为复杂。一方面，城乡流动为男女农民工带来了更多的选择社会角色的机会；另一方面，农民工群体依然带有传统性别角色的烙印，男性依然是"养家糊口"的主要责任人，女性依然是"照顾家庭"的首要责任人。这种性别角色的相对稳定和延续必然与社会角色在两性间的快速转变形成差异，并可能打破过去已经形成的性别角色和社会角色间的平衡，导致部分人群出现性别角色与社会角色的不协调问题。

此外，自 20 世纪 80 年代以来，中国社会还面临着出生人口性别比持续偏高的问题。性别失衡不仅会导致相当一部分成年男性找不到初婚对象而被迫失婚，在人口流动下，面临失婚的男性存在向农村地区集聚的趋势（李艳、李树茁、彭靐，2009），这些人群也可能会流入城市。因此，要理解当前农民工的心理失范，需要深入考察人口流动和性别失衡对农民工群体社会角色的分配、扮演以及农民工成婚机会的影响。

尽管中国社会转型下的性别关系备受经济学和社会学学者关注，但大多数研究集中在劳动力市场中性别歧视与社会经济地位获取之间的关系（吴愈晓、吴晓刚，2009），较少有研究关注到社会转型下人口流动对农民工社会角色分工的影响，以及在性别失衡的背景下，婚姻挤压对性别平等的影响。为了反映人口流动和性别失衡对男性与女性的影响，本书研究了社会转型下的人口流动和性别失衡下的婚姻挤压对男性农民工和女性农民工心理失范的不同影响。

第二节　概念界定

一　人口流动与农民工

一般意义上的人口流动指的是人口离开原来的居住地，并在一段时间内返回原居住地的迁移现象，如外出务工、上学、旅游和探亲等。自 1978 年中国推行改革开放以来，伴随沿海开放城市的经济发展创造越来越多的就业机会，大量内陆人口和农村人口开始流向沿海开放城市。本书中的人口流动仅指改革开放以来，持有农村户籍的人口以就业为目标，从农村地区流入东部沿海和城市地区的人口迁移现象。

研究农民工的相关文献通常将乡城迁移人口称为流动人口、外来人口或农民工（陈映芳，2005；悦中山，2011）。流动人口和外来人口属于群属性称呼，流动人口是相对于定居的人群而言的，指没有定居事实，往返于乡城之间的迁移人群；外来人口则是相对于本地居民而言的，是对生活在本地的非居民人群的统一称呼。尽管这些称呼反映了对迁移人口社会属性的某种轻视，但农民工的称呼更体现出身份与制度性歧视（悦中山，2011）。陈映芳（2005）认为，农民工不仅是群体类别的名称，也是乡城迁移者的个体身份。农民工不仅反映了户籍身份相关制度下乡城人群在社会福利分配上的差异，也反映了制度和文化上的歧视导致的身份认同。基于农民工这一称呼所具有的内涵，本书采用了学术界最常用的农民工来指代乡城迁移人口。

本书将从农村迁移到城市从事经济活动且户籍依然在农村的流动人群定义为农民工。户籍在农村且在城市务工的人群都属于农民工的范畴，一般的受雇就业和自雇就业都包含在其职业范围内。

二 性别失衡与婚姻挤压

性别比指的是男性人口数量与女性人口数量的比值。在正常情况下，总人口性别比的值应该基本等于或略低于100，而偏离这一正常值，则被认为人口性别结构失衡，即性别失衡（李树茁等，2009）。出生人口性别比指的是一个国家在一个时期内平均100个出生女婴人口对应的出生男婴人口的数量，正常的出生人口性别比为100个活产女婴对应103～107个活产男婴，超过107个被称为出生人口性别比偏高（李树茁等，2009）。出生人口性别比偏高会导致某一性别人口数量过剩，进而导致性别失衡。人口迁移也可能导致性别比失衡。本书的性别失衡主要指出生人口性别比偏高导致的性别失衡。

婚姻挤压是婚姻市场中供求关系的失衡对个体成婚机会约束的反映。存在两类因素影响婚姻市场的供求关系。一是数量的供求，即婚姻市场中某一性别供给数量显著超过另一性别，就会导致婚姻市场中出现某一性别人口数量过剩。这种单一性别数量的过剩会导致相应性别人口难以正常成婚，即遭遇结构性婚姻挤压。二是婚姻市场中潜在配偶质量的差异导致的非结构性婚姻挤压，即尽管婚姻市场中总性别比平衡，但受同层婚姻的规律以及阶层、种族、文化和空间等因素影响，具有某一教育、社会经济地位和文化特征的潜在配偶供给明显减少也会导致过剩方遭遇婚姻挤压（刘利鸽，2012），即非结构性婚姻挤压。

当前中国性别失衡背景下的婚姻挤压，首先表现为女性短缺使男性遭遇婚姻市场中数量供求失衡所导致的结构性婚姻挤压；由于个体成婚机会除了受婚姻市场中供需关系的影响外，还受个人生物特征、社会经济地位和地理空间等因素的重要影响，个体基于自身所具有的生物特征、社会经济地位和所处的地理空间等建构的地方婚姻市场也是影响个体成婚机会的重要因素。即使中国性别失衡导致了对男性的婚姻挤压问题，但在梯度婚姻迁移的规律下，不均衡的地方婚姻市场中的女性也可能因为不愿意降低成婚标准而放弃成婚机会，遭遇非结构性的婚姻挤压问题。

三　社会角色、家庭角色和性别角色

社会角色指的是个体所占据的某个社会位置，拥有某种社会地位和身份后，与既定身份相适应的一套权利和义务的规范与行为模式。既定的身份也意味着个体需要扮演相应的社会角色。在本书中社会角色指任何与既定社会位置或身份相对应的一套权利和义务的规范和行为模式，如面向家庭的婚姻角色和更为一般的家庭角色，以及面向社会的职业角色。

家庭角色主要指基于婚姻关系而形成的一系列婚姻家庭角色，如"丈夫""妻子""父亲""母亲"以及相应的一套权利与义务的规范和行为模式。基于婚姻形成的这些角色也意味着家庭中的相应个体需要根据相应的角色规范，履行相应的"照顾家庭"和"养家糊口"的权利和义务。与家庭角色相对应的是职业角色，职业角色不同于家庭领域的角色，是基于社会领域中的职业分工而形成的一套权利和义务的规范和行为模式。个体占据了既定的职业位置，就需要遵从相应的职业规范和行为模式。

性别角色是基于社会性别而形成的一套权利和义务的规范和行为模式。社会性别的视角认为男女两性的差异不仅仅是生理上的差异，还是社会关系与权力关系的差异，强调性别差异的社会属性。Rubin（1975）认为社会性别是社会通过生产活动将人的生物性别转为一系列的社会制度安排的后果，社会不仅通过制度性的安排措施将生物性的性别差异合法地建构在社会分工体系上，还通过文化社会化的方式建构了性别的认同，从而导致了性别的持续不平等。性别角色的劳动分工所形成的家庭角色模式是社会性别差异形成的重要结构性因素（李小云、林志斌，1999）。

性别角色指的是社会基于人们性别的差异而产生的一套符合社会既定期望的品质特征和行为模式，包括男女持有不同的态度、人格特征和社会行为

模式。与性别角色直接相关的另外两个概念就是性别角色期待和性别角色实践。性别角色期待主要指社会对某一个角色规定的一套行为规范、权利与义务。比如，社会通常期待男性表现出攻击性、独立性和果断的人格特质，而期待女性更多地发展出依赖性、亲和性和合群性等人格特质。性别角色实践指的是男女在日常生活中所表现出来的角色扮演情况。基于性别角色形成的劳动分工，传统的性别角色形成了"男主外、女主内"的角色分工，男性的角色主要面向家庭外部，是家庭经济支持的提供者，即男性主要扮演"养家糊口"的角色；而女性的角色主要面向家庭内部，承担"照顾家庭"的责任，即女性主要扮演"照顾家庭"的角色。基于这样的家庭分工和性别角色职责，男性更多地扮演家庭外的职业角色，而女性则主要扮演家庭内的家庭角色。其中家庭角色指的是隶属于家庭内部的角色，如"妻子"的角色、"丈夫"的角色、"母亲"的角色、"父亲"的角色，但由于性别角色期待的差异，"妻子"的角色和"母亲"的角色往往与家庭管理和照顾子女等具体事物相联系。职业角色是相对于家庭角色而言的，是基于社会工作而获得的某一身份与角色，如工人、经理等角色。这种基于性别角色的社会分工往往导致女性被束缚在家庭之内，缺少足够的机会和时间参与社会生产，进而使女性在家庭与社会中处于双重权力弱势地位。

联合国将性别平等定义为女性和男性可以平等地分配权力和知识，拥有平等的机会、权利和义务。根据联合国性别不平等指数的指标，健康和劳动市场参与是性别不平等的重要指标[1]。健康的平等既是个体获取平等机会与权利的基础，又是机会与权利平等的结果。健康与获取社会角色机会的性别差异是男性与女性不平等的直接体现。因而，本书从人口流动与性别失衡背景下男性与女性在获取社会角色机会和婚姻机会的角度来探讨心理健康的不平等，并将男女性别的不平等定义为心理失范（心理健康）的不平等。由于基于性别角色的社会分工不仅会形塑男性与女性的社会角色，而且会形成不同的角色期待，这些社会角色的性别差异和社会角色期待的性别差异会对男性与女性的发展机会和角色认同形成不同的约束条件，从而影响男性与女性的健康状况。基于社会角色的性别差异视角可以更好地理解社会转型对性别平等的影响。

---

[1] 联合国开发计划署：《南方的崛起：多元化世界中的人类进步（2013年人类发展报告）》，2013。

四 婚姻状态、适龄未婚、大龄未婚与被迫失婚

婚姻状态这个概念的范畴非常广泛，根据是否已婚，可以将其分为已婚和单身两类。但根据是否具有婚姻经历，单身又可以被细分为三种类型：离异、丧偶、未婚，其中未婚表示从未结婚。在本书中婚姻状态以已婚和未婚这两类为基础，再根据未婚者的年龄进一步划分出适龄未婚和大龄未婚。

基于性别失衡的背景，本书在未婚的基础上进一步划分出适龄未婚和大龄未婚两类。适龄未婚指的是个体进入文化或制度所定义的合适的婚姻年龄且未婚的状态。大龄未婚则主要指个体超过了社会定义的适当的结婚年龄但还未结婚。根据中国农村人口主要结婚年龄的分布和以往的研究，本书将男性年龄超过 27 周岁、女性年龄超过 25 周岁但依然没有结婚定义为大龄未婚；将男性年龄在 16～27 周岁、女性年龄在 16～25 周岁且未婚定义为适龄未婚。在性别失衡的背景下，女性短缺形成的对男性婚姻的挤压会导致部分未婚男性被迫推迟结婚年龄，甚至终身不能结婚，我们称之为被迫失婚。

五 心理失范

为了解释社会转型带来的传统价值观念和社会规范的弱化、破坏，甚至瓦解，导致人们在心理和行为上出现的迷茫和无序状态，涂尔干提出了失范的概念（Durkheim, 1997）。默顿继承了涂尔干的失范概念，从社会结构层面提出了更具操作化的失范概念，他认为失范就是文化目标与制度化手段之间的不协调，这种不协调导致部分社会成员偏离了主流的社会规范（Merton, 1938）。尽管涂尔干和默顿的失范理论关注到社会失范对个人心理的影响，但他们的研究更多集中在宏观社会结构层面以及社会结构与行为之间的关系。

由于结构层面的社会失范存在测量上的困难，迈克埃威和索罗尔等社会心理学家将研究转向了个体层面的心理失范。迈克埃威将心理学的失范定义为个人对社会依赖感的断裂，他认为文化断裂、资本竞争和社会的急剧变迁会导致个体陷入一种茫然的状态，并出现自我认同危机和社会集体意识的瓦解（MacIver, 1950）。罗斯威尔和迈克埃威强调，失范是一种不能将自我作为社会一部分的状态（Laswell and MacIver, 1952）。索罗尔的心理失范分别继承了迈克埃威和罗斯威尔的观点，他将心理失范定义为"个体感知到的自己属于某个他群体相对应的，个体与社会之间的距离，个体与他人间的隔

离，并伴随出现的失败、迷茫、孤独、空虚和无助的心理状态"（Srole，1956）。他们认为社会的急剧变迁下结构层面的失范会导致个体出现混乱、不安和恐惧等心理状态，进而出现与他人和社会的距离感。在索罗尔看来心理失范是社会失范在个体层面的反映和体现，心理失范可能导致社会失范，进一步恶化社会秩序。因而，心理失范可以反映宏观的社会结构对个体心理福利或健康的影响，可以被看作社会规范和秩序运行状况的指示器。

第三节　研究目标

本书的研究目标是针对社会转型下人口流动带来的农民工群体社会角色的变迁和性别失衡导致的对男性婚姻的挤压所表现出来的性别差异现象，对不同婚姻状态下农民工群体心理失范的性别差异进行深入的研究。具体研究内容如下。

第一，在已有心理失范分析框架的基础上，结合中国社会转型背景下人口流动和性别失衡的情境，改进并建立适用于性别失衡下中国农民工心理失范的分析框架，并在此基础上分析不同婚姻状态下农民工心理失范性别差异的现状及影响因素的性别差异。

第二，识别农民工心理失范的性别差异，分析哪些因素对农民工心理失范的性别效应具有重要的影响。由于婚姻状态与性别角色的劳动分工具有直接的关系，为了研究人口流动带来的社会角色变化与性别失衡带来的婚姻挤压对性别平等的影响，主要从婚姻状态、婚姻挤压等方面分析婚姻状态和婚姻挤压的差异是不是农民工心理失范性别差异的重要影响因素。

第三，识别已婚农民工心理失范是否存在性别差异，分析哪些因素对已婚农民工心理失范具有重要的影响，并分析已婚农民工心理失范的影响因素是否存在性别差异。由于成婚会给已婚男女带来一系列的家庭角色，分析已婚农民工心理失范的性别差异及家庭角色和与"养家糊口"角色相关的社会经济地位对农民工心理失范影响的性别差异可以更好地理解人口流动和性别失衡对两性权力关系的影响。

第四，识别未婚农民工心理失范的性别差异，分析哪些因素对未婚农民工心理失范性别差异效应具有重要的影响，并比较未婚男性农民工和未婚女性农民工心理失范影响因素的差异。相对于已婚人群而言，未婚人群所扮演的社会角色要相对单一一些，性别差异也要小一些，但在性别失衡下，对男性的婚姻挤压给未婚男性和未婚女性带来了完全不同的婚姻市场结构，未婚男性面对的是一个女性短缺的婚姻市场，而未婚女性面对的是一个男性过剩的婚姻市场，特别是人口流动带来的女性婚姻迁移可能进一步加剧落后地区农民工的婚姻挤压。因此，分析未婚农民工心理失范的性别差异及婚姻挤压和与"养家糊口"角色相关的社会经济地位对未婚农民工心理失范影响的性别差异可以更好地理解人口流动和性别失衡对性别关系的影响。

第四节 研究内容与研究框架

本书的研究内容与研究框架如图 1 - 1 所示。

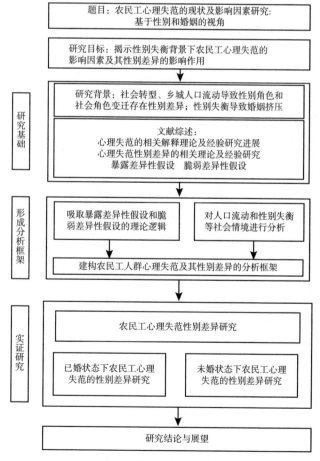

图 1 - 1 研究内容与研究框架

第五节　数据与方法

一　数据来源

本研究实证分析数据来源于西安交通大学人口与发展研究所于 2009 年 11 月在福建省 X 市实施的农民工调查。

X 市是中国改革开放成立最早的经济特区之一，也是中国流动人口最为集中的地区之一。Y 区是 X 市下属的一个区，是 X 市经济、文化、教育和旅游的中心区，也是外来流动人口最为集中的一个区。Y 区外来人口高度聚集，有 51.4 万人，占全区总人口的 72.41%，是福建省外来人口比例最高的区之一，其中外来人口的性别比是 122①，人口性别结构严重失衡，因此 Y 区是理想的调查地点。

调查选择 X 市户籍在农村、年龄在 16 周岁及以上的到 X 市务工的农民工作为调查对象。具体调查在 Y 区下属的 5 个街道进行。由于农民工调查存在缺乏具体的抽样框问题，在调查中为了尽量保证调查质量，对调查在以下几个方面进行了控制。第一，覆盖农民工从事的所有典型行业。第二，覆盖农民工的所有主要人群，调查将农民工分为 5 类人群，包括已婚男性、27 岁及以下未婚男性、27 岁以上未婚男性、已婚女性和未婚女性。第三，为了提高样本的代表性，调查采用宽松的配额抽样方法：一方面，根据街道和居委会提供的农村流动人口出租屋登记名册（抽样框）进行普查，并对未婚和已婚的流动人口按男女比例及婚姻状况从抽样框中进行等比抽样；另一方面，由于被调查对象具有较强的流动性，在实际调查中应用了较宽松的配额抽样方法，分别在社区和农民工所在单位同时调查。较好地覆盖了所有的典型职业，也很好地反映了农民工的性别结构、年龄结构和婚姻状态。最终获得 1507 个样本，其中男性 899 人，女性 608 人。基于研究的需要，本研

---

① 根据 2009 年 X 市统计年鉴提供的暂住人口分性别数据计算的性别比为 119，本书根据 Y 区街道办事处提供的数据计算出来的外来人口性别比是 122，由此可以推断 Y 区外来人口性别比数据是正确的。另外，一般认为总人口的性别比在 100~102 属于正常范围，出生人口性别比在 100~107 属于正常范围，Y 区外来人口性别比为 122，因而可以认为 Y 区人口的性别结构严重失衡。

究剔除了家庭主妇的样本。具体的抽样方法和质量控制，详见悦中山
（2011）的博士论文。

尽管本次调查并没有采取严格的随机调查，不可避免地存在一定的
数据偏差问题，但本次调查样本量较大，而且在调查过程中适度地控制
了流动人口的婚姻、年龄和职业等特征，从而可以较好地反映 X 市农民
工人群的主要特征，因而是适合用来做因果分析的。另外，由于农民工
的流动性较强，因而，横截面的调查数据仅仅代表所调查时间内农民工
的主要特征。但由于农民工的流入与流出具有一定的随机性，横截面的
调查数据又可以反映出一段时期内调查地农民工的总体特征，因而尽管
调查数据存在一定的偏差性，但依然可以较好地反映 2009 年 X 市农民工
的总体特征。

二　研究方法

本研究根据已有关于心理失范和心理福利性别差异的理论和实证研究，
建立了适合中国人口流动和性别失衡背景下农民工心理失范的分析框架。本
研究结合公共管理学、社会学和心理学的研究方法，运用比较法、描述统计
方法和高级统计方法对农民工心理失范性别差异进行了分析。

具体研究方法包括，根据已有关于心理失范和心理福利的理论与实证研
究，总结和归纳出心理失范的一般性分析框架。在此基础上，结合中国人口
流动和性别失衡的具体情境建立适用于中国农民工心理失范性别差异的分析
框架。在分析框架的基础上，本研究运用高级统计方法对农民工心理失范性
别效应的决定因素和不同婚姻状态下农民工心理失范影响因素的性别差异进
行了分析。具体包括三章的实证研究内容，首先，分析全样本模型，识别婚
姻状态和婚姻挤压对农民工总人群心理失范性别差异效应的影响，以及农民
工心理失范影响因素的性别差异；其次，在全样本模型分析的基础上以已婚
农民工为分析对象，分析已婚农民工心理失范的性别差异及已婚农民工心理
失范影响因素的性别差异；最后，分析未婚农民工心理失范的性别差异及未
婚农民工心理失范影响因素的性别差异。

关于性别差异程度的测量和比较，吴愈晓和吴晓刚（2009）总结了三
种通常采用的方法：一是从数量的角度直接观测和比较收入等因素的总体性
别差异，即比较收入在男性与女性之间的差异；二是控制了其他变量之后观

测性别变量的效应及其变化，即观察性别变量的性别系数及其变化；三是不能被统计模型所揭示的性别差异部分的比例。为了分析农民工性别差异的效应，在具体的实证分析过程中，本研究分三步开展具体的分析，首先是描述统计，分性别描述和比较主要变量间的差异；其次是对各个群体的全样本建立回归模型，分析性别效应（性别系数变化）及性别效应的影响因素；最后是分婚姻状态，分析已婚群体和未婚群体心理失范影响因素的性别差异。本研究采用嵌套模型的方法，建立了 OLS 回归模型，以便识别变量之间的相互关系，力求用准确和具有说服力的分析与解释来完成对假设的证明。

第六节　章节安排

本研究的研究内容共分七章，其中第三章至第六章是研究的核心内容。

第一章为绪论。主要介绍本研究的选题背景、研究目标、研究的内容与框架以及数据与方法。

第二章主要是评述国内外相关研究成果。首先对失范理论的发展进行了梳理；其次评述有关心理失范、心理福利的相关理论及分析框架，并在此基础上介绍相关的经验研究；最后介绍解释心理失范和心理福利性别差异的相关理论，并在此基础上对相关的经验研究进行综述。

第三章在已有心理福利和心理失范分析框架的基础上，结合暴露差异假设和脆弱性差异假设，以及社会转型下人口流动和性别失衡的实际情境改进了分析中国农民工心理失范性别差异的概念模型。在此基础上，对已有的分析框架进行了扩展，使框架可以更好地研究中国农民工心理失范的性别差异问题。

第四章对农民工心理失范的性别差异进行实证研究，分析农民工心理失范性别效应的决定因素。为了更好地反映人口流动和性别失衡对农民工心理失范影响的性别差异，本章关注婚姻状态和婚姻挤压的性别差异对农民工心理失范性别效应的影响及其对农民工心理失范影响的性别差异。

第五章是已婚农民工心理失范性别差异的实证研究。主要分析已婚农民工的心理失范是否存在性别差异及性别效应的影响因素，在此基础上分析家庭结构类变量和与"养家糊口"角色相关的社会经济地位对已婚农民工心理失范影响的性别差异。

　　第六章对未婚农民工心理失范的性别差异进行实证研究。主要分析未婚农民工的心理失范是否存在性别差异及性别效应的影响因素，在此基础上分析婚姻挤压和与"养家糊口"角色相关的社会经济地位对未婚农民工心理失范影响的性别差异。

　　第七章是结论与展望。

第七节　主要创新点

　　本文利用西安交通大学人口与发展研究所于 2009 年在 X 市开展的农民工调查数据，分别研究农民工、已婚农民工和未婚农民工心理失范的性别差异及其影响因素的性别差异。分析 X 市农民工调查数据的研究结果可以反映出中国农民工心理失范的整体状况。具体而言，本书的创新之处表现在以下几个方面。

　　第一，从婚姻和性别的视角，结合人口流动和性别失衡的情境改进了适用于性别失衡下农民工心理失范的分析框架。在已有分析框架基础上，分别建立已婚和未婚农民工心理失范的分析框架。在已婚农民工分析框架中以社会角色和性别角色期待之间的协调性为基础，通过分析人口流动下两性职业角色和家庭角色扮演的变化、社会对两性性别角色期待的相对稳定性和流动特征来构建已婚农民工心理失范的分析框架。该框架结合了中国已婚农民工夫妻流动的类型以及可能的婚姻挤压的影响，将成婚困难经历、夫妻居住形式和夫妻资源比、婚姻质量和未成年子女的居住形式一并用来衡量人口流动和性别失衡对婚姻家庭关系的影响。在未婚农民工分析框架中突出了性别失衡的影响，将成婚困难、婚姻期待、年龄层和婚姻剥夺感一并用来衡量性别失衡带来的婚姻挤压可能对未婚男性农民工的影响。引入人口流动和性别失衡对农民工社会角色和婚姻家庭关系特征的影响，可以更好地反映不同婚姻状态下农民工人群面对的结构约束，并可以较好地揭示这些约束结构对农民工心理失范影响的性别差异，从而摆脱已有研究框架在分析非大众人群心理失范时存在的解释困境，为中国农民工心理失范性别差异的理论分析提供新思路。

　　第二，发现了农民工群体心理失范存在性别差异，其中婚姻状态和婚姻挤压是农民工心理失范性别效应的重要影响因素。研究发现，男性农民工的心理失范水平要显著高于女性农民工，这种差异主要来源于农民工的婚姻状态差异和婚姻挤压程度的差异，其中未婚和婚姻挤压会显著提高农民工的心理失范水平。此外，还发现，男性农民工和女性农民工在婚姻状态和婚姻挤压方面存在性别差异，其中男性农民工未婚的比例要显著高于女性农民工，男性农民工经历过婚姻挤压的比例也要显著高于女性农民工。这一结果表明，性别失衡导致的婚姻挤压问题可能是农民工心理失范性别不平等的重要因素。

第三，发现已婚农民工心理失范的影响因素存在显著的性别差异，但已婚农民工的心理失范水平不存在显著的性别差异。从人口流动的影响看，夫妻分居和社会经济地位低仅会提高已婚男性农民工心理失范的水平，但夫妻资源失衡和低婚姻质量仅会提高已婚女性农民工的心理失范水平。这说明人口流动会导致已婚男性遭遇社会角色和性别角色的不协调问题，进而导致心理失范，而女性更多受到人际关系紧张的负面影响。从性别失衡的影响看，婚姻挤压对已婚男性农民工和女性农民工都不具有显著影响。已有的研究主要发现已婚女性心理失范比已婚男性严重，职业角色和家庭角色的不协调不利于女性的心理健康，但本研究不仅发现已婚女性农民工与已婚男性农民工心理失范不存在显著的性别差异，而且发现社会角色和性别角色的不协调会加剧已婚男性农民工的心理失范，同时，还发现暴露差异假设和脆弱性差异假设可以同时解释已婚男性农民工和女性农民工的心理失范问题。

第四，发现未婚农民工的心理失范存在显著的性别差异，未婚男性农民工的心理失范要比未婚女性农民工的心理失范严重，婚姻挤压对未婚农民工心理失范的影响存在性别差异。已有研究普遍认为未婚男性与未婚女性的心理失范和心理福利会趋于一致，但本研究得出不一致的结论，发现未婚男性农民工的心理失范要比未婚女性农民工严重。通过将婚姻挤压类的变量纳入研究，我们发现成婚期望和成婚困难的交互项仅对未婚男性农民工具有显著的影响，但年龄层对未婚男性农民工和未婚女性农民工都具有显著的影响。这表明在性别失衡的背景下，未婚男性农民工心理失范主要源于婚姻市场供求失衡导致的结构性婚姻挤压，而未婚女性农民工的心理失范也可能源于婚姻市场中潜在配偶质量供求失衡导致的婚姻挤压。

第二章 文献综述

第一节 从社会失范到心理失范

一 社会失范

1. 涂尔干的社会失范

涂尔干首次将社会失范引入社会学研究。他对失范的研究主要体现在他的两本著作中，即《社会分工论》和《自杀论》。

在《社会分工论》中，涂尔干主要关注的是 19 世纪末期，西方社会由传统的农业社会向工业社会转型过程中社会力量和社会结构如何影响社会本身的问题。尽管涂尔干认为社会分工会带来社会团结，但他同时也指出在某些时候社会分工会带来相反的结果，即反常的分工可能会破坏社会团结，导致病态或失范出现（Durkheim，1997）。涂尔干认为社会有机团结的出现需要两个前提：一是社会各子系统之间存在有机的联系，各个子系统保持良性运行；二是伴随分工过程产生一套社会规范体系来调节组织的运行（Deflem，1989）。然而，如果社会分工超出了某个特定阶段，分工并没有伴随相应的社会规范产生，社会各机构间的关系没有得到规定，这样的社会分工就可能导致失范的出现（Durkheim，1997）。因而，任何过快的社会分工都可能因为没有产生相应的社会规范来调节各种社会行为和关系而陷入失范。

在《自杀论》中，涂尔干对社会失范做了更为详细的阐述。在《自杀论》中涂尔干不仅关注宏观社会力量的影响，还试图说明宏观上的社会失范如何影响个体失范行为（失范型自杀）。涂尔干认为社会失范是一种社会秩序断裂、混乱的状态，在这样的环境中，社会不能有效地约束成员的目标和欲望（Durkheim，1951）。涂尔干对这个问题的阐述有两个理论假设：一是社会秩序作为一种外在的规范力量，不仅定义和规范了社会目标，而且定义和调节了适当的社会行动（Cloward，1959）；二是个体的生物和心理特征可以感受和评估心理状态，并将心理特征当作常量（Pope，1976）。涂尔干认为欲望和贪婪是人类本性的一部分，人类的幸福和福利取决于外在的社会规范限制和约束人类欲望的能力（Mallick，2012）。如果社会秩序发生断裂、干扰或者价值规范弱化，失范就可能产生。在失范的环境中，社会不能有效地规范人们的行为，欲望不仅会产生，而且不会得到满足（Durkheim，1951）。涂尔干认为没有节制的欲望，会导致人们产生无可名状的感觉，弱化人们的抗挫折能力，还会导致幻想的破灭，使人产生无意义感，从而导致个体出现自杀行为（Durkheim，1951）。

涂尔干分析了三种失范型自杀。第一，突然的经济繁荣和经济萧条可能导致自杀率提高。涂尔干认为经济危机打乱了集体秩序，破坏了之前的平衡，使得人们必须限制需求，但社会并不能及时促使人们调整和适应新的生活状态，这使得个体无法预测未来，从而产生痛苦。而随着财富的增加，调节各种需求的尺度也发生相应变化，但原有财富分配标准被打乱，新的标准又没有及时建立，这样人们就没有了行动的指南与目标，人们会因为贪欲不再受到约束而迷失方向。第二，工业和商业领域的慢性失范会增加自杀。涂尔干认为，社会发展使工业摆脱了各种关系的限制，在工商业部门中贪婪没有节制地扩张，"试图达到的目标远远超过了他能达到的目标"（Durkheim，1951），致使个体的欲望与贪婪在现实中不能实现，从而导致个体对生活失去意义感和目的感。第三，婚姻制度约束的缺乏导致自杀。涂尔干认为婚姻具有约束和调节心理和欲望的功能，已婚者由于有婚姻调节和控制整个爱情生活，从而可以较好地平衡精神状态；但未婚者缺少来自婚姻的调节，其欲望得不到有效的约束，而欲望不断地产生与落空，会导致其对生活的厌倦和不满，从而增加自杀的可能性。

总之，涂尔干的社会失范强调社会转型导致社会秩序或集体价值出现断裂、失效，甚至崩溃，但新的秩序和价值没有建立，使得个体的行为和心理不能得到有效的调节和引导，进而导致个体出现失范行为。

2. 默顿的社会失范

涂尔干提出失范概念后，失范并没有在学术界得到更多的关注，直到默顿借用涂尔干的失范概念来阐述他的失范理论。默顿主要讨论的是文化结构与社会结构如何对社会成员产生压力并导致其出现失范行为。与涂尔干将人性中的贪婪、欲望和激情界定为生理与心理的常量不同，默顿采用了更加社会学的方式来建构他的失范理论，他假定人类的欲望和需求是社会过程的结果（Mallick，2012）。在默顿看来，人的需求和欲望是社会文化建构的结果，而不是受集体意识和道德价值约束的心理常量。默顿认为集体意识和道德价值并不是超出个体之外对个体的欲望形成的强制性约束，而是可以构成与社会结构并列的文化结构（朱力，2006）。因而，失范是文化制度与社会结构之间的不协调性问题，对于失范的分析需要探寻文化制度与社会结构之间的内在机制关系，而不是通过还原为集体意识来解释。

默顿特别关注经济目标的实现。默顿认为美国的文化制度鼓励人们经济上的成功，人们在生活中习得这种价值观并为之努力（Merton，1958）。然而，默顿认为由于美国社会过度强调文化制度，而忽视了社会结构，即社会鼓励人们努力去实现经济成功，但是社会并没有提供足够的实现经济成功的合法途径和手段，这种文化制度与合法机会结构的失调状态就导致了失范的产生（Merton，1958）。

默顿解释了偏离行为的产生。他认为在文化制度与社会结构不协调的失范环境中，个体会由于实现经济成功的机会受到阻碍而产生压力和挫折感（Merton，1958）。默顿关注的重点是个体如何应对和消除这种压力，他采用类型学方法，区分了五种行为模式：一是顺从，既接受文化目标，又接受制度化手段；二是创新，接受文化目标但不接受制度化手段，即采取非法的手段实现文化目标；三是反叛，既拒绝手段，也拒绝目标；四是逃避，既放弃目标，也放弃努力，如酗酒、流浪等；五是仪式主义，即放弃努力，只是依附性地遵守规则（Merton，1958）。显然，在默顿看来，适应压力的结果取决于个体感受到的压力程度和对文化价值的认同程度（Cloward，1959）。默顿特别关注创新，即用非法的手段去实现文化目标。默顿认为当社会的文化价值系统将经济成功定义为全体社会成员共同的文化目标，并被社会成员内化为共同目标，但社会并没有给全部的社会成员提供相应的实现目标的合法性手段时，在这种文化与制度不协调的压力下，目标受挫带来的紧张会使人们对机会和冒险更加重视，部分人群为了实现文化目标，而不考虑规定的制度化手段，行为失范就会随之发生。

然而，行为失范并不是均匀分布的，在有些群体中更为集中。默顿认为获取制度化手段机会的差异是行为失范在不同群体间不平等分布的主要原因。默顿认为个体实现成功目标的合法手段受到其所处的阶层结构的限制，机会结构并不是向所有阶层有能力的人完全敞开的，对于其中相当一部分人而言，社会结构严格限制了或完全堵死了其采用社会认可的途径或手段达到和实现这些目标，而那些受教育程度低、经济处于贫困状态的人群最容易遭遇实现成功的合法机会受阻问题。文化规范内化的阶层差异也是另一个重要因素，中产阶级规范取向的文化规范使人们通常采取仪式主义方式来应对压力，而不是创新行为；而来自底层的社会群体则相反，内化的文化规范少，底层群体对违法行为很少会感到焦虑和内疚（Cloward，1959）。因而，默顿的失范理论有一个基本的假设，行为失范在不同阶层间不平等地分布，底层社会有更高的行为失范率。

尽管默顿是在宏观结构层面来研究失范，但在 1964 年默顿还是区分了社会层面的失范（anomie）和个体层面的失范（anomia）。默顿指出社会层面的失范是这样一种特定的社会情境，社会强调文化目标，但没有强调相应的制度化手段，导致社会结构自身陷入紧张、失调的状态（Merton，1964）。个体层面的失范则是在这种特定的社会条件下，个体所具有的特殊状态，是个体从社会文化规范与制度化手段之间的不协调状态中脱离出来的过程（朱力，2006）。在默顿看来，社会结构的失范是个体失范的前提和条件，个体的行为失范是个体为了应对社会结构紧张做出的反应，行为失范反映宏观社会结构的失范。尽管默顿并没有更多地关注微观个体层面的心理紧张问题，但默顿关于结构紧张与个体应对的关系已经表明，结构失范与行为失范之间存在一个中间链条，即个体与社会、个体与他人互动关系中个体的心理感知与心理应对。然而，默顿并没有太多地讨论失范行为的心理机制。

3. 社会失范的最新进展

为了拉近宏观社会结构失范与微观行为失范之间的距离，尽管默顿在 1964 年从微观层面提出了紧张（strain）这一概念，但默顿主要关注的是结构性压力带来的紧张，对于个体层面的紧张并没有给予应有的关注。基于这个因素，一些经验研究并没有支持目标机会受阻与偏离行为发生之间的显著关联（Agnew，1995；Menard，1995）。所以，一些学者将新的理论和概念引入"紧张－失范"理论，以恢复"紧张－失范"理论的解释力。例如，学习理论和控制理论等被用来解释偏离行为。一些学者认为，"紧张与偏离行为之间的关系受到非正式社会控制的调节"（Aseltine，Gore and Gordon，2000）。

Agnew（1985）对"紧张－失范"理论的复兴贡献最大。他从社会心理学的视角扩展了紧张的内涵，他认为默顿的失范理论仅仅关注经济成功机会与社会结构之间的关系，但导致个体心理紧张的因素不只是经济目标，需要将经济目标扩展到其他目标。Agnew 在默顿的结构约束紧张基础上，扩宽了紧张源的范畴。他认为三种压力环境会导致紧张的发生：一是个人目标没有实现；二是个体期望或渴望的因素消失或丢失；三是个体遭遇消极的事情（Agnew，1992）。

就个人目标没有实现而言，包括三种情况，一是愿望与期待之间的落差，Agnew 将目标扩展到包括未来的或理想的人生目标，还包括一些直接目标；失败不仅包括机会受阻，还包括能力不足。二是期望与实际成果之间的落差，这种落差导致生气、失望和怨恨等。三是个人认为的公平结果与实际结果的差异导致的紧张。

就具有积极价值的东西消失或丢失而言，这类紧张源主要涉及个体遭遇紧张事件的经历，如失恋，离婚，亲朋好友的生病、去世，退学或转学。这些紧张事件容易发生在各个群体身上，并可能导致个体产生失范行为。

遭遇消极的负面因素：这种紧张源涉及另一类可能导致紧张的生命事件，即个体因其他相关人而卷入一些消极的事件中。如青少年可能不能合法地摆脱家庭和学习的约束，消除来自家庭和学校的压力的合法途径被阻断会使其产生心理压力。Agnew 等认为个体的失范或犯罪是适应紧张的结果，采取何种社会行为往往由一系列内在或外在因素对个体行为的约束而定，这些约束因素会像同伴群体、信仰、自我控制和自我效能等因素一样决定个体选择何种失范行为来应对紧张（Agnew，1992；Agnew and White，1992）。

扩展到个体微观层面，将紧张定义为"任何一件事情或一种环境，其中积极的或有价值的刺激被移走或受到威胁或消极的刺激出现"（Agnew，1985，1999）。例如，与男朋友或女朋友分手（Agnew and White，1992）。

这种压力会带来内心的紧张，进而导致偏离行为或失范行为的发生（Agnew，1995）。

综上，虽然社会失范理论的发展并没有脱离涂尔干和默顿的失范理论框架，但是 Agnew 等学者将默顿的结构紧张扩展到微观个体的心理紧张，以及将经济目标扩展到其他可能导致个体紧张的刺激因素和目标，较好地拓展了默顿失范理论的解释力和运用范围。

二　心理失范

从涂尔干到默顿，尽管他们的基本逻辑都是社会环境—心理状态—失范行为，但他们比较关注这一链条的外在关系，即社会环境与行为之间的关系，对链条中间环节的关注较少（McClosky and Schaar，1965）。

另一些社会学家则采取社会心理取向的研究思路，关注链条的中间环节，研究失范的心理状态。心理失范是基于这样一个假设，即心理失范是社会失范在个体层面的反映和体现（Huschka and Mau，2006）。

迈克埃威（MacIver，1950）将心理学的失范定义为个人对社会依赖感的断裂，迈克埃威认为社会存在三种与失范相关联的病态特征，即文化断裂、资本竞争和社会变迁的暴力。在迈克埃威看来，文化断裂导致价值观丢失和混乱，使个体失去了行动的指南；资本竞争导致个体为了经济目标，只追求手段而失去了伦理目标；而剧烈的社会变迁导致人们失去了往日的价值观（朱力，2006）。在迈克埃威看来，资本主义的文化冲突使社会出现多元且相互矛盾的价值观念，个体难以选择和确定正确的价值观念，从而陷入一种茫然的状态；而急剧的社会变迁可能弱化，甚至瓦解被普遍接受的价值观念，导致个体出现自我认同的危机和社会集体意识的瓦解（朱力，2006）。因而，在迈克埃威看来，个体在面对价值和文化发生剧烈变迁的社会现实时，由于自身价值体系的崩溃和规范内化的失败，社会个体会出现失败、孤独、迷茫、空虚和无助的心理失范现象。

索罗尔的心理失范分别继承了迈克埃威关于个体与社会联系断裂和罗斯威尔关于缺少将自我作为社会一部分的认同的观点。在索罗尔看来，如果认为社会失范是宏观社会系统中子系统之间的不协调，那么心理失范就是个体与社会之间的不协调。但与迈克埃威强调文化因素不同，索罗尔比较关心个体层面失范的特点。Srole（1956）和 Williams（1970）认为社会规范与个体心理状况之间存在一个相互作用的过程。个体心理失范的出现是社会和个体特征因素相互作用的结果。在失范的社会中，个体容易出现心理失范，心理失范也反映社会失范的状况。索罗尔除了关注个体与社会关联断裂之外，还认为心理失范也具有心理隔离的特征，是一种独孤、不被需要、不被人所爱和不被重视的感觉（Travis，1993）。因而，索罗尔将心理失范定义为"个体感知到的自己属于某个他群体相对应的，个体与社会之间的距离，个体与他人间的隔离，并伴随出现的失败、迷茫、孤独、空虚和无助的心理状态"（Srole，1956）。

由于涂尔干和默顿的社会失范主要涉及宏观结构层面社会失调的状态，存在测量困难，因而，索罗尔构建了测量心理失范的量表。他从五个维度来操作化心理失范量表：①个体是否感到社区领袖离他们很远，并且对他们的需要漠不关心；②个体是否感到社会秩序变化无常、不可预测；③个体是否感到社会目标离他们远去，无法实现；④个体是否感到生活毫无意义；⑤个体是否感到人与人之间的关系不再能够说得清楚；指望不上任何人给予帮助。索罗尔的心理失范量表涉及个体与社会的关联程度（Lovell-Troy，1983），呈现了个体与其所在的社会之间的失调和不融合（Orru，1987）。朱力（2006）认为索罗尔量表的第一个问题是测量个体对政治系统所定义的纵向人际关系的评价，第二个问题是测量个体对社会秩序及其预见程度的态度，第三个问题是测量个体对生活目标的态度，第四个问题是测量个体对社会规范与价值的内化程度及评价，第五个问题是测量个体自我认同与人际关系。具体而言，就是个体与社会政治规范、社会经济规范、内化的社会价值和规范、社会化群体之间的断裂和异化。索罗尔认为个体的失范可以由社会失范来解释，但是心理失范可以产生社会失范。

然而，越来越多的社会学者认为索罗尔的心理失范量表不管是否被修改，在调查研究中都太过于宽泛而不能有效地测量亚文化中的失范（Travis，1993）。在方法上索罗尔的心理失范量表也存在不足，虽然索罗尔量表存在一定的内在信度，但缺乏外在效度（Travis，1993）。与此同时，虽然对索罗尔心理失范量表的持续检验也发现了对社会不满这一主要因素，但其对个人与他人之间隔离关系的测量不是很明显（Travis，1993）。Travis（1993）认为心理失范与社会隔离是相关联的。而边际性与社会隔离往往又存在积极关系（Halbwachs，Goldblatt and Giddens，1930），边际性可以界定失范与社会隔离的概念（Park，1928）。帕克认为边际性表现为在社会转型期间，由于旧的规范瓦解，新的规范还没有建立，每个迁移者不可避免地出现强烈的自我意识和内心的震荡（Park，1928）。在这种环境中，边际人可能会感受到心理冲突和震荡，出现自我隔离（Travis，1993）。然而，索罗尔的心理失范量表并没有将边际性融入进去。因此，Travis 在索罗尔的心理失范量表的基础上，以边际性概念为理论基础，重新建构了包括社会失范和社会隔离理论的新的心理失范量表，即社会隔离边际量表。

Travis（1993）的心理失范量表，具体包括"1. 最近我觉得很孤单""2. 我经常觉得自己被别人看不起""3. 我找不到真正关心我的人""4. 我不愿意被社会的各种规则所约束""5. 这段时间我很难分清是非""6. 我觉得自己最近一切都很顺利""7. 我希望自己是重要的人"。其中问题 1 和问题 2 主要测量个体与他人关系的疏离，反映的是人际关系的隔离情况；问题 2 测量的是个体与社会的距离，反映的是个体对边际性的评价与感知；问题 4 和问题 5 主要测量个体与社会的距离，以及个体对社会规范的内化与评价，反映的是个体的无规范感；问题 6 和问题 7 测量个体的自我认同感以及对无权力感的评价。总之，该量表主要测量个体与社会的距离、个体与他人的隔离以及个体对自身的认同，既反映了个体对社会失范的心理感知，也体现了社会失范对个体心理的消极影响。

心理失范理论认为心理失范是宏观层面的社会失范在个体心理层面的反映，通过对微观的心理失范研究可以认识宏观的社会失范。因此，在研究范式上，心理失范的研究采用了涂尔干和默顿的失范理论逻辑，识别社会结构因素与心理失范的分配关系（Srole，1956）。这些研究从三个方面扩展了涂尔干和默顿的研究：一是将涂尔干关于社会规范与融合的研究发展出社会支持理论；二是将默顿的文化目标与制度化手段引入微观心理层面，以心理期望与预期的不协调来反映机会结构的约束；三是将文化目标由经济成功扩展到婚姻成功等目标。

三 心理失范与心理福利

心理福利是一个用来描述个体心理状况的广义概念，Ryff（1989）在已有定义的基础上对心理福利的内涵做了较为全面的阐述，他认为心理福利涵盖了以下几个方面的心理特征：自我接受、与他人积极的人际关系感、自立、对环境的掌控感、生活目标和个人成长。总之，心理福利融合了精神健康（心理抑郁、忧郁）、临床和生命跨度发展等关于积极心理状态的各个方面。心理福利与心理失范虽然是两个概念，有不同的理论范畴，但在理论来源和概念内涵方面存在紧密的关联。

与心理失范一样，心理福利的理论源头也可以追溯到涂尔干和默顿的失范理论。涂尔干和默顿"社会失范—心理状态—行为失范"范式中的紧张环节除了可以扩展为心理失范理论，还逐渐发展到心理抑郁、精神健康等心理福利领域。

社会学有关心理福利的研究形成了一系列的解释理论，但理论源头主要是涂尔干和默顿的失范理论。涂尔干在他的《自杀论》中阐述了社会与健康之间的关系。涂尔干认为快速的社会转型不仅会导致经济与政治领域出现危机，还会导致社会的集体价值和规范的逐渐弱化和瓦解，从而使失调的规范、信仰和价值不能引导个人的行为和期望（Turner and Noh，1983）。在这种环境下，个体容易出现失范型自杀。具体来说，在涂尔干看来，社会转型侵蚀了社会融合并带来了社会隔离，从而导致了自杀的出现（Berkman，Glass，Brissette et al.，2000）。后来，涂尔干有关社会融合与隔离的思想被发展为社会资源理论并被广泛运用到有关心理福利的研究中（Lin，Dean，Ensel，1986）。

默顿的"紧张－失范"理论提供了另一种心理福利问题的解释思路。前文已经论述了目标与手段之间的不协调会导致心理紧张的产生，同时默顿的关于目标与手段之间不协调的内涵也由经济目标扩张到三类更为广泛的刺激因素，即积极的或者渴望因素的消失、个体遭遇消极的生命事件、未能实现个人目标（Myers，Lindenthal，Pepper et al.，1972），这些因素都可能导致心理紧张的出现，进而可能导致心理福利受损（Ensel and Lin，1991）。

心理失范属于心理福利的范畴。从心理失范和心理福利的内涵来看，心理失范指这样一种心理状态，个人感受到与他人的隔离、与社会的距离和对生活的无意义感、迷茫感；而心理福利则强调个人与他人积极的人际关系和生活目标。索罗尔等在曼哈顿中镇的研究中，也是利用心理失范来检验中镇1660个样本的精神健康情况与社会经济地位的关系（Srole and Fischer，1975）。Dobson 等（1979）也认为心理失范是测量心理福利的量表。Lovell-Troy（1983）在对职业女性心理健康的研究中则认为，心理忧郁、心理抑郁等仅是心理福利状态的一方面，采用这些变量往往导致实际与研究结果之间存在不一致性，他认为心理失范是一个更为整体性的变量，可以更好地说明女性的心理福利状况。

综上可以看出，心理福利的研究与心理失范不仅存在理论的同源性和解释逻辑的相似性，而且在概念的内涵上也存在相通之处。

四 对失范理论研究的评价

失范理论是社会理论家为了解释社会转型背景下，社会系统出现混乱、不协调及这种系统的不协调对微观个体心理与行为的影响而发展出来的一套理论。随着研究的深入，失范理论大致沿着三个方向发展：一是行为失范或犯罪行为方向；二是心理失范方向；三是心理福利方向。尽管这三个方向存在较大差别，但也具有一些共同的特征。

首先，社会失范理论逐渐由关注宏观社会结构转向关注微观心理与行为。社会失范理论大致经历了三个发展阶段。第一阶段是涂尔干的关于社会价值与规范的崩溃。涂尔干对失范理论的贡献主要体现在以下两点。一是涂尔干强调宏观层面的社会失范，他认为集体秩序是社会正常运行的外在规范力量，社会秩序定义和规范了合适的目标和合适的行动，但突然的萧条、突然的繁荣、快速的技术变迁都可能导致集体秩序的崩溃，这种无规范和规则的混乱就是失范 。二是涂尔干强调宏观层面的社会失范对个体微观行为的影响。涂尔干特别强调社会秩序对个体行为的约束与规范，他认为急剧的社会转型会导致集体秩序和道德规范的弱化和瓦解，从而使人们的行动失去价值规范的引导和约束。这种失范的社会环境不仅会破坏社会融合，还会导致人们的欲望超过其得到满足的可能性，从而导致压力的产生，并可能出现自杀等失范行为。

第二阶段是默顿的关于文化目标与制度化手段的不协调。默顿在三个方面拓展了失范理论。一是他采用了更为社会学的方式来界定目标与制度，默顿强调文化定义的目标、需求和实现目标的合法性手段，社会赋予的文化目标与社会提供的制度化手段之间出现不协调就会导致失范产生。二是默顿将失范理论引入了传统的社会分层领域。默顿认为机会结构并不是向所有阶层有能力的人完全敞开的，对于其中相当一部分人而言，社会结构严格限制了或完全堵死了其采用社会认可的途径或手段达到和实现这些目标，而那些受教育程度低，经济处于贫困状态的人群最容易出现实现目标的合法机会受阻的问题。三是默顿区分了宏观的社会失范和微观的心理失范，并指出心理失范是社会失范在个体层面的体现。

第三阶段是紧张－失范行为阶段。这个阶段的主要贡献者是 Agnew。Agnew 的主要贡献体现在两个方面。一是引入了社会心理视角，扩展了紧张的概念。默顿的紧张主要指结构之间的不协调，但 Agnew 认为除了宏观结构层面的紧张外，人际关系也是紧张的重要来源，而且个体可以感受到来自结构和人际关系的紧张。二是将经济目标扩展为刺激性因素，Agnew 认为不仅经济目标没有实现会导致紧张，其他有价值的目标未能实现和遭遇消极因素都可能导致紧张出现。这样，大大拓展了社会失范理论的应用范围和可操作性。

尽管社会失范理论得到了不断的发展，但依然存在一些不足，并主要表现在以下几个方面：第一，虽然社会失范的基本逻辑包含"社会环境—心理状况—行为失范"，但更多的研究主要关注外层链条的关系，对心理状况的关注较少；第二，宏观层面的社会失范存在测量的困境。

其次，心理失范解决了社会失范的测量困境，并拓展了社会失范理论的运用。心理失范是为了克服涂尔干和默顿的社会失范存在测量的困境而发展起来的，心理失范继承了涂尔干关于急剧的社会转型导致社会规范的弱化与瓦解，破坏个体与社会的融合，以及默顿的文化目标与制度化手段不协调导致的不平等分配的思想。

索罗尔的心理失范主要关注的是个体与社会的距离和个体与他人的隔离，索罗尔认为个体的心理失范是社会系统内部不协调和个人与社会系统之间不协调的结果。索罗尔特别关心社会融合与心理失范的关系，同时索罗尔也关注社会经济结构与失范的关系，认为个体心理失范的差异主要是由人们生活在具体的社会位置中的阶层系统差异决定的。这也表明索罗尔的心理失范理论在涂尔干和默顿社会失范的理论框架内。Travis 在索罗尔的工作基础上构建了新的心理失范理论和量表。除了关注个体与社会的距离和个体与他人的隔离，他特别强调社会变迁带来的边际性特征，强调边际人内在的心理冲突和不稳定，以及自我隔离和自我认同的降低。

心理失范在以下三个方面扩展了涂尔干和默顿的研究：一是将涂尔干关于社会规范与融合的研究发展出社会支持理论；二是将默顿的文化目标与制

度化手段引入微观心理层面，以心理期望与预期的不协调来反映机会结构的约束；三是将文化目标由经济成功扩展到婚姻成功等目标。

最后，心理失范与心理福利具有理论的同源性和解释逻辑的相通性，但心理失范是一个更为整体性的、反映社会结构特征的概念。心理福利研究的理论源头也是涂尔干和默顿的社会失范研究，涂尔干关于社会融合的研究被心理失范和心理福利研究广泛地运用，并发展为社会支持理论。索罗尔也运用心理失范来检验社会经济地位与心理健康的关系。在具体的经验研究中，有关心理失范的研究更多地关注社会结构的影响，通过对心理失范的研究来洞察社会结构变迁的影响。而大多数关于心理福利的研究往往偏重对心理抑郁或忧郁或临床的心理疾病的研究，这些研究更加侧重心理层面的影响机制。

第二节　心理失范不平等的研究

一　心理失范不平等的相关理论

1. 社会分层理论

社会分层主要指社会资源在不同阶层间不平等地分配，即不同阶层或社会群体占有不同价值的资源，其中收入、职业和教育是有价值资源的集中表现。社会分层理论关注的是特定的社会系统或结构如何导致社会不平等的问题。马克斯·韦伯是社会分层理论的主要创立者（韦伯，1997），但从社会分层的视角来解释心理失范最早可以追溯到默顿的社会失范理论。

默顿的社会失范理论主要解释偏离行为如何在社会中不平等地分布。默顿认为文化目标是社会给每个成员规定好的，但是机会结构是有限的（Merton，1938）。也就是说，个体实现文化目标的合法途径受到其所处的阶层结构的限制，对于那些没有受过正规教育和经济收入少的底层人群来说，很难通过合法的途径实现文化目标，因而，这部分人群更可能采用非制度化手段来实现文化目标。默顿这一思想在后来心理失范和心理福利的研究中得到了广泛的运用。

社会学取向的心理失范和心理福利研究继承了默顿的思想，也探讨了心理失范和心理福利是如何在阶层间不平等分配的。这些研究普遍认为心理状况的不平等根源于不平等的社会结构，社会结构不仅限定了获取资源的途径或渠道的差异，也决定了其可能获得的资源类型和数量。持社会分层视角的学者试图将个体微观因素与宏观社会结构相联系。他们发现，由于底层社会人群在社会结构中处于不利地位，其可能接触到的心理资源和社会资源是有限的，因而在任何水平的压力事件暴露后，底层阶层的受访者比那些更高阶层的受访者承受更多的心理压力。因此，相对于中层或上层社会人群，底层社会人群存在更高的心理受伤害风险（Srole and Fischer，1975）。例如，在心理方面，社会阶层低的人群，其自我评价和控制环境的能力都偏低（Pearlin and Schooler，1978；Rosenberg and Pearlin，1978）；在社会方面，穷人不仅在资本资源和政治资源，如金钱和政治权力等方面处于劣势（Antonovsky，1979），而且在获取社会支持和稳定的社区联系方面也处于劣势（Dohrenwend B. S. and Dohrenwend B. P.，1970；Liem and Liem，1978）。除了阶层结构外，性别、年龄和婚姻状况等也属于社会结构的一部分，并会影响心理状况在不同群体间的分配（Denton，Prus and Walters，2004）。

心理失范的社会分层理论强调社会结构对个体心理状况的影响，认为个体所处的阶层结构决定了其所能够动用的资源以及个体的社会行动，这些研究往往忽视了行动者的主体性和能动性，将外部结构环境作为给定参数，认为行动者只是被动地或消极地对社会结构的约束做出反应，从而存在简化和抽象化个体心理发展过程的风险。

2. 紧张理论

紧张理论来源于涂尔干的社会不融合与失范型自杀和默顿关于文化目标与机会结构不协调的思想。涂尔干强调社会系统的不融合导致个体需求不受约束和行动缺少规范的引导，默顿强调文化目标与机会结构的不协调导致结构紧张。这种系统失调和结构紧张会使个体产生压力，并导致个体出现心理失范。默顿的紧张理论在两个领域得到了发展。一是紧张－失范（偏离）领域，二是心理福利领域。

紧张－失范（偏离）领域的主要贡献者是 Agnew。Agnew（1999）在默顿的结构紧张的基础上，从个体心理层面扩展紧张的内涵，他认为不仅目标与手段的不协调会产生紧张，还有一系列的压力源也会导致心理紧张的产生，包括积极的或者渴望因素的消失、个体遭遇消极的生命事件、未能实现个人目标等因素。Agnew 和 White（1992）特别关注压力源对负面情绪的影响，他认为欲望与期望之间的落差是导致心理紧张的重要原因。在心理福利领域，早期精神病理学家认为一些压力生命事件，如家庭成员生病、家庭成员死亡、职业压力等会导致个体出现心理紧张，进而诱发心理疾病等（Selye，1956；Holmes and Masuda，1973；Denton，Prus and Walters，2004）。

综上可以看出，紧张理论延续了结构主义的研究思路，强调外在刺激因素对心理失范的直接影响，假定外在压力源，如生活变迁、角色紧张、日常争执未加抑制，其将破坏个体心理平衡，导致个体心理或生理出现紧张反应。紧张理论对个体差异性的关注不够，因而，并不能解释为何经历了同样多的压力事件，一些人可以保持较好的心理状况，而另一些人的心理状况较差。

3. 压力过程理论

压力过程理论的发展是为了解释经历同样的压力事件后，为何一些人群有较多的心理问题，而另一些人群却没有出现心理问题。压力过程理论将紧张理论和应对理论相结合，将压力事件对个体心理的影响过程分解为三个环节：压力源—压力应对—压力后果或疾病。压力源，指的是可能带给个体在情感、生理和行为上不适的消极经历（Baum，1990）；压力应对，指的是个体试图控制那些被评估为超过个体资源的压力事件而做出需求努力的过程，这些努力可以是行动取向的，也可以是内心的；个体控制、掌握、容忍、减少或最小化压力环境的过程（Lazarus and Launier，1978）。应对资源和应对方式在这个过程中发挥重要的作用，这些资源被假设为影响个体认识社会的紧张因素，可以激发个体对紧张的应对，是试图阻止或消除潜在危机的能力和努力。其中应对资源又可以被划分为三类：第一类是生理性资源，第二类是社会资源，第三类是心理资源。应对方式主要指个体应对压力的手段和途径，即积极的应对方式和逃避型的消极应对方式。压力后果指压力应对的结果。Pearlin 和 Schooler（1978）指出个体采取应对资源来控制压力是通过三种方式来实现的：缩小或修正产生问题的环境；感知到的压力控制经验在一定程度上抵消了问题的不确定性；将问题的情感后果控制在范围之内。

（1）生理资源

生理资源主要指个体的生理健康状况。在压力应对过程中，身体有其特定的应对压力的方式。个体在既定压力环境中，任何感知到的威胁或挑战都有可能触发一连串的神经内分泌活动（Frankenhaeuser，1986）。较好的生理资源不仅可以减少压力的负面影响，而且能够使个体尽快从压力紧张的心理状态中恢复过来。生理资源还可以弱化潜在的慢性压力疾病，这些慢性疾病来源于压力事件对身体的负面影响，也可能会循环成为主要的压力来源。

（2）社会资源

嵌入社会网络的社会支持是重要的应对资源（Song and Lin，2009；Myer，Lindenthal and Pepper，1975）。社会支持是个人获得的其他人在精神和物质上的关心和照顾以及受到的尊重和尊敬，社会支持属于互助网络的一部分（Wills，1991）。Langlie（1977）认为社会网络具有两个直接的功能：一是规范压力，即网络规范压力敦促成员采取健康的行为；二是信息传递，即通过网络互动个体可以获得有价值的信息，如预防疾病的信息。Caplan（1974）进一步指出了社会支持对健康的潜在效益，Caplan认为社会网络中的支持系统提供了情感维系、有形资源的帮助、认知指导和稳定的信息。这些社会支持可能通过两种竞争性的机制产生保护功能，即社会支持的主效应模型和缓冲器模型。社会支持的主效应模型认为社会支持独立于压力事件与心理危机之间的关系，具有普遍的增加福利作用。将婚姻状况看作社会支持的指标器，可以发现婚姻对改善心理福利具有显著的正效应（刘慧君，2011）；社会网络的研究也发现个人的社会网络规模对身心健康起着积极作用（王桂新、苏晓馨，2011；Hous，Robbins and Metzner，1982）。社会支持的缓冲器模型认为社会支持仅在应激的条件下，通过个体的认知系统与身心健康发生联系。社会支持通过两个环节来影响压力事件与健康状况的关系：一是社会支持通过提高个体感知到的自我应对能力，降低对压力事件严重性的评估，进而降低压力情境的伤害性；二是社会支持可以提供解决问题的策略，降低问题的严重性，在压力的主观体验与疾病的发生之间起到缓冲作用，从而减少压力体验的不良影响（Cohen and McKay，1984）。缓冲器模型得到了许多研究的证实，在经历压力事件的人群中，拥有社会支持的个体的心理健康状况要显著好于缺少社会支持的个体（Parikh，Taukari and Bhattacharya，2004；Gadalla，2009）。

（3）心理资源

一些社会心理学家认为社会支持可以看作外在的应对资源，而内在的或心理应对资源在身体和心理健康方面也发挥着重要的作用（Wheaton，1983；

Gore，1985）。心理资源不仅影响个体对社会因素刺激的评估，激发个体对刺激因素的应对，包括试图阻止或消除潜在风险的能力和努力（Barrera，1984；Cohen and Syme，1985；Wethington and Kessler，1986；Pai and Carr，2010），而且在控制无助、绝望等情感方面，心理资源会伴随压力而扩大主观影响（Chan，1977；Johnson and Sarason，1978）。具体来说，一些心理因素引导人们对人际交往的感知、期望，并决定着人们注意的焦点与对信息的选择（Sarason，Pierce，Shearin et al.，1991）。这样，心理资源丰富、高主观支持感的人会积极评估与其他人的人际关系、社会应对能力；反之，则会做出消极评估，从而可能增加焦虑和社会排斥感（Sarason，Pierce，Shearin et al.，1991）。自尊、自我效能感、自我控制感被认为是重要的心理资源。

（4）应对方式

应对方式指的是行动者采取何种手段或途径来控制个体对压力因素的反应。应对方式大致可以分为两大类：积极的应对和消极的应对。积极的应对，主要是行动者努力控制压力环境和控制对压力环境的反应；消极的应对，主要是行动者努力逃避压力环境或个体对压力环境的情绪反应（Compas，Connor-Smith，Saltzman et al.，2001）。一般认为积极的应对可以有效地减少压力事件对行动者心理的负面影响，而消极的应对是一种不适当的应对策略，可能会导致行动者出现负面的心理状况（Hartley and MacLean，2008）。Hartley等评述了积极应对和消极应对的各种维度。对于积极应对，至少可以划分出三种类型的应对策略，即问题取向的应对、情感取向的应对、支持寻找的应对；消极应对也可以划分出相应的两类应对策略，即行为规避应对和认知规避应对（Hartley and MacLean，2008）。

积极应对中问题取向的应对涉及试图改变紧张环境的努力，情感取向的应对是与问题取向应对相对应的另一种应对方式，主要涉及试图改变紧张环境负面影响的努力（Walker，Smith，Garber et al.，1997）。支持寻找的应对，指的是积极地在所在的社会网络中解决压力环境或寻求社会网络中他人的理解（Ayers，Sandier，West et al.，1996）。消极应对中的行为规避应对主要涉及试图避免压力环境，而认知规避应对，如希望压力没有发生，主要涉及忽略或避免压力事件（Ayers，Sandier，West et al.，1996）。

与此同时，Carlson（1997）归纳了三种影响个体采取何种应对方式和应对资源的约束因素。人格特质约束，指的是一些内化的文化价值、信仰，这些因素剥夺了个体某些类型的行动或感受，以及个体发展导致的心理特质缺失等（Lazarus and Folkman，1984）。例如，传统的性别社会化导致女性具有较强的依赖性（Carlson，1997）。环境约束威胁个人的应对努力和干扰资源的优化选择。极端的威胁因素也会扮演约束的角色，如果这些威胁导致了紧张的情绪反应，如害怕或责骂，这些都会影响个体采取何种应对方式（Lazarus and Folkman，1984）。

二　心理失范不平等的经验研究

1. 社会经济地位结构

默顿从社会结构的层面提出了失范理论，他认为文化目标与制度化手段之间的不协调会导致越轨或失范。默顿进一步指出，由于社会机会在不同阶层结构中的分布不平等，底层社会成员缺少合法的机会去实现文化目标而更可能出现失范（Merton，1958）。索罗尔等学者延续了默顿失范理论的内在逻辑，认为由于机会在社会结构中分配不平等，相对于社会经济地位较高的人群，底层社会成员往往缺乏足够的成功机会；发展受阻使他们产生挫折感，进而导致心理失范。索罗尔等学者还在默顿的失范理论基础上，从微观层面建构了可以直接测量微观个体因社会结构失范而产生某种心理状态的失范量表（Srole，1956；Travis，1993）。大量实证研究从社会结构的角度，以心理失范为因变量检验了默顿的失范理论（Simpson，1970；Bell，1957；Meier and Bell，1959；Rhodes，1964；Rushing，1971；Wilson，1971）。

Srole 和 Bell 采用了默顿的"紧张－失范"理论框架来检验社会经济地位与心理失范之间的关系。Srole 和 Bell 主要是通过职业、收入和教育等变量来测量社会经济地位，并发现社会经济地位与心理失范之间存在反向关系，即个体的社会经济地位越低，心理失范越严重。Mizruchi（1960）也发现底层社会的人群更可能出现较严重的心理失范。

Rhodes、Meier 和 Bell 在默顿失范理论的框架内采用了偏向于心理学的测量与研究方式来研究心理失范。Meier 和 Bell 认为心理失范来源于缺少实现成功目标的手段，他们通过建构个体所占据的客观阶层和其持有的主观社会阶层感之间的差距与机会结构之间的关系来分析心理失范的过程，他们的研究发现，那些客观社会阶层地位低但存在高主观社会阶层感的人群容易出现较严重的心理失范（Meier and Bell，1959）。Rhodes（1964）通过建构职业期望（目标）与阶层地位之间的交叉关系来分析结构紧张与青少年心理失范间的关系。他的研究发现，青少年的职业期望与成功机会之间的不协调关系越明显，其心理失范程度越高。Wilensky（1966）也发现，与那些不想流动或可以成功实现流动的人相比，那些试图向上流动但又受阻的人更可能出现失范。

尽管默顿的失范理论获得了一些经验研究的支持，但也遇到了一些挑战，其中争论最多的是关于底层人群被激励去获得中产阶级地位的目标，但其实现目标的机会被否定，他们就容易出现心理紧张并且倾向于出现无规范的态度，可能发生偏离行为（Rushing，1971）。为了解决这些争议，Rushing（1971）进行了一项跨文化、族群的研究，他研究了华盛顿地区的本土非洲裔美国人、双语墨西哥裔美国人和不会说英语的墨西哥裔美国人这三个族群。他发现教育抱负和机会感知与心理失范的关系受到文化的调节。也就是说，某些特定的文化环境会导致具有该文化背景的个体在期望与机会结构之间出现更大的不协调。

2. 婚姻状况结构

以上研究主要关注社会经济地位与心理失范的关系，除了经济成功，婚姻成功也是个人追求的重要目标，婚姻目标受挫同样会导致心理失范的出现（Lee，1974）。Lee 根据默顿的研究范式，即社会融合取决于相应的文化目标与实现这些目标的合法性手段的协调，将婚姻幸福与失范直接关联，认为婚姻幸福也是美国人努力追求的目标，但并不是每个人都能够实现婚姻幸福。因此，Lee 假设婚姻幸福与失范存在负向关联。关于 Lee 的研究，最重要的意义是发现失范与婚姻幸福的关系，与失范和社会经济地位的关系具有同等的重要性，Lee（1974）认为重要的发现不是扩大了关系，而是将失范理论扩展到了非经济因素。

对于婚姻与失范之间的关系，已有研究给出了两种解释思路：思路一，强调婚姻失败或婚姻紧张带来的挫折感；思路二，强调婚姻的保护功能。Lee（1974）的研究遵行思路一的研究范式，他认为在美国文化中存在默顿所说的与"成功主题"相类似的"爱情主题"。与一些人在社会中可能没有获得经济成功一样，一些人在婚姻中也可能不能获得较高的满意度。因此，Lee 认为如果经济挫折会导致心理失范，那么婚姻挫折也会导致心理失范。Lee 通过对 394 个已婚夫妇的研究发现，婚姻满意度与心理失范存在显著的关系，较差的婚姻满意度会增加已婚者的心理失范程度。Berger 和 Kellner（1964）采用了思路二的研究范式，他们采用了符号互动论的视角，认为婚姻具有规范建构的作用，婚姻为个体在科层化的世界中提供了成长的空间，因而，婚姻可以减少心理失范。然而，Ryan（1981）认为 Berger 和 Kellner 并没有区分婚姻质量与婚姻状态对心理失范的影响。因而，Ryan 分别研究了婚姻状况、婚姻质量与心理失范之间的关系，但他的研究既没有发现婚姻状态与心理失范相关，也没有发现婚姻质量与心理失范相关。而另一项针对中国农民工人群的研究发现，在农民工人群中已婚人群与未婚人群的心理失范存在显著的差异，未婚人群的心理失范要高于已婚人群（李卫东、李树茁、费尔德曼，2013）。

有关心理福利的研究对婚姻如何影响心理状况给出了更为详细的解释。这些研究大多从两个视角来研究婚姻的影响：一是从婚姻状况出发，二是从婚姻质量出发。从婚姻状况出发的研究发现已婚者比未婚者拥有更好的生活质量，心理也更健康（Glenn and Weaver，1988；Coombs，1991；Schoenborn，2004）。在解释这种关系时有两种竞争性假设：选择假设与因果假设。选择假设认为，婚姻和健康之间没有直接关系，婚姻与心理健康的关系是社会选择的结果；情感成熟和身体健康的人容易结婚并获得快乐，心理状态也更好（Gove, Hughes and Style，1983；Martin，1976）；而情感不稳定和身体残疾的人更可能失婚（Martin，1976），即使结婚也更可能面临婚姻紧张和破裂（Mastekaasa，1992）。尽管部分研究支持了该假设，但婚姻对健康影响的因果假设并没有被排斥（Mastekaasa，1992），大多数研究都发现婚姻可以改善心理健康（Martin，1976）。因而，社会因果关系和选择过程可能同时发挥作用（Cotten，1999）。

对于婚姻与心理状况之间因果关系的解释，已有研究大多遵行两个解释逻辑。一是婚姻的保护功能，即婚姻一方面将双方融入对方的社会关系，扩大了物质和情感的社会支持网；另一方面也增强了个人的自我效能感，提高了应对压力的能力。这使个体免受客观世界中无秩序和隔离的影响。二是婚姻的规范作用，认为婚姻关系可以起到社会规范的作用，敦促婚姻中的成员内化和遵从健康行为。但另一些研究认为婚姻状况与心理福利的研究没有考虑婚姻质量的影响（Renne，1971；Whisman，2001）。Renne（1971）通过对已婚、离婚或分居人群的研究发现，那些对婚姻感到不满意的人群，其精神和身体健康比那些未婚或那些对婚姻感到满意的人群都要差。Renne 的结论是婚姻对健康有直接影响，其中婚姻质量最为重要。这些研究普遍认为婚姻紧张不仅可能会增加负面的婚姻要素，如口头或身体的侵犯和严重的配偶诋毁、批评和责备，还可能限制或移除可获得的资源，如配偶的支持，这些都会增加夫妻关系的紧张，增加婚姻中的敌意（Beach，Jouriles and O'leary，1985）。

3. 性别结构

心理失范的研究对性别的影响关注得并不多。仅有的一些涉及性别与心理失范关系的研究得出的结论也不一致。一些研究发现女性比男性有更高的心理失范倾向（Legge，Davidov and Schmidt，2008；Brockmann，Delhey，Welzel et al.，2009）；但另一些研究发现男性与女性并不存在性别差异（Tsahuridu，2011）；还有一些研究发现心理失范的性别差异受到文化、社会经济地位等因素的影响（Simpson，1970）。关于心理福利的研究却普遍发现女性的心理福利要比男性差（Simon，2002）。

4. 社会资源

除了结构性因素外，一些研究重新回到涂尔干的失范研究。失范是一种规范弱化或规范瓦解与社会系统不融合的社会状态（Durkheim，1997），这种去规范与不融合的状况会使个体处于失去生活目标和生活意义的状态（Merton，1938；Pope and Danigelis，1981）。在涂尔干看来，与家庭、社区、宗教等社会结构联系的弱化会导致个体出现失范型自杀。涂尔干的这一思想逐渐被发展为社会支持理论，并被用来解释个体的社会失范和心理福利等问题。

Bell（1957）采用正式与非正式的社会参与情况来测量社会隔离发现，低层社会人群的社会隔离与心理失范存在正相关。Mizruchi（1960）的研究支持了 Bell 的观点，发现正式和非正式的社会参与和心理失范存在显著的关联。另一些研究讨论了宗教参与和心理失范的关系，这些研究普遍发现参与宗教协会或宗教活动可以减少心理失范，降低自杀率（Pope and Danigelis，1981；Pescosolido and Georgianna，1989；Pescosolido and Wright，1990；Brashears，2010）。中国针对未婚男性农民工群体的研究也发现，正式和非正式的社会参与与农民工的心理失范存在显著的关联，没有正式或非正式社会参与的农民工的心理失范水平会更高（李卫东、胡莹，2012；李树苗、李卫东，2012）。

无论是正式与非正式的社会活动参与，还是宗教活动参与，这些研究普遍认为社会网络或社会活动参与可以提供社会支持（Pescosolido and Georgianna，1989；Pescosolido and Wright，1990）。Pescosolido 和 Wright（1990）认为社会网络结构可以为其成员提供促进融合与规范的因素，这种融合与规范有利于个体应对来自社会的风险，而宗教协会恰恰为其成员提供了这样的社会网络。

另一些关于心理福利的研究对社会支持的保护功能做了更为详细的研究，并得到了一系列的研究发现。例如，参与社会组织或活动（Andrews，Tennant，Hewson et al.，1978；Lin，Ensel，Simeone et al.，1979）、与年长的兄弟姐妹一起（Sandler，1980）、与朋友间的联系（Silberfeld，1978），这些因素都会有效地提高个体的心理福利。另一些关于网络分析的研究也发现个人的社会网络规模对身心健康具有积极的作用，个人的社会网络越大，心理健康状况越好（Song and Lin，2009）。此外，一些采用感知的社会支持来测量的研究也发现了社会支持对心理福利的增益效应（Cohen and Hoberman，1983；Holahan and Moos，1981）。中国的研究发现也支持了以上的结论（王桂新、苏晓馨，2011）。

5. 心理资源

大量关于心理失范的研究，主要关注心理失范在不同社会阶层中不平等分配的问题。无论是社会阶层结构、婚姻结构，还是社会支持网络，其基本的解释逻辑都关注个体所处的结构地位及该地位所蕴含的社会资源是如何影响个体遭遇压力风险，以及个体如何应对风险的。尽管有关心理失范的研究很少涉及心理资源对心理失范的影响（李树茁、李卫东，2012），但关于心理福利的研究发现，心理健康在不同社会群体间的变化并不能完全被压力因素解释（Langner and Michael，1963；Turner，Taylor and Van Gundy，2004），越来越多的研究将注意力转向了心理资源的影响（Turner，Taylor and Van Gundy，2004；Turner，Lloyd and Roszell，1999）。

Turner、Lloyd 和 Roszell（1999）通过对大都市社区中 1390 个样本分析发现，在控制自尊、环境控制感等心理资源变量后，社会经济地位等因素的系数迅速下降，自尊和环境控制感的变化可以有效地解释心理福利。Jonker 与其同事对老年人群的心理福利研究也发现当自尊和环境控制感下降时，持续的机体功能衰退会显著地降低其生活满意度（Jonker，Comijs，Knipscheer et al.，2009）。也就是说个人的环境控制感会调节生理功能障碍与生活满意度之间的关系。另一些学者研究了自我控制感与社会经济地位对心理福利的影响。这些研究发现自我控制感可以减少低社会经济地位对抑郁的影响（Marmot，2006），也可以调节教育水平与抑郁之间的关系（Bosma，Schrijvers and Mackenbach，1999；Dalgard，Mykletun，Rognerud et al.，2007）。Gadalla（2009）通过对加拿大 1399 个年龄在 65 岁及以上的老年人的研究发现，自我控制感可以调节社会支持与压力之间的关系。

三 对心理失范不平等研究的评述

心理失范的社会分层理论主要探讨心理失范在阶层间的不平等分配，认为社会经济地位与心理失范存在反向关系。这些研究假定个体的心理失范是个体对社会结构不协调的反应，认为个体所处的社会位置决定了其所拥有的机会和可以动用的资源。然而，这些研究往往在关注结构影响的同时，忽视了行动者的能动性，认为行动者的心理失范仅仅是对结构约束的反应，从而可能简化了个体心理发展过程的风险。

心理失范的紧张理论，扩展了心理失范的社会分层理论关于结构约束的范围与内涵，将文化目标与制度结构之间的约束扩展到了一系列积极因素消失、遭遇消极事件或个人目标未能实现等外部压力源。该理论大大提升了失范理论的运用空间，但该理论延续了结构主义的研究思路，对个体的差异性和心理特质关注不够。

心理失范的压力过程理论吸收了社会分层理论中结构约束和紧张理论中压力源的思想，将心理失范的发生分解为三个环节：压力源—压力应对—压力后果或疾病。该理论在压力源与心理失范之间进一步分解出应对过程，强调社会和心理的应对资源及应对方式在其中发挥的作用，这样就有效地将结构约束与行动者心理特征和能动性结合在一起，从而可以较为全面地解释心理失范的发生机制及过程。经验研究也证明，个体的心理失范除了受到结构性因素的影响外，行动者的心理资源和应对方式也是重要的影响因素。

第三节 心理失范不平等的性别差异

失范理论的一个核心目标就是解释社会结构如何导致失范在不同人群中不平等地分配。尽管性别作为重要的社会结构在心理失范的研究中并没有得到应有的关注，但在心理失范的同源理论心理福利的研究中得到了巨大的发展，并形成了两类主要解释理论。

一 心理失范不平等性别差异研究的相关理论

角色是社会对某一身份人的行为期待，既定的角色负载着既定的责任和义务；角色总是依托于特定的地位，因而角色又蕴含着资源和权力。社会分工导致男性与女性扮演不同的社会角色，从而也使男性与女性承担不同的责任和义务，拥有不同的资源和权力。因而，角色的性别分割被广泛用来解释心理福利的性别差异问题，其中暴露差异假设和脆弱性差异假设是两大主要解释理论。

1. 暴露差异假设

该理论主要从社会角色的性别分工角度解释资源与权力的不平等分配如何导致健康在两性间不平等地分配。该理论认为，女性面对更严重的心理问题是因为女性扮演的社会角色导致她们暴露于更多的压力环境之中（Denton，Prus and Walters，2004；Arber and Cooper，1999）。该理论有一个基本假定，即男女所扮演的社会角色的差异是其心理福利性别差异的根本原因。暴露差异假设采用了两个逻辑来解释心理失范的性别差异。一是角色放大效应，二是角色冲突和角色紧张。角色放大理论认为，多元的社会角色提供了不同的社会资源与支持，可以使个体更好地应对各种角色需求，减少角色紧张的风险（Waldron and Jacobs，1989）。持该理论的研究认为，在传统的性别角色期待下，多数女性的主要工作是照顾家庭，从而被束缚在家庭主妇的角色中，男性则可以从家庭和工作的多元角色中获得满足感（Gove，1973；Denton and Walters，1999）。也就是说，社会角色在性别间的不平等分配，使女性所拥有的社会资源与权力少于男性，且更可能遭遇各种社会紧张，进而影响心理状况。

角色冲突和角色紧张理论认为，多元的社会角色也会导致角色负荷过重，使个体遭遇角色紧张和角色冲突的风险增加（Pearlin，1975；Radloff，1975）。角色冲突指的是一个人同时扮演多种角色，例如，一个女性同时扮演"女儿""妻子""母亲"等角色，每个角色对其都有不同的角色期待，而这些角色期待之间又可能存在相互冲突的地方，这种不能同时兼顾多种角色期待的现象就是角色冲突。角色紧张，指的是个体因不能很好地扮演自己的角色，而感觉困难和紧张。角色冲突和角色紧张既有区别，又有联系。角色冲突强调个体扮演的角色期待之间的不协调，而角色紧张强调个体感受到角色扮演困难；角色冲突可能会导致角色紧张。持该解释逻辑的学者认为，在西方，女性社会参与机会增多和社会角色增多，但这并没有减少女性与男性间心理健康的不平等，是因为职业女性除了需要完成职场中的工作外，还要承担大量的家庭工作，如照看小孩等，这可能导致女性面临更多的角色冲突与角色紧张，抵消了就业带来的资源与权力效应。

这些研究大多采用婚姻、职业等变量测量家庭角色和社会角色。根据暴露差异假设的逻辑，当两性间社会角色趋同时，其心理失范也会趋同，但也有一些研究发现这个假设只能部分解释心理状况的性别差异（Walters，McDonough and Strohschein，2002）。

2. 脆弱性差异假设

该理论认为，由于存在社会化的性别差异，两性应对外在环境的能力和方式存在不同，即使女性和男性暴露于类似环境的紧张和相同数量的紧张中，女性会受到更多的心理损伤，从而导致两性心理福利的差异。该理论主要从社会心理与社会文化两个方面来解释心理福利的性别差异问题。该理论强调性别社会化对性别行为模式和认知的强化作用（Strickland，1989），认为男性被鼓励表达传统的男性气质与行为，如攻击性和竞争性（Marini，1988），因而，男性逐渐发展出独立、自我控制和理性的心理模式，而这种自我取向的心理也使男性经常采用滥用药物等方式来表达危机（Marini，Fan，Finley et al.，1996；Christie-Mizell，2006）。女性则被鼓励限制竞争和攻击，被期望发展出情感和教养，培养亲密的关系（Marini，1988），因而，女性逐渐发展出对他人在情感上依赖、关注他人的心理模式，这种心理模式也使女性倾向于用问题内化的方式来应对紧张（Aneshensel，Rutter and Lachenbruch，1991；Lennon，1987）。

二 心理失范不平等性别差异的经验研究

1. 已婚人群心理失范的性别差异

（1）社会经济地位因素

研究显示女性与男性处于不同的社会结构位置，Gove（1973）假定家庭工作与社会领域的工作存在价值的差异，女性被限定在单一的家庭角色之中，这使女性与其丈夫在资源获取方面存在显著差异。男性拥有家庭和工作双重角色与地位，可以从这两个角色上获得资源和满足感，但女性只有家庭角色这一种资源来源，使女性容易暴露在各种与资源匮乏相关的压力之中。另一些研究认为即使女性在家庭外获得了一份工作，也往往是一些收入低的工作，且在劳动力市场中容易受到歧视（Denton and Walters，1999）。根据Gove 的理论逻辑，如果已婚女性获得了与男性同样的社会角色，那么男女两性的心理状况会趋于一致。然而，Radloff 和 Rae（1981）通过对职业已婚女性、家庭主妇和职业已婚男性的比较研究发现，家庭主妇和职业已婚女性比已婚职业男性有更严重的心理抑郁。一些研究开始转向了家庭－工作结构紧张的研究。

（2）家庭－工作角色

尽管大部分研究发现工作给女性带来了正效应，职业女性的心理福利要好于家庭主妇（Gove and Geerken，1977；Kessler and McRae，1982；Kessler and McLeod，1984），但一些研究认为社会对男性与女性的期望存在差异，特别是对已婚女性的期待更多（De Vries and Watt，1996）。这些研究认为婚姻状态是婚姻角色和更为一般的家庭角色的指示器，成婚直接演化出"妻子"和"丈夫"的角色；有了子女后，又相伴地出现了"父亲"与"母亲"的角色（Aneshensel，Frerichs and Clark，1981）。大量研究发现女性的抑郁程度要显著高于男性，但这种性别差异随家庭和工作角色变化而变化：在家庭中有小孩一块生活时，职业母亲的抑郁水平要比职业父亲高，但在空巢家庭或没有小孩的已婚夫妇家庭，并不存在这种显著的性别差异（Aneshensel，Frerichs and Clark，1981）。Ross 等（1983）则发现，女性雇用状况对心理福利的影响取决于小孩的出生和照看小孩类型的获取，以及丈夫参与照顾小孩的情况。较之于丈夫没有参与照顾小孩的职业女性，那些没有困难或丈夫参与照顾小孩的职业女性的抑郁水平并不太高，但对于那些照顾小孩存在困难或独自照顾小孩的职业女性，其存在较高的抑郁水平。研究还发现有小孩和参与照顾小孩并不会对丈夫产生负面的心理影响。

另一些研究则发现一些社会角色对男女两性的影响存在差异。例如，Williams 等（1986）发现无论是在未婚的年轻人当中，还是在已婚的人群当中，女性的职业抱负和收入期待都比男性低。Hunt 和 Annandale（1993）通过分析家务劳动对男性和女性的影响发现，家务劳动对妻子有显著的影响而对男性没有。男性在面对"养家糊口"相关的角色问题时会有更严重的心理危机，如工作的压力（Radloff and Rae，1981）、收入的损失等（Kessler and McLeod，1984）。失业已婚男性的心理抑郁要比失业已婚女性严重（Radloff，1975）。但也有一些研究发现妻子受雇会增加丈夫的心理危机（Rosenfield，1980）。Simon（1995）认为这是因为男女两性对文化信仰中的工作和家庭角色认知的差异影响他们对自己作为配偶和父母的评估；妻子工作会导致丈夫在家庭中权力的丧失，进而伤到他们的自尊，同时他们获得妻子的关注更少，不得不帮助做家务和照顾小孩（Burke and Weir，1976）。也就是说，已婚人群心理福利的性别差异可能受到具体的家庭与工作状态影响，从角色结构的视角，男性与女性暴露于压力环境中的差异仅能部分地解释心理福利的性别差异（Roxburgh，1996），一些心理机制的性别差异也可能影响心理福利的性别差异。

（3）心理评估与应对方式

一些研究开始转向性别社会化对两性应对压力环境方式的影响，认为男性与女性社会化的差异导致两性对压力经历会有不同的评估和反应。已有的研究已经证明社会支持资源和心理资源对个体的心理福利状态具有重要的影响。Nolen-Hoeksema（1995，2001）认为男女两性在压力应对方式上的差异是女性比男性表现出更严重的心理抑郁的关键原因。Nolen-Hoeksema 发现，相对于男性，女性倾向于采用更为消极和内醒（ruminative）的方式来应对紧张，她们容易将注意力集中在一些负面的情绪上，如坐下来独自思考负面情绪的影响以及自己的感受，而不是采取行动去改变这种环境。证据表明，人们将注意力集中在负面情绪，而不是投入问题解决，会延长注意力集中时间（Blaney，1986；Ellis and Ashbrook，1988；Ingram，1984，1990）。而男性相对容易采用积极的应对方式，如分散应对，包括参与社交活动、将注意力集中在工作上等方式。相关研究表明采用分散应对比自醒应对可以更好地调节心理压力（Nolen-Hoeksema et al.，1993）。因而，女性比男性更倾向于对生活困境表现出自责感（Ickes and Layden，1978）、无助感和绝望感（Brown and Harris，1978；Makosky，1980；Klerman and Weissman，1985）。

另外，社会化过程中女性被鼓励关注个体与他人的关系，而男性被鼓励发展个体的能动性。经验研究发现，与男性相比，女性更多地暴露于与朋友和家庭网络相关的冲突问题之中，如爱人生病，朋友死亡等（Burke and Weir, 1978; Compas, Slavin, Wagner et al., 1986; Compas and Wagner, 1991; Coster, 2005; Larson and Ham, 1993）。然而，男性更多地暴露于个人失败和经济紧张等事件之中，如收入减少、身体疾病和犯罪（Larson and Ham, 1993; Cleary, 2000; Esbensen, Huizinga and Menard, 1999; Kuther and Fisher, 1998）。对已婚人群的研究发现，婚姻质量对女性也很重要，而婚姻状态对男性更为重要（Beach, Katz, Kim et al., 2003）。研究认为，女性对婚姻关系中的亲密和情感支持的期待更高，在婚姻发生危机时，女性会经历更多的心理压力（Williams, 1988）。

然而，也有研究批评心理福利的研究主要集中在心理抑郁和忧郁等压力后果方面，这些研究可能会低估压力在个人日常生活中影响的性别差异。例如，一些研究发现男性面对一些压力源，如网络关系事件也会表现出很大的压力，但男性更倾向于采用一些反社会行为或反规范行为来应对紧张，如酗酒等（Aneshensel, 1996）；相反，女性则倾向于采取沉思的方式来应对紧张，会表现出更多的抑郁（Schuster, Kessler and Aseltine, 1990）。这类研究认为两性对于压力源的脆弱性是一致的，但对压力的应对存在差异，即女性通过抑郁来应对，而男性通过酗酒等来应对（Lennon, 1987）。Lovell-Troy（1983）也认为已有研究采用抑郁或生活满意度来研究不同群体心理福利的差异性所得出的研究结果存在相互矛盾性也可能是源于所采用的因变量，因此他提出采用更为全面的理论变量——心理失范。

2. 未婚人群心理失范的性别差异

以上的研究主要讨论的是已婚人群的心理福利性别差异问题。一些学者根据暴露差异假设的解释逻辑，研究了未婚人群心理福利的性别差异。这些研究普遍从社会角色出发，认为未婚人群由于没有支持和管理家庭的角色期待，男性与女性之间心理压力的差异也会小（Gove, McCorkel, Fain et al., 1967; Wu and DeMaris, 1996）。Gove 等（1967）通过对已婚、单身、离异和分居等婚姻状态人群心理福利性别差异的比较发现，除了已婚女性的心理福利比已婚男性差外，其他未婚人群的心理福利并不存在性别差异。Wu 和 DeMaris（1996）的研究也发现未婚男性与未婚女性之间心理福利的差异很小。但对于未婚人群心理福利性别差异的研究发现并不完全一致。例如，Radloff（1975）发现从未结婚的男性的心理抑郁要比从未结婚的女性严重，丧偶男性的心理抑郁也要比丧偶女性的心理抑郁严重。Warheit、Arey 和 Holzer 等（1976）通过研究美国白人和黑人心理福利的差异发现，在所有婚姻状态中女性的心理状况要比男性差。Fox（1980）也发现在所有婚姻状态群体中女性的心理福利要差于男性。

三 对心理失范不平等性别差异研究的评述

暴露差异假设和脆弱性差异假设是当前解释心理失范性别差异的主要理论。暴露差异假设继承了默顿的结构约束思想，从男女两性的社会角色分工差异来解释心理失范的性别差异。该理论认为女性的心理状况不如男性是因为女性与男性的社会角色扮演存在差异，女性的社会角色导致女性可能暴露于更多的压力之中。根据该理论逻辑，如果两性间社会角色的差异减少，其心理失范的性别差异也会减少。然而，经验研究发现已婚人群中心理福利的性别差异更为严重，未婚人群中发现的结果并不完全一致，暴露差异假设也没有完全解释心理失范的性别差异。

脆弱性差异假设则强调社会化差异导致两性的压力感知和应对存在差异。但解释逻辑与暴露差异假设类似。这类研究认为女性的心理状况比男性差主要可能基于以下几个方面：一是男女两性对压力感知不同，女性对关系型的压力更为敏感，而男性对经济型压力更为敏感；二是男女两性对压力的应对方式不同，女性倾向于采取自我归因的方式，而男性倾向于采取外向的方式；三是大多数研究采用心理抑郁量表来研究心理福利，而心理抑郁可能在女性中表现得更为严重。

总的来说，暴露差异假设强调行动者扮演的社会角色的性别差异是其心理失范性别差异的重要影响因素，而脆弱性差异假设强调性别角色的差异是其心理失范性别差异的重要影响因素。虽然暴露差异假设和脆弱性差异假设都有一个隐含的假定，即性别角色的差异，但在经验研究过程中暴露差异假设更多地关注社会角色，而脆弱性差异假设更多地关注性别角色带来的差异。在理论不能完全解释的地方，暴露差异假设常借用性别角色差异带来的暴露差异来处理，而脆弱性差异假设则直接将社会角色的差异归因于性别角色的差异。因而，有必要将暴露差异假设和脆弱性差异假设相结合，采用一个更为全面的变量来解决目前心理福利性别差异研究中存在的偏差性问题。

第四节 迁移人口心理失范的研究

一 移民心理失范的研究

1. 移民心理失范的影响因素

除了对普通人群心理福利的关注外，西方社会对移民的心理福利也做了大量研究。Berry（1997）认为移民迁移到一个非母语文化社会中需要三个主要方面的转变：第一是基于文化学习、行为改变和社会技能获得的心理转变（Brislin, Landis and Brandt, 1983；Furnham and Bochner, 1986）；第二是移民如果不能很快改变他们的心理模式，可能面临文化震惊或异文化压力（Oberg, 1960；Berry, Kim, Minde et al., 1987）；第三是文化适应过程中文化之间的差异互动。这三种情况都容易导致社会环境的变化超过个体的心理应对能力，从而导致个体心理紧张的出现，并使个体表现出心理抑郁等特征。例如，Lee 和 Zhan 通过对美国亚裔青年移民的研究发现，尽管亚裔青年在教育和工作等方面表现很好，但事实上他们也受到严重的社会和情感困扰。Yeh（2003）通过对美国亚裔青年的研究发现，相比于那些文化融合较好的亚裔青年，那些文化融合差的亚裔青年呈现较多的心理健康问题。Hurh 和 Kim（1990）对美国的韩国移民研究发现，移民的城市适应过程存在时间效应，个体在迁移后的 1~2 年中最容易出现心理和行为混乱；随着流动时间的延长，其适应能力会逐渐增强，心理和行为混乱的状况也会有所好转。

另一些研究强调移民对社会经济地位的影响，认为移民（非白人少数民族）可能会处于社会经济地位弱势和遭遇政府就业和教育制度上的种族歧视（Lian and Matthews, 1998；Nakhaie, 1998；Noh and Avison, 1996），这些会导致移民产生很强的边际感（Noh and Avison, 1996）。Starr 和 Roberts（1982）发现，那些能够更好适应当地生活的移民，对工作状况也表现出更高的满意度。一项对加拿大的土耳其移民的研究发现，尽管调查的样本移民存在较高的教育程度，但依然有 2/3 的样本移民失业或在从事低于自己能力的工作，这些对其心理福利和社会适应都具有负面的影响（Aycan and Berry, 1996）。另外，移民意味着与原有社会网络的割裂，移民获得的社会支持可能会减少，导致心理紧张（Vega, Hough and Miranda, 1985）。也有研究发现，与朋友的情感联系可以更好地预测心理抑郁（Hovey, 2000; Vega, Kolody and Valle, 1987）。

总之，从国外关于移民心理福利的研究来看，移民作为重要的压力事件会对个体的社会经济地位、社会网络和心理等产生一系列的影响。

2. 移民心理失范影响因素的性别差异

迁移被认为会给个体带来诸多的社会压力，并可能导致心理健康问题。一方面，迁移不仅意味着与原有朋友和社会关系的断裂（James, 1997），还会导致个体已经习惯的文化与风俗发生变化，个体不得不适应新的习俗、文化与语言（Pawliuk, Grizenko, Chan-Yip et al., 1996）。这些因素都可能导致移民在心理上出现某种疏离感（Davies and McKelvey, 1998）。另一方面，由于语言、文化、种族等因素，移民在迁入地还可能遭遇就业歧视等社会排斥问题（Alba and Nee, 1997）。这些因素都可能导致移民出现心理压力进而出现心理健康等问题（Bhugra and Jones, 2001; Llácer, Del Amo, Garcia-Fulgueiras et al., 2009）。

此外，研究还发现迁移对移民的影响存在性别差异（Beck, 1967; Cochrane, Hashmi and Stopes-Roe, 1977; Aroian and Norris, 2000）。Tang 和 Dion（1999）通过对 106 个来自中国的持传统主义态度大学生的文化适应与性别关系进行研究发现，男性更为传统，并更不容易被同化。Furnham 和 Shiekh（1993）发现在美国的亚裔移民中，女性会面对更大的社会压力和性别角色冲突，心理状况也会更差。

二 农民工心理失范的研究

自改革开放以来，大规模的乡城人口流动成为中国人口迁移的独特现象，并引起社会和学术界的广泛关注。农民工由农村流动到城市，不仅面临职业类型的转变，还面临生活场域、社会文化和生活方式的转变。因而，农民工的城市适应与心理状况成为社会学者关注的热点问题。

农民工城市适应的研究借用了社会适应的理论框架。社会适应性指的是个体的社会技能、文化认同和行为达到个体所处地区人们的社会期望以及与其年龄和社会文化相适应的状态（Herbert, 1983）。这个适应的过程是个体与社会环境在心理和行为方面相互作用和调适的过程（陈建文、王滔，

2004）。社会适应指个体为应对客观环境的变化，主动或被动地参与到调适心理平衡的过程中，这个过程存在四个阶段：第一是应激的发生，即个体主动或被动地卷入具体的压力事件或压力环境，这些压力环境会对个体的心理产生冲击；第二是对压力事件或环境的评估，个体根据自身所拥有的资源对压力环境进行比较和评估（Lazarus，1993），并对压力环境的可预测性和可控性做出判断（黄希庭，2002），如果做出负向的判断，就可能导致个体出现无助、失落等消极心理（Folkman，1986）；第三就是应对选择过程，个体采用一定的资源和应对策略来克服压力环境的负面影响；第四是适应评估，就是个体对其适应结果进行评估。基于社会适应的过程机制，已有研究大多从以下几个方面来讨论城市适应与心理福利之间的关系。

文化适应与心理福利。在长期的城乡二元结构背景下，农村与城市之间不仅形成了完全不同的生活方式、文化习俗和价值观念，而且户籍制度将农民工排斥于城市的主流社会之外。初来乍到的农民工不仅在语言、生活方式和价值观念上与城市居民格格不入，而且在职业和人际关系中遭受市民的歧视，这些都可能导致农民工出现边缘化现象，产生无所归依的心理，并可能出现困扰、不安、矛盾、退缩、愤怒、忧伤、后悔或思乡心理（风笑天，2004）。

城市适应的时间效应与心理福利。城市适应是一个过程，张海波、童星认为，被动城市化会带来"时间性"效应（张海波、童星，2006）。"迁移活动在心理上分为两个阶段，搬迁和投入。投入过程涉及个人由'陌生人'变成'正常参与者'的变化。"（康少邦、张宁等，1986）由于"搬迁"和"投入"的时间差，失地农民会在相当长的一段时间内仍然是城市中的"陌生人"（张海波、童星，2006）。李卫东等（2012）也发现农民工在城市流动时间短会显著提升其心理失范水平。随着搬迁时间的延长，移民社会适应的状况逐渐向好的方向发展（朱力，2006），有利于改善农民工的心理失范状况（李卫东，胡莹，2012）。

应对资源与心理福利。社会网络或社会资本是农民工城市适应的重要社会资源。中国的乡土社会在本质上表现为基于血缘关系的相互联系和基于地缘关系的空间接近而形成的一种亲密的生活方式。地缘和血缘关系不仅影响乡土社会的生产与生活，还影响个体的社会关系和人际交往（费孝通，2008）。伴随农民到城市务工，农民工也将他们的初级网络带入城市，并围绕血缘、地缘和业缘等建立同质性的网络关系（渠敬东，2001）。李培林

（1996）进一步指出，通过运用基于血缘、地缘等建立的社会网络和社会关系，农民工可以降低其在城市中的社会成本，可以更好地适应城市的生产与生活。李树茁等（2012）通过对未婚男性农民工心理失范的研究进一步支持了社会网络的影响，发现农民工参与同乡会对其心理失范具有积极的影响，与亲属网络保持联系也有利于其心理失范的改善。此外，研究还发现个体的心理资源也有利于改善农民工的心理失范（谢金，2012）。

总之，农民工在迁移过程中面临来自制度与非制度的排斥和不公平待遇，这些因素使农民工不仅需要适应城市的文化（周明宝，2004），而且面临户籍制度、社会关系网络的排斥（陈黎，2010），并可能对其心理健康产生较大的消极影响（胡荣、陈斯诗，2012）。已有的研究已经注意到城乡二元体制下农民工社会心理可能受到的冲击，但这些研究更倾向于从一般意义上的心理健康，如抑郁、生活满意度来研究。然而，社会转型和制度排斥使农民工不仅可能会遭遇一般意义上的心理健康问题，而且可能会面对转型社会情境下特定的心理问题。已有研究较少关注农民工的心理失范问题，也很少探讨农民工心理失范的性别差异。心理失范就是社会转型带来的一种既反映时代特征，又具有整体性的测量心理健康的指标。目前，李卫东等（2013）开始转向农民工的心理失范研究，发现农民工不仅存在较高的心理失范水平，还发现农民工的心理失范存在性别差异，其中男性农民工的心理失范要比女性农民工严重。

第五节　小结

本章首先综述了从社会失范到心理失范的发展历史，介绍了心理失范与社会失范的关系，以及心理失范与心理福利之间的关系。涂尔干和默顿基于社会转型过程中出现的社会系统内各子系统之间的不协调提出了社会失范理论，并指出社会失范会导致个体出现心理压力，进而可能诱发行为失范。索尔罗等学者则在社会失范的基础上，关注社会失范与心理压力之间的关系，提出了心理失范理论并建构了心理失范量表。这些学者认为心理失范是个体与社会、个体与他人之间的隔离，并可能随之产生失败、孤独、迷茫、空虚和无助等心理失范现象。默顿和索罗尔认为心理失范是社会失范在个体层面的反映，心理失范也可能导致社会失范。此外，失范理论在心理福利领域也得到进一步发展，社会层面的失范被广泛地用来解释个体的心理健康问题，而索罗尔也认为心理失范本身就是个体心理健康的一个方面。

其次，本章对心理失范和心理福利发生机制的理论和经验研究进行了综述和总结。一方面，心理失范理论中失范产生的压力源由经济成功的目标受阻扩展到一系列积极因素消失、遭遇消极事件或个人目标未能实现等外部压力源；另一方面，心理失范理论由社会失范（压力源）—压力后果（心理失范）的关系扩展到压力源—压力应对—压力后果的关系，除了强调压力源会导致结构紧张外，还强调个体的社会资源与心理资源的调节作用。

最后，本章对心理失范和心理福利性别差异的理论和经验研究进行了综述和总结。暴露差异假设和脆弱性差异假设是解释心理福利和心理失范性别差异的重要理论，暴露差异假设强调男性与女性扮演不同的社会角色导致男性与女性暴露于不同的压力源之中，从而导致心理福利和心理失范存在性别差异。脆弱性差异假设则强调性别角色社会化导致男性与女性对压力源的反应存在差异，从而导致心理福利和心理失范存在性别差异。然而，已有研究还存在一些不足：第一，已有研究大多将这两种解释对立起来，较少将社会角色结构与性别角色社会化相结合来解释心理失范的性别差异问题；第二，已有研究主要关注的是西方工业化情境下心理福利和心理失范的性别不平等问题，目前很少有研究关注中国社会转型中人口流动与性别失衡下农民工心理失范问题，以及农民工心理失范的性别不平等问题；第三，已有研究大多独立讨论已婚人群心理失范的性别差异和未婚人群心理失范的性别差异问题，较少将已婚人群和未婚人群心理失范的性别差异纳入统一分析框架。将压力过程分析框架引入心理失范的研究，可以更好地识别各影响因素的净效应；结合暴露差异假设和脆弱性差异假设将性别角色与社会角色相结合可以更好地解释心理失范的性别差异；而分婚姻状态研究农民工的心理失范性别差异可以从整体上较好地把握性别失衡和人口流动对农民工心理失范性别差异的影响。

第三章　农民工心理失范性别差异的分析框架

文献综述部分已经指出，在西方工业化时期，一方面，随着家庭角色价值回报的降低，相对于拥有职业角色的男性，家庭主妇仅能从家庭角色中获得满足感，而家庭角色价值回报的降低容易导致家庭主妇出现心理挫折感；另一方面，女性即使拥有了职业角色，在家庭的家务分担中，依然要承担大部分家务劳动，从而容易出现职业角色和家庭角色之间的冲突和角色紧张。这两个因素都可能导致女性，特别是已婚女性的心理福利和心理失范比已婚男性差。这些研究主要基于西方社会情境，并认为西方的工业化转型形成的社会结构有利于促进男性的福利，特别是已婚男性的福利。然而，与西方社会转型不同的是，中国的社会转型形成了与西方不同的社会结构。一方面，社会转型带来的人口流动改变了农民工传统的角色分工，流动不仅使女性农民工获得了一份职业角色，而且使女性从烦琐的家庭角色中部分地解脱出来；另一方面，性别失衡带来的对男性婚姻的挤压使一部分未婚男性可能终身结不了婚，而男性过剩可能形成有利于女性的婚姻市场结构，并可能有利于提升女性在婚姻市场中的地位。因而，要分析中国社会转型对农民工群体心理失范的影响，有必要回应社会转型对男性农民工和女性农民工社会角色及其面临的婚姻市场结构的影响。本章的主要目标就是结合农民工面临的具体社会情境，对心理失范的发生机制及心理失范性别差异的发生机制进行改进，通过引入性别和婚姻的视角来建构中国人口流动和性别失衡情境下农民工心理失范性别差异的分析框架。

第一节　心理失范性别差异的分析框架

一　心理失范的分析框架

涂尔干提出了社会失范最初的分析框架。涂尔干认为社会转型过程中反常的社会分工导致集体意识和道德弱化、失效，甚至崩溃，以至于不能有效地引导、控制和调节个体的欲望和行动，从而会导致个体出现行为失范，如自杀等（Durkheim，1951）。涂尔干提出了"社会环境—心理失范—行为失范"的分析框架（见图 3 - 1）。

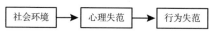

图 3 - 1　社会失范的分析框架

默顿在涂尔干失范框架的基础上，采用了更为社会学的方式来操作和建构社会失范的分析框架。默顿根据文化目标与社会机会结构之间的协调性来建构其分析框架。默顿认为社会为其成员建构了共同追求的文化目标，但是社会并没有为其成员提供足够的通过合法途径实现文化目标的机会或手段，因而，结构层面文化目标与制度化手段之间就出现了不协调，并导致结构紧张出现。结构紧张则会使个体产生心理压力和紧张，进而导致其出现越轨行为（Merton，1938）。在具体的操作化过程中，默顿认为美国社会强调个体经济成功，但受到个体所处的阶层结构限制，底层社会人群实现文化目标的机会受到限制。因而，社会经济地位和文化定义的经济目标是导致个体失范的主要社会环境。然而，默顿和涂尔干主要关注分析框架的外围链条，即"社会结构—行为失范"。

索罗尔等学者采用了默顿的分析框架来研究中间链条，即心理失范问题。他们认为宏观层面社会规范的失范存在测量困境，而社会规范和个体心理状况是相互作用的，个体的心理失范来源于社会失范，而个体的心理失范也可能会导致社会失范（Srole and Fischer，1975）。因而，索罗尔等学者将研究重点从"社会环境—失范行为"的分析范式转向了"社会环境—心理失范"的分析范式。索罗尔主要关注社会结构，特别是社会经济地位如何影响个体的心理福利和心理失范。

Agnew 等学者将默顿经济成功的文化目标扩展到了可能导致个体紧张的压力源或压力事件（Agnew, 1985, 1999; Alba and Nee, 1997）。在默顿的失范分析框架基础上，Agnew 通过引入微观个体的心理紧张扩展了默顿的文化目标与社会机会结构之间的使用范畴。Agnew 认为默顿的失范框架更多体现的是宏观结构紧张对个体的负面影响，但现实中个体的目标没有实现、个体期望的因素消失或丢失以及个体遭遇消极事件如失恋、离异、退学等，这些因素都会导致其出现心理紧张。Lee（1974）也认为经济成功并不是人生唯一的文化目标，婚姻成功、婚姻幸福也是重要的人生目标，也会影响到个体的心理失范。

以上的研究主要关注的是结构约束和压力事件或压力源与个体心理失范的关系，但另一些研究发现一些经历同样压力事件的个体较少出现心理失范问题。一些学者在默顿的框架基础上，引入压力过程理论，提出了新的分析框架。

压力过程理论为心理失范的发生提供了较为完整的分析框架。与早期紧张理论直接关注压力源与压力后果之间关系不同的是，压力过程理论认为从压力源到压力后果的过程中，还有一个压力应对的环节，压力是否导致心理失范，不仅取决于压力源，而且受到个体的应对资源与应对方式等因素的影响。该分析框架将心理失范发生过程分解为三个环节："压力源—压力应对—压力后果（心理失范）"。压力源包括两大类：一是结构类的压力源，如阶层结构、社会经济地位、性别结构、种族结构、婚姻状态等；二是事件类压力源，如失恋、离异、丧偶、辍学、转学等生命事件。压力过程理论突出了三种应对资源，即生理资源、社会资源和心理资源。其中应对资源通过以下三种机制来实现压力应对：缩小或修正产生问题的环境；感知到的压力控制经验在一定程度上抵消了问题的不确定性；将问题的情感后果控制在范围之内（Pearlin and Schooler, 1978）。生理资源，主要包括身体健康状况等。Frankenhaeuser（1986）认为个体在压力的环境中所感知到的威胁或挑战都可能触发一连串的神经内分泌活动，较好的生理资源不仅可以减少压力的负面影响，还能使个体较快地从压力紧张中恢复过来。社会资源被认为具有社会支持、社会规范和信息传递的功能（Langlie, 1977）。首先，社会支持通过两个环节来影响压力事件与健康状况之间的关系：一是社会支持通过提高个体感知到的自我应对能力，降低对压力事件严重性的评估，进而降低压力情境的伤害性；二是社会支持可以提供解决问题的策略，降低问题的严重性，在压力的主观体验与疾病的发生之间起到缓冲作用，从而减少压力体验的不良影响（Cohen and McKay，1984）。其次，社会网络可以传播相关的知识和信息，从而有利于个体更好地评估和应对压力源。最后，社会网络和社会支持也有利于个体减少或避免暴露于压力源中，免受压力源的影响。社会资源包括社会网络、社会支持。心理资源是另一种重要的应对资源。心理资源不仅影响个体对社会因素刺激的评估，激发个体对刺激因素的应对，包括试图阻止或消除潜在风险的能力和努力（Pai and Carr，2010），而且在控制无助、绝望等情感方面会伴随压力扩大主观影响（Chan，1977）。心理资源包括自尊、自我控制感和应对方式等。由于生理资源，如健康有时候也是重要的压力源，因而，压力过程理论的分析范式更为关注社会资源和心理资源。

根据以上对压力过程理论中压力源到压力后果机理的总结，我们得出了压力过程分析框架，分析框架见图 3－2。

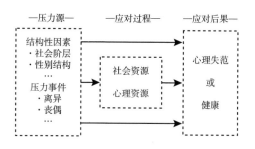

图 3－2　压力过程分析框架

压力过程理论吸收了默顿失范理论中关于文化目标与制度化手段失调的思想，注意到结构性因素对行动者压力应对的约束，但与默顿失范研究范式不同的是，压力过程理论并不是将结构性因素的约束看作完全独立于个体的外在力量，而是将结构约束与压力应对相结合，一方面，该理论突出个体在社会结构中获取资源数量与资源类型的差异；另一方面，强调社会资源、心理资源的应对作用。与过去的研究相比，压力过程分析框架兼顾了社会结构性因素的影响，也注意到了行动者的个体差异性和主观能动性，这也为压力过程分析框架的运用提供了广阔的空间。

二 心理失范性别差异的分析框架

1. 暴露差异模式的心理失范性别差异分析框架

暴露差异假设主要从两性社会角色扮演的差异导致男性与女性暴露于不同社会环境中的视角来解释心理福利和心理失范的性别差异问题。

（1）社会角色扮演的性别差异

暴露差异假设是解释心理失范性别差异问题的主要分析范式。暴露差异假设采用了压力过程理论分析框架中结构约束的解释路径，强调个体所处的角色结构位置对个体遭遇压力事件和压力应对资源数量与类型的约束作用。这种约束作用表现为两个方面。一方面是角色本身带来的冲突和紧张。角色指的是社会对拥有特定社会身份的个人行为的期望。角色期待是社会期望某一个群体成员采取某些应有的行为方式；角色扮演或角色实践，指的是个体就某一角色实际所表现出来的行为方式。个体扮演多种角色，而这些角色之间相互矛盾的地方就称为角色冲突；个体因为能力等因素使实际所扮演的角色与角色期待之间存在距离，就可能导致个体出现角色紧张。角色冲突是导致个体出现角色紧张的重要因素之一。

另一方面是个体的角色结构位置会影响个体获取社会支持和心理资源的机会。具体而言，社会角色结构位置不仅会影响个体获取社会支持与社会联系的水平，还会影响个体的自我评价和自我控制感。受到社会性别分工的影响，男性和女性被分配到不同的社会位置。由于既定的社会位置总是通过角色来运转的，因此，决定心理福利性别差异的机制是通过男性和女性在社会中所扮演的角色差异来实现的。

因此，女性因性别角色社会分工而被分配到一些容易遭遇角色紧张的角色位置是女性心理福利比男性心理福利差的根本原因。具体而言，一方面，相对于男性，女性更多地被束缚在家庭角色或低资源与权力的角色之中；另一方面，女性更容遭遇家庭责任与工作责任的角色冲突与角色紧张，这些都是女性更容易暴露在压力之中的重要原因[①]。

---

① Ross C. E., Van Willigen M., "Gender, parenthood, and anger", *Journal of Marriage and the Family*, 58 (6), 1996, pp. 572 – 584.

（2）婚姻状态与社会角色扮演

从个人的生命历程来看，时间将个体的一生划分成若干阶段，个体在每个阶段都会获得一些新的身份并扮演相应的社会角色。个体如何获得新的社会身份和相应的社会角色又与既定的社会设置与制度文化相关联。人类为了维系社会的稳定延续，将生育行为圈定在家庭的范围内，婚内生育是唯一受到法律和文化共同认同的社会行为。因而，婚姻是个体成年后获得一些社会身份与角色的最为主要的途径和方法。

婚姻促使新的家庭诞生，并带来了"妻子"或"丈夫"，"父亲"或"母亲"的身份及相应的家庭角色。对于普通的未婚个体而言，他可能是"儿子"或"女儿"，是"兄弟"或"姐妹"，但他仅仅是作为家庭中一个普通的成员而存在的，其在未成年，甚至结婚之前，更多地处于被父母照顾的从属身份和角色。而当他成婚组建家庭后，他就获得了新的身份和角色，获得了"妻子"或"丈夫"、"父亲"或"母亲"的身份和家庭角色。

已婚者和未婚者扮演着不同的家庭角色，也承担着不同的家庭责任和义务。对已婚者来说，"照顾家庭"是其需要履行的重要角色责任。在中国，成婚代表一个新的家庭单元的诞生和独立，伴随成婚而来的是"妻子"或"丈夫"的身份，而后已婚者如果有了小孩，又将获得"父亲"或"母亲"的身份，获得这些身份的同时意味着已婚人群需要扮演与"妻子"或"丈夫"、"父亲"或"母亲"身份相应的家庭角色，也需要承担独立"照顾家庭"的责任。这样，已婚者就不再仅仅需要照顾好自己，还需要照顾自己的配偶和子女。对于未婚者而言，他可能需要孝敬父母，需要照顾兄弟姐妹，但他们仅仅是作为家庭中普通成员而存在的，并不具有像已婚者一样的在法律和文化意义上"照顾家庭"和"养家糊口"的义务和责任。

已有的研究通常会采用"婚姻状态"来测量不同婚姻状态下角色扮演的差异。就已婚人群而言，已有研究认为成婚让个体由家庭成员转换成户主，个体开始扮演"照顾家庭"和"养家糊口"的角色；家庭中是否有未成年子女一块生活成为"照顾家庭"的主要测量指标。对于未婚人群而言，由于其并不需要扮演法律和文化意义上"照顾家庭"的角色和承担责任，因而未婚者受到家庭角色的负面影响会比已婚者小。

（3）不同婚姻状态下心理失范的性别差异

角色是社会对某一身份人的行为期待，既定的角色负载着既定的责任和义务。因而，角色也是行动者暴露于压力中的主要载体。婚姻状态是调节行动者角色扮演的重要结构性因素，已婚人群和未婚人群面临完全不同的家庭结构和社会角色结构，扮演不同的社会角色，履行不同的家庭责任与义务。因而，已有研究大多将婚姻状态分为已婚和未婚两类，分别独立研究已婚人群心理福利的性别差异和未婚人群心理福利的性别差异（Mills and Grasmick，1992；Ross and Van Willigen，1996；Fuller，Edwards，Vorakitphokatorn et al.，2004；Roxburgh，2009）。这些研究普遍认为已婚人群扮演的社会角色间的性别差异最大，未婚人群扮演的社会角色比较接近。这些基于婚姻状态差异形成的社会角色差异会导致已婚人群和未婚人群心理福利的发生机制存在差异，其心理福利的性别差异及其机制也会因婚姻状态的不同而不同（Gülçür，2000；Marcussen，2005；Meadows，2009）。

就已婚人群来看，成婚会带来一系列的角色，首先是"妻子""丈夫"的角色；随着小孩的出生，又增加了"父亲""母亲"的角色。伴随这些家庭角色的增加，家庭责任也会增加。已有研究大多从家庭角色负担、家庭角色与职业角色之间冲突的视角来说明已婚人群心理福利的性别差异。一是基于性别角色劳动分工的思路。这些研究认为传统的"男主外、女主内"的性别角色分工将女性的社会活动空间主要圈定在家庭的范围内，伴随女性结婚生子，已婚女性主要扮演家庭主妇的角色，但已婚男性除了家庭生活外，还有职业生活。因而，女性的主要职责是带孩子、照看家庭，这与女性在社会中的教育和智力获得不一致，而且由于缺少支持和社会接触，家庭主妇容易出现心理挫折感；此外，即使她们工作了，相比于男性，已婚女性也很少从职业中获得足够的满意度；但男性可以从家庭和职业中获得满足（Gove，1973）。二是基于角色冲突的思路，这些研究认为家庭角色的增加还会导致已婚女性遭遇家庭角色与职业角色之间的冲突。由于社会对男性和女性的性别角色期待存在差异，已婚的职业女性不仅需要承担家庭外的工作责任，还要照顾好家庭，这会导致女性遭遇角色冲突，进而可能导致角色紧张，降低女性心理福利。但已婚男性由于较少扮演"照顾家庭"的角色，也较少遭遇家庭角色和职业角色的冲突（Cleary and Mechanic，1983；Mirowsky and Ross，1995）。因此，已有研究普遍认为已婚男性与已婚女性在家庭角色扮演上存在巨大的差异，从而导致已婚男性与已婚女性的心理失范和心理福利存在很大的差异。

对于未婚人群而言，与已婚人群不同的是，未婚者并不扮演"妻子"或"丈夫"、"父亲"或"母亲"的角色，也不需要扮演"照顾家庭"和"养家糊口"的角色，未婚男性与未婚女性扮演较为类似的社会角色（Gove，1972a，1972b）。因而，未婚女性并不会像已婚女性那样因为婚姻和家庭而陷入如操持家务、照顾小孩等"照顾家庭"的责任中。未婚女性并不需要承担很多"照顾家庭"的责任，也就不会遭遇已婚女性面临的家庭角色与职业角色不协调带来的角色冲突和角色紧张等问题。因而，大多数研究并没有发现未婚人群的心理福利和心理失范存在显著的性别差异。

综上，基于婚姻状态对个体的社会角色扮演具有重要的调节作用，我们总结出已婚人群和未婚人群心理失范的分析框架，具体见图 3 - 3。

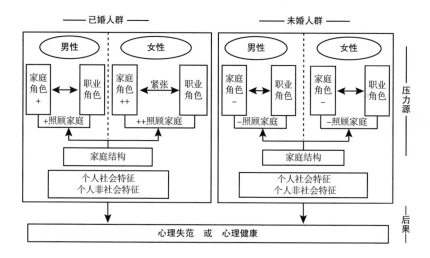

图 3 - 3　暴露差异模式的心理失范性别差异分析框架

注："+"表示扮演一些家庭角色，"++"表示扮演了主要的家庭角色；"-"表示没有扮演相应的家庭角色。

2. 认知脆弱模式的心理失范性别差异分析框架

暴露差异假设只能部分地解释心理失范和心理福利的性别差异问题（McDonough and Walters，2001；Walters，McDonough and Strohschein，2002）。一些学者开始转向个体应对压力事件脆弱性差异的研究，从两性认知脆弱模式的视角探讨心理失范性别差异的问题。

脆弱性差异假设吸收了压力过程理论框架中心理应对的解释路径，强调个体性别社会化的差异导致心理资源和心理应对方式的差异。该理论认为男女心理福利的差异来源于性别社会化导致男女心理资源差异和压力感知与压力应对方式的差异。其中女性的心理资源和应对方式导致女性更可能出现心理紧张和心理失范的问题。脆弱性差异假设隐含了这样一个机制，即社会结构与社会心理力量通过社会化的机制导致了男女两性对压力感知与应对的差异。

第一，在性别社会化的过程中女性形成了某种不恰当或负向的评估模式，包括倾向于对问题的出现进行自我归因或将问题评估为较难处理。这两个特性都会降低解决问题的效率，并可能增加心理负担（Nolen-Hoeksema，1995）。因此，男女两性在压力应对方式上的差异是女性比男性表现出更严重心理抑郁的关键原因（Nolen-Hoeksema，2001）。

第二，社会化过程中女性被鼓励关注个体与他人的关系，而男性被鼓励发展个体的能动性。性别社会化使女性更多地被期望成为"贤妻良母"的角色，女性更多地被鼓励发展出照顾他人，关注他人情感和需要，以及富有同情心的特质，这种特质会使女性在她的社会参与中，更多地关注他人的需要，并容易受其所在网络中其他人的生命事件影响，如爱人生病、朋友死亡等（Burke and Weir，1978；Larson and Ham，1993）。研究认为，女性对人际网络中亲密关系和情感支持的期待更高，当人际关系发生冲突时，女性会产生更大的心理压力（Williams，1988）。与女性不同的是，男性在社会化过程中更多地被鼓励发展出外向、竞争和理性的心理特质，这种心理特质使男性具有更为工具化的行事风格，容易暴露于个人失败和经济紧张等事件中，如收入减少、身体疾病和犯罪（Kuther and Fisher，1998），这些事件更可能导致男性出现心理紧张。对已婚人群的研究发现，婚姻质量对女性也很重要，而婚姻状态对男性更为重要（Beach，Katz，Kim et al.，2003）。

通过以上的分析，我们总结出脆弱性差异分析框架。该分析框架强调性别社会化导致男性与女性压力评估与应对的差异，具体关系详见图 3 - 4。

综上，在经验研究中，以上两种研究思路都得到了大量的关注。一些经验研究发现，在引入心理资源和心理应对方式后，社会角色仅能部分地解释心理福利的性别差异；另一些研究分别根据暴露差异假设和脆弱性差异假设给出了相互矛盾的解释，例如，暴露差异假设认为女性的社会经济地位低是女性比男性心理福利差的重要影响因素，而脆弱性差异假设认为男性对于经

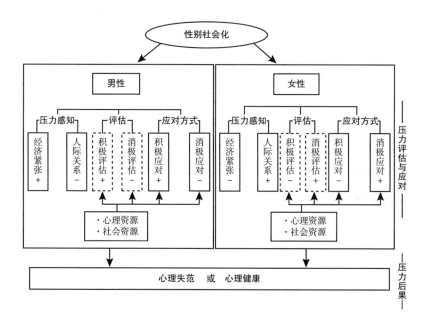

图 3 – 4　认知脆弱模式的心理失范性别差异分析框架

注："＋"表示对特定因素或应对方式敏感；"－"表示对特定因素或应对方式
不大敏感。

济压力的感知更为敏感，经济压力对男性的影响会更大。这些发现表明心理
健康受到结构不平等和个人心理资源差异的共同影响；更为复杂的是个体的
心理资源差异，如对压力感知的性别差异也可能根源于社会位置结构和相应
的文化心理结构。这两种解释理论尽管存在差异，但都根源于角色理论，其
中暴露差异假设主要关注的是社会角色扮演的性别差异，脆弱性差异假设主
要关注的是性别角色社会化的差异。因而有必要将两种解释范式相结合，同
时关注结构因素和心理认知因素的影响。

　　另外，已有的研究或集中在两性社会角色扮演的差异，或集中在两性对
压力事件感知与反应的性别差异，对于社会角色与性别角色之间的不协调性
问题关注得比较少。然而，在快速转型的社会环境中，男女两性之间的社会
角色分工会发生很大变化，而社会的性别角色分工变化会严重滞后于社会角
色分工，容易导致具体的角色分工与基于性别角色分工形成的角色期待之间
不协调性问题的出现。因此，本书将社会角色与性别角色之间的协调性问题
作为一个重要的视角来探讨心理失范的性别差异问题。

第二节　农民工心理失范性别差异分析框架

性别角色是一套与性别相适应的行为模式。社会在长期的发展过程中，根据性别角色形成的劳动性别分工使女性主要被束缚在家庭领域，更多地扮演照看家庭的角色，而男性主要面向社会市场领域，更多地扮演"养家糊口"的角色。当个体扮演的社会角色符合性别角色期待时，个人的角色扮演就处于一种平衡状态，但当个体所扮演的社会角色与性别角色期待存在角色距离时，个人的角色扮演就出现了失衡和不协调，从而可能导致个体出现紧张感。以下将以社会角色和性别角色期待之间的协调性为基础，结合人口流动和性别失衡的社会情境来建构本研究的分析框架。

一　农民工心理失范性别差异概念模型提出

1. 概念模型提出的情境基础

心理失范性别差异分析框架为分析心理失范的发生机制提供了有力的指导。然而，该框架主要是基于西方社会的情境建构的，关于心理失范和心理福利性别差异的经验研究也主要基于西方社会的情境，特别是美国白人社会背景。因而，该理论框架存在对中国特定情境下心理失范的解释盲区，难以直接用来指导性别失衡背景下农民工心理失范的性别差异问题。另外，一些对非西方白人社会的研究也发现基于西方白人社会背景形成的心理失范和心理福利性别差异分析框架并不能完全解释非西方白人文化背景下人群的心理福利性别差异的问题。例如，Ross、Mirowsky 和 Ulbrich（1983）发现，如果对家庭角色和女性在家庭中扮演的角色赋予更高的价值，男性与女性的心理状况会更为接近。其中具有墨西哥文化背景人群中的已婚男性与已婚女性之间心理福利的性别差异要小于已婚白人之间的性别差异。因为持有更为传统的性别角色观点的男性会面对更多的角色冲突（Firestone，Harris and Vega，2003），而持有更为传统的性别角色的女性倾向于面对更少的角色冲突（Faulkner，Davey and Davey，2005；Harris，Firestone and Vega，2005）。Falconier（2013）对美国拉丁裔移民的研究也发现，持有传统性别角色观念的男性在家庭关系更加平等的美国社会中会感受到来自配偶的地位挑战，从而可能导致冲突的增加，进而导致夫妻满意度和心理福利的下降。另一项对

29 个国家的比较研究也发现，那些高性别平等国家心理抑郁的性别差异要比低性别平等国家严重（Hopcroft and Bradley，2007）。也就是说，心理失范的性别差异还因文化背景的不同而存在差异。因此，有必要结合中国社会转型与人口转型背景下农民工心理失范的特殊情境来修正和补充已有分析框架的不足，建构可以解释农民工心理失范性别差异的分析框架。构建新的分析框架需要考虑以下几方面的社会情境。

（1）人口流动对农民工社会角色扮演和性别角色期待之间协调性的影响

符号互动理论认为社会将个体所扮演的角色以角色规范的形式系统地嵌入宏观的文化与符号系统，这些来自文化与符号系统的角色规范通过社会化机制将角色规范内化到个体的认知和行为中，并成为人格的一部分。个体就是依据嵌入文化系统的角色规范和内化的角色认知进行角色扮演的。因而，理想的状态是个体所扮演的角色与角色规范（角色期待）、角色认知一致。角色期待与角色实践不一致可能会导致心理失调的产生。传统的社会角色分工是根据性别角色形成的"男主外、女主内"，中国传统社会理想的角色分工就是"男耕女织"。社会对女性的角色期待主要是"照看家庭"，即女性主要在家里照看家庭、相夫教子；社会对男性的角色期待是"养家糊口"，即男性主要在家庭外赚钱养家。在传统社会时期，社会分工主要是基于性别角色，两性的社会角色与社会角色的性别分工是一致的。在这个时期，性别角色期待与性别角色分工也是一致的，个体不会出现身份的不协调性。然而自 20 世纪 80 年代开始，中国经历由计划经济向市场经济、由农业社会向工业社会转变的社会转型。社会转型给中国社会结构带来了巨大的变化，其中也包括社会角色和社会角色在性别间分工的变化，这些变化会对个体的心理产生巨大的冲击。但在城乡二元社会结构约束下，由于农民工受到户籍制度的排斥，社会转型带来的社会角色变迁会对农民工社会行为和社会心理产生更大的冲击。

第一，社会角色与性别角色不协调的性别差异。社会转型带来的乡城人口流动改变了传统的"男主外、女主内"的社会角色分工。随着农民流向城市，进城务工的女性农民工也走出家庭，走进工厂，获得了一份带薪的工作，这些变化逐渐瓦解了传统的"男主外、女主内"的社会角色分工，男性和女性农民工都扮演"主外"的角色。然而，由于文化变迁的滞后性，传统的性别角色期待和性别角色文化并不会像社会角色一样同步发生变化。社会对男性和女性在家庭中的角色期待依然分别是"养家糊口"和"照看家庭"。

农民工社会角色扮演的变迁与性别角色相对稳定之间的不一致性，会导致角色期待与个体实际角色实践的不协调关系也存在性别差异。对于女性农民工而言，相对于流动前，流动到城市后其不仅获得了更多的社会角色，而且可以更多地从家庭角色中解脱出来，从而可能减少其遭遇家庭角色和职业角色之间不协调带来的紧张。对于男性农民工而言，男性从农村流动到城市，只是改变了职业类型，其基于性别角色而产生的与"养家糊口"相关的社会角色并没有发生变化；与此同时，其在城市社会中的流动经历、社会参与、职业、教育和收入等因素都会影响到其"养家糊口"角色期待的实现；来自户籍制度的社会制约也可能导致男性农民工偏离"养家糊口"的角色期待。而女性从农村流动到城市，不仅职业类型发生了改变，而且基于性别角色的社会角色也发生了变化，其有了一份有报酬的工作，分担了丈夫或家庭"养家糊口"的责任。这样，这种社会角色与性别角色期待的不协调性反而会使男性更容易遭遇与"养家糊口"相关的角色紧张。

第二，社会角色与性别角色不协调的婚姻状态差异。上一节已经阐述婚姻与角色扮演之间的关系。由于已婚人群和未婚人群扮演的社会角色存在结构性差异，因而已婚人群和未婚人群也面临不同的社会角色与性别角色的约束结构。对于已婚人群而言，"妻子""丈夫""父亲""母亲"的角色赋予已婚者更多的家庭责任；而未婚人群由于没有这些与家庭相关的角色的束缚，在家庭责任负担上会与已婚人群存在很大的差异。尤其对于农民工而言，已婚人群更多的是出于"养家糊口"而到城市务工；而未婚者，特别是年轻的未婚者更多的是为了体验城市的生活。因而，伴随人口迁移而发生的社会角色与性别角色之间的不协调在农民工人群中还可能存在婚姻状态的差异。

第三，人口流动背景下已婚农民工的家庭角色约束的特殊性。西方对心理福利性别差异的研究强调两性社会角色扮演的差异导致已婚职业女性比已婚职业男性更容易遭遇家庭角色与职业角色的不协调性问题，特别是有学龄前儿童一块生活家庭中的职业女性，其心理福利最差。然而这些研究都以由夫妻与孩子构成的家庭为对象，未成年子女与父母一块生活，并由母亲来照顾。但在中国的社会情境中，两大社会文化与结构导致中国家庭与西方家庭存在差异。第一，中国的核心家庭依然存在很强的隔代支持，即祖父母对孙辈的照料。对留守儿童的研究发现，大多数已婚有子女的农民工将未成年小孩留在老家与祖父母或亲戚一块生活（王宗萍、段吕郭，2008；段成荣、杨舸，2008）。也就是说，对于绝大多数已婚农民工来说，外出务工使他们可以从传统的"父母－子女"的家庭结构中脱离出来，形成比较单一的夫妻结构。这种结构意味着虽然女性依然还是家庭的主要照料者，但由于没有小孩在身边，女性受到家庭角色的约束不会太多。第二，以户籍制度为核心的城乡二元社会结构使已婚农民工的流动出现夫妻共同流动和夫妻分开流动等多种流动形式，这导致不同流动形式下的男性农民工与女性农民工面临不同的家庭角色约束。具体而言，相对于夫妻共同流动，夫妻分开流动中的男性农民工可能需要独立扮演相应的家庭角色，而独立流动的女性农民工由于不需要照顾丈夫的生活反而减轻了家庭劳动负担。

（2）性别失衡对个体成婚机会的影响

性别失衡导致的婚姻挤压直接表现为个体的成婚机会状况。已有关于成婚机会的研究表明，个体的婚配机会受到个人的社会经济地位、性格、能力等因素的影响，婚姻市场的供求和可婚配对象的质量也是影响个体成婚机的重要因素。

第一，基于婚姻市场中数量供求结构失衡形成的婚姻挤压会导致部分人群感受到成婚困难。婚姻市场供求主要指根据性别、年龄结构等特征，未婚人群中可婚配人口的性别比，其中单身人口的性别比是一个重要的衡量指标（Crowder and Tolnay，2000）。大量经验研究证明，婚姻市场中可婚配人群的性别比和可婚配人口的质量对个体的成婚机会具有重要影响。Grossbard和 Amuedo-Dorantes（2005）发现在 20 世纪 60 年代美国部分女性遭遇一定程度的婚姻挤压，主要源于 20 世纪 40 年代美国也出现了性别失衡所导致的女性过剩和男性短缺问题，这批同队列出生的人口在 20 世纪 60 年代进入婚姻市场后，出现了较为严重的未婚成年男性短缺现象，从而致使女性遭遇婚姻挤压问题。Guzzo（2006）的一项研究发现性别比与结婚率有显著的正向关系，性别比越高，受婚姻挤压的人口越倾向于结婚。这说明性别失衡会加剧婚姻市场中择偶行为的竞争。

第二，基于婚姻市场中可婚配对象质量形成的供求结构失衡也会导致部分人群遭遇成婚困难。可婚配对象的质量，指的是人们在寻找配偶过程中也关注潜在配偶的身体特征和社会经济地位。经验研究表明，个体生物和社会特征对个体的择偶机会具有重要的影响。例如，Kalmijn（1993）对跨种族婚姻的研究发现，具有较高教育程度的黑人男性与受教育水平低的白人女性之间跨种族成婚的概率比较高。Fan 和 Li（2002）对中国农村女性婚姻迁移的研究也发现，部分来自落后地区的女性为了改善生活环境，大多会嫁给较为富裕流入地的那些在身体或经济上处于弱势的男性，以换取较好的区域环境。这说明婚姻中存在资源交换的关系。可婚配对象质量强调单身人群在婚姻市场中倾向于寻找与自己具有相似特征或在某些方面比自己好的配偶，本质上反映了婚姻中的资源交换关系。也就是说，在具体的婚姻市场中，婚姻市场供给对个体的成婚机会形成结构性的约束，而个体的生物和社会特征对个体择偶行为也会形成约束。

第三，婚姻市场数量供求的失衡不仅会给未婚男性带来严重的婚姻挤压问题，使其感受到成婚困难，还可能强化其成婚期望。自 20 世纪 80 年代以来，中国的出生人口性别比持续偏高，导致人口性别结构严重失衡并对成年男性形成婚姻挤压。自 2000 年开始中国就出现了严重的男性婚姻挤压问题，曾有人推算，2013 年之后每年的过剩男性人口达 10%，2015～2045 年可能达到 15%，平均每年约有 120 万名男性在婚姻市场上找不到初婚对象（李树茁等，2006）。如此严重的婚姻挤压必然会加剧婚姻市场中未婚男性成婚机会的竞争，导致部分未婚男性感受到成婚困难。与此同时，婚姻市场中成婚机会竞争的加剧和成婚困难的存在会导致部分未婚男性存在被迫失婚的风险，从而会增强未婚男性的成婚动机，进而强化其成婚期望。

第四，严重的婚姻挤压会表现为婚龄人群推迟成婚年龄和感受到婚姻的相对剥夺感。前文已经指出存在两种类型的婚姻挤压问题：一是婚姻市场中供求数量失衡导致的婚姻挤压；二是婚姻市场中基于可婚配对象质量形成的供求数量失衡而导致的婚姻挤压。无论是哪种类型的婚姻挤压，最终都会表现为个体被迫推迟初婚年龄甚至终身失婚。在性别失衡的背景下，人口学家多从宏观层面通过测量婚龄男性和女性人口的落差来测量婚姻挤压水平。但从微观的个体来看，性别失衡下的婚姻挤压最终需要通过个体追逐成婚机会过程中所呈现的一些主观和客观的特征来体现。从主观层面来看，其一，成婚困难是婚姻挤压的直接体现，在失衡的婚姻市场中，女性短缺和男性过剩会导致部分未婚男性因找不到成婚对象而感受到成婚困难；其二，剥夺感来源于横向与纵向的比较过程，在失衡的婚姻市场中，那些感受到成婚困难的失婚男性，还可能会感受到婚姻剥夺感。从客观层面来看，在普婚制的中国，婚姻挤压最终会通过个体被迫推迟初婚年龄来体现，因而未婚者所在的年龄层成为婚姻挤压的直接体现。

（3）婚姻市场结构影响的性别差异

两种婚姻市场结构均影响个体的成婚机会，这两种婚姻市场结构对个体成婚机会的影响存在性别差异。婚姻市场结构主要包括两个方面，即婚姻市场供求结构和婚姻市场中潜在可婚配对象的质量结构（刘利鸽，2012）。

婚姻市场供求结构强调婚姻市场的供求关系会影响男性与女性在婚姻市场中的权利关系和婚姻选择策略。婚姻市场供求结构指婚姻市场中基于年龄和性别要素形成的供求关系，其中失衡的供求关系会导致结构性婚姻挤压出现。该理论假定两性的成婚态度存在性别差异，其中男性期望建立不受约束的婚姻关系，而女性期望建立稳定、安全的婚姻关系。因而，在具体的婚姻选择过程中，男性的成婚态度更多地受到婚姻市场中性别比的影响，而女性的成婚态度更多地受到婚姻市场中潜在配偶质量的影响（Guttentag et al.，1983）。在性别失衡的背景下，当婚姻市场中女性过剩而男性短缺时，女性过剩形成了有利于男性的婚姻市场，进而减少男性的成婚动机，并促使其建立非婚姻的伴侣关系；当婚姻市场中出现男性过剩而女性短缺时，男性过剩形成了有利于女性的婚姻市场结构，导致男性遭遇结构性婚姻挤压问题，不仅可能提高女性在婚姻市场中的议价能力，而且可能增加男性的成婚动机。

与婚姻市场供求数量不同，婚姻市场质量强调潜在可婚配对象的生物属性和社会属性，即人们在婚姻市场中寻找潜在婚配对象时往往关注对方的社会与生物特征，这些特征包括个体的职业、收入、教育和健康等因素，其中女性更注重配偶的社会经济地位。婚姻选择受到物理空间、社会经济地位等因素的影响，即使婚姻市场中潜在可婚配对象的数量在性别上是平衡的，但由于同层或向上婚配的规律，也有一部分人群，特别是女性可能因为既定社会经济地位的可婚配对象数量存在性别失衡，且个体又不愿意降低对潜在配偶的条件要求，而遭遇非结构性婚姻挤压。美国的研究发现，自20世纪70年代以来，随着女性就业率上升，美国女性结婚率在一定程度上出现了下降，其中的关键原因不是婚姻市场中女性的过剩，而是婚姻市场中与其在社会经济地位上相匹配的男性短缺，女性很难找到与其在社会经济地位方面相匹配的伴侣，而女性又不愿意降低自己的期望值。这部分女性放弃了与比自己地位低的男性成婚的机会，从而导致了女性结婚率的下降（Lichter，LeClere and McLaughlin，1991；O'hare，1988；Wilson，2012）。

中国性别失衡使男性面临着结构性的婚姻挤压问题，增加了男性的成婚动机，增加其成婚期望。但在男性过剩的婚姻市场中，部分女性依然会在一定程度上面对婚姻市场中潜在配偶质量的短缺带来的婚姻挤压问题，即非结构性的婚姻挤压问题。在具体的婚姻选择过程中，每个人实际面对的是一个受到既定物理空间、社会经济地位和个人特征影响的地方婚姻市场。虽然在性别失衡的背景下，大部分地方婚姻市场中存在男性过剩的现象，但在社会经济地位上与未婚女性农民工相匹配的未婚男性农民工短缺，也可能导致女性农民工遭遇非结构性的婚姻挤压问题，部分女性农民工会不愿意降低自己对配偶的期望值而主动地放弃成婚的机会。虽然女性农民工面对与男性农民工不同的婚姻市场结构，但非结构性的婚姻挤压依然会影响女性农民工的心理失范。其一，社会特征上"男高女低"的婚配惯例，使年龄因素对女性的成婚机会具有明显的约束。由于男性倾向于找年龄比自己小的女性成婚，女性超过适婚年龄后依然没有成婚，也可能会面临一个失衡的地方婚姻市场。其二，"男高女低"的婚配惯例，也会使超过适婚年龄的女性面临更大的来自家庭与社区的压力。这些因素都可能导致部分女性农民工遭遇非结构性婚姻挤压方面的心理问题。

（4）人口流动与婚姻挤压

人口流动会加剧性别失衡对落后农村地区未婚男性的婚姻挤压。同层或向上婚配的规律，使女性对潜在配偶的生物和社会属性特别关注，女性倾向于通过婚姻上的空间迁移来提高她们的社会经济地位（Lavely，1991）。潜在配偶的属性，如地理位置、地区经济以及个人的社会经济地位都是影响个人是否婚配的重要因素（Fan，2000）。因而，在人口流动的背景下，农村女性会通过职业流动来实现婚姻迁移（Fan and Huang，1998）。对于沿海发达省份和城市地区而言，这些地区性别失衡形成的婚姻挤压问题会因为外来女性的流入而得到缓解和改善。但在婚姻梯度迁移机制作用下，女性到城市地区和沿海省份务工并通过婚姻迁移实现永久性迁移，导致男性过剩带来的婚姻挤压问题出现向贫困地区和贫困人群集中的趋势，使贫困农村的男性婚龄人口遭遇经济与择偶的双重弱势困境，成为中国人口性别失衡对婚姻影响的直接受害者（Skinner，2002）。

人口流动也会加剧未婚男性农民工的婚姻挤压问题。尽管部分研究认为人口流动导致了全国性婚姻市场的形成，扩大了未婚男性与未婚女性的婚姻市场。但是中国的父系家族制度和户籍制度从文化和制度层面对男性农民工与女性农民工形成了完全不同的迁移约束结构。第一，父系家族制度下的从夫居使女性通常会改变出生居住地，而男性并不太会改变其出生居住地（Davin，2005）；第二，父系家族制度下的财产继承制度，赋予男性而不是女性继承家庭土地与财产的合法性地位，使男性不容易改变其出生的居住地；第三，中国的户籍制度限制了人们的自由迁移（Chan and Zhang，1999），大多数农村居民被限定在户籍所在地；第四，在人口流动的背景下，虽然农村人口获得了一定的迁移自由，但他们并不能根据自己的意愿自由地改变户籍，不得不回流到户籍居住地。以上可以看出，父系家族制度下的从夫居和财产继承制度的安排形成了对男性农民工和女性农民工完全不同的约束结构。一方面，从夫居和财产继承制度使女性可以合法地通过地理空间的迁移改变其户籍居住地，部分女性农民工会借助于城市地区或沿海发达省份务工来实现长距离的婚姻迁移。与女性农民工不同的是，从夫居和财产继承制度限制了男性农民工自由迁移的空间，男性农民工较少改变其居住地。另一方面，户籍制度给男性农民工和女性农民工迁移带来的成本也是不同的。对于女性来说，虽然户籍制度限制其自由迁移和改变其户籍居住地，但女性往往可以通过婚姻迁移来打破户籍的约束。而对男性农民工而言，男性农民工并不容易通过婚姻迁移的方式改变户籍居住地，他们在城市地区和沿海发达省份地区务工的待遇与收入，也使得他们并不容易通过合法的途径获得流入地的户籍，从而导致绝大部分男性农民工最后不得不面对返乡的现实。因而，虽然流动扩大了农民工的婚姻市场，但户籍制度和父系家族制度不但没有使男性农民工在流入地的婚姻市场中获得更多的优势，反而可能使内陆的男性农民工因为女性农民工的婚姻迁移面对更为严峻的婚姻挤压问题。

（5）流动经历的影响

西方对移民的研究发现，移民在文化、心理和职业上存在一个再调整与适应的过程。在中国，由于以户籍制度为核心的城乡二元社会结构的长期存在，城市与乡村不仅在地理外貌、职业结构和权力关系上存在巨大的差异，而且在文化与社会制度上也存在巨大的差异。这些差异会导致农民工在以下几个方面出现适应性问题。

第一，文化的适应性问题。文化适应，指的是移民对迁入地的语言、着装、生活习惯、日常行为模式、价值观念和规范等方面的适应过程。对于农民工而言，进城务工不仅意味着物理空间的转变，还意味着文化空间的转变。在改革开放前，由于长期的城乡二元结构和户籍制度的实施，农村基本延续着几千年以来的农业生产模式，人们被限定在出生地不能自由流动，整个农村处于相对静止的状态。人们生活在熟人社会中，血缘关系和地缘关系成为人与人之间交往的主要纽带，每个人都以己为中心，根据关系亲疏紧密形成差序伦理（费孝通，2008）。然而，在与乡土文化对应的工业社会文化中，人们生活在科层制的社会里，业缘是人际交往的主要纽带，人与人之间通过规章、契约发生各种关联。因而，对于农民工而言，他们首先需要面对的是适应现代工业社会的文化。

第二，就业的稳定性问题。以户籍制度为核心的城乡二元社会结构实际上构建了城乡二元劳动力市场和城乡二元福利体系。一方面，很多城市以户籍为依据限定农民工进入某些行业和职业以保护本地市民的就业，这使得农民工被隔离在次要劳动力市场，面临着收入低、工作不稳定、工作条件差等问题；另一方面，由于户籍的原因，农民工不能平等地享受当地的医疗、教育、养老和就业等福利。这些都导致农民工被隔离在城市的社会和物理空间的边缘地带。因而，农民工在城市中的就业稳定性就成为影响其城市适应性的另一个重要的因素。稳定的职业有利于农民工较好地适应城市的工作和生活，也有利于农民工的身心健康；而不稳定的职业可能会使农民工面临生存压力，从而可能给其身心健康带来负面影响。

第三，分居的问题。由于户籍制度的排斥，农民工在城市还面临以下困境。其一，制度排斥下，农民工就业具有不稳定性，因而他们更多的是追随就业机会而流动，并根据就业来决定居住地，因而，他们的居住地也具有很大的流动性；其二，制度排斥下，农民工的子女很难在城市获得受教育机会，大多数已婚农民工家庭中的小孩留守在农村，这可能导致部分已婚农民工夫妻中的一方不得不留守在农村地区；其三，就业的不稳定性和收入低，使农民工在城市务工的收入很难支持整个家庭在城市的生活，从而导致部分农民工不得不接受个人与家庭分离的工作生活；其四，户籍制度的排斥导致农民工很难实现以家庭为单位的迁移。由于户籍制度的存在，农民工在务工过程中很难实现户籍的迁移。基于以上约束结构，在生存的理性驱动下，部分已婚农民工并不是夫妻双方一块流动，而且其中一方流动到城市，另一方留守在农村，或双方分别在不同的城市或地区务工。

第四，社会支持网络重构的问题。农民工到城市务工遭遇制度和人际关系的排斥已经得到了研究的证实（李强，1995；朱力，2001；王春光，2000）。关于社会网络的研究发现，农民工的社会关系网以初级网络为主（曹子玮，2003）。蔡禾、曹志刚（2009）认为，农民工通常存在集体外出的特性，这也使得他们在工作和生活中习惯依靠乡土社会网络。而乡土网络也有利于移民更好地适应迁入地的社会和生活，建立归宿感（周敏、林闽钢，2004）。亲属网络是农民工重要的乡土网络（李树茁、李卫东，2012）。另外，除了依靠乡土网络外，农民工流动到城市后在城市中再建构的社会关系有利于其更好地适应城市社会（曹子玮，2003），其中农民工在城市中的正式组织参与和社区活动参与是其社会支持的重要来源，正式组织参与和非正式的社区活动参与可以提高农民工的心理福利水平，降低其心理失范水平（李卫东、胡莹，2012）。

2. 概念模型的改进

暴露差异模式的心理失范性别差异分析框架和认知脆弱模式的心理失范性别差异分析框架主要是基于相对稳定的西方社会情境建立起来的。基于上一节关于农民工心理失范情境的论述，我们认为要研究中国社会转型下农民工心理失范的性别差异及其影响因素，必须考虑人口流动对农民工家庭角色、职业角色和家庭结构的影响，以及性别失衡带来的婚姻挤压对农民工成婚机会的影响。因此，本研究结合中国人口流动和性别失衡的情境对已有心理失范性别差异的分析进行改进，从以下几个方面建立农民工心理失范性别差异的概念模型。

第一，以暴露差异模式心理失范性别差异分析框架为基础，引入认知脆弱差异模式。暴露差异模式的心理失范性别差异分析框架强调两性社会角色扮演的性别差异，但并没有关注到两性社会化过程中压力感知和压力评估的性别差异，而认知脆弱模式的心理失范性别差异分析框架，在强调压力感知和压力评估的性别差异时，也没有关注到社会角色扮演性别差异的影响。因此，将这两个分析框架相结合，可以较为全面地反映心理失范性别差异的发生机制。根据脆弱性差异假设，两性压力评估和应对方式的性别差异主要受到三个方面因素的影响：一是男性与女性的应对资源存在差异，例如，男性比女性有更强的工作控制感（Cassidy and Davies，2003）；二是男性和女性对压力事件和应对资源的感知存在差异，例如，相对于男性，女性容易受到关系网络中发生的事件的影响（Kessler and McLeod，1984）；三是男性与女性应对压力的方式存在差异，例如，研究发现少年时期的女性更可能采用寻找社会支持的方式来应对压力，而男性更可能采用逃避型的方式来应对（Eschenbeck，Kohlmann and Lohaus，2007），也有研究发现女性倾向于采取沉思、自我取向的应对方式，而男性倾向于采用解决问题或转移注意力的应对方式（Broderick，1998）。也就是说个体对压力的评估和采用何种应对方式都受到个体所拥有的心理资源和社会资源的影响，男女两性压力评估与应对的差异在一定程度上也可能受到男女两性拥有的心理资源和社会资源在种类和数量上存在差异的影响。本书在暴露差异分析框架的基础上，通过引入社会资源和心理资源将暴露差异模式心理失范性别差异分析框架和认知脆弱模式心理失范性别差异分析框架结合。

第二，结合人口流动的情境，引入流动特征并修正家庭结构和社会经济地位变量。与西方稳定的社会结构不同的是，在中国城乡二元结构下，户籍制度导致农民工面临不稳定的社会结构。一方面，农民工由农村流动到城市，进入文化、生产与生活方式完全不同于农村的社会环境，首先需要应对的是适应城市的社会环境。农民工是否适应城市的文化、个体在流动过程中的就业状况以及流动经历都会影响农民工对城市的适应状况和在城市中发展，进而影响到农民工的心理失范和心理福利。因而，有必要将农民工在城市中的流动特征引入暴露差异模式的心理失范性别差异分析框架。另一方面，与西方社会稳定的家庭结构不同的是，在人口流动的背景下，农民工家庭结构变得更为多元，例如，存在夫妻与子女一块生活的家庭结构，也存在夫妻一方流动到城市的家庭结构，后者成为一种独立的家庭结构亚型。因而有必要修正一般意义上的家庭结构，引入流动后可能出现的家庭结构亚型。此外，在稳定的社会中，职业、教育和收入可以较好地反映个体在社会中的社会经济地位，但对于农民工而言，由于其职业的不稳定性，其从事的职业和获得的收入并不能完全反映其所处的社会经济地位，因而，也需要进一步修正和补充测量农民工社会经济地位的变量。

第三，结合人口流动的情境，将性别角色扮演和性别角色期待的协调性引入分析框架。暴露差异模式心理失范性别差异分析框架主要讨论的是在两性性别角色的社会分工中女性面临的职业角色和家庭角色的不协调问题，但较少涉及男性社会角色扮演与性别角色期待之间的关系。在人口流动背景下的中国，需要重新审视性别角色期待与社会角色扮演对农民工影响的性别差异问题。其一，流动带来的家庭结构亚型，如单身流动可能导致已婚男性需要承担的家务劳动增加了，已婚女性的家务分担减少了；其二，受性别角色期待的影响，男性依然承担"养家糊口"的责任，如果个体实际扮演的职业角色不能承担社会期待的"养家糊口"责任，个体就可能出现角色紧张等问题。到城市务工可能会导致男性遭遇"养家糊口"的角色与实际扮演的职业角色之间关系紧张，但女性并不面临"养家糊口"的角色期待，也不会遭遇与"养家糊口"角色相关的紧张。因而，有必要将性别角色期待与社会角色扮演之间的协调性引入分析框架。

第四，结合性别失衡的情境，引入婚姻挤压因素。已有的暴露差异模式心理失范性别差异分析框架主要关注了未婚男性与未婚女性社会角色扮演的类似性。但在性别失衡的背景下，还需要关注性别失衡带来的婚姻挤压问题。一方面，性别失衡会使未婚男性面临婚姻挤压问题；另一方面，婚姻挤压会形成有利于未婚女性的婚姻市场结构。在分析农民工心理失范性别差异时，需要考虑到婚姻挤压的影响。因而，有必要将婚姻挤压引入农民工心理失范性别差异的分析框架。

据此，本研究改进并建立了农民工心理失范性别差异概念模型，如图 3－5 所示。

二　分析框架的改进

本章在上一节农民工心理失范性别差异概念模型的基础上，结合中国社会转型下人口流动对农民工社会角色扮演的影响和性别失衡对农民工婚姻挤压的影响，对已有的分析框架进行改进，建立适用于不同婚姻状态下农民工心理失范性别差异的分析框架（见图 3－5）。

根据上文关于农民工心理失范发生情境的论述，我们知道已婚人群和未

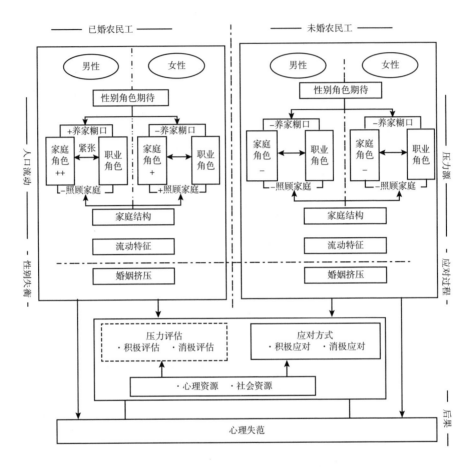

图 3 – 5　不同婚姻状态农民工心理失范的概念模型

注："＋"表示扮演一些角色；"＋＋"表示扮演了主要的角色；"－"表示没有或较少扮演相应的角色。

婚人群面临两个不同的约束结构：一是基于婚姻状态差异形成的不同社会角色结果。已婚人群和未婚人群扮演不同的家庭角色，这些角色扮演的差异也影响到未婚人群，并导致其面临不同的压力源。二是性别失衡下婚姻挤压的负面影响。虽然婚姻挤压也可能对已婚人群造成一定的负面影响，但未婚人群可能因为婚姻挤压而被迫推迟婚龄，甚至终身结不了婚。因而，婚姻挤压是未婚人群面对的主要压力源。在已有的心理失范性别差异分析框架的基础上，本章将分别建立适用于农民工人群、已婚农民工人群和未婚农民工人群心理失范性别差异的分析框架。

1. 农民工心理失范性别差异分析框架

图 3 - 6 左半部分是研究农民工心理失范性别差异的分析框架。该框架根据压力过程理论，将心理失范的发生过程分为三个环节，其中压力源包括压力事件和约束结构两类特征，压力应对过程包括个体应对压力的心理资源、应对方式和社会资源，最后是压力后果，即心理失范。

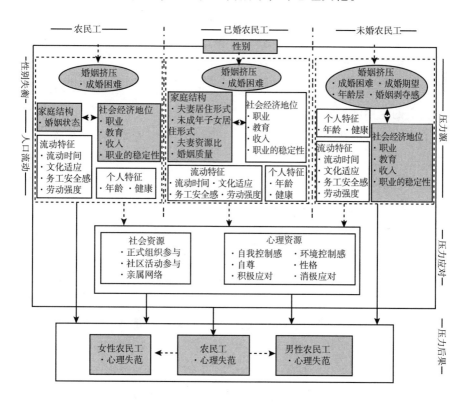

图 3 - 6　性别失衡背景下农民工心理失范性别差异的分析框架

针对农民工总群体改进后的框架引入了婚姻挤压特征和流动特征因素，并对与"养家糊口"角色相关的社会经济地位变量进行了补充。已有针对总人群心理失范性别差异的分析框架主要从婚姻状况、性别、社会经济地位、应对资源和个人特征来分析婚姻状况与社会经济地位对总人群心理失范影响的性别差异。但分析农民工心理失范性别差异时需要结合中国性别失衡和人口流动的具体情境。在性别失衡的背景下，婚姻挤压是农民工需要面对的社会结构，其中对于未婚人群而言，婚姻挤压会导致部分人群因不能正常地成婚而遭遇成婚困难；对于已婚人群而言，虽然其已经成婚，但在性别失衡的背景下，可能有一部分已婚人群曾经有过成婚困难的经历。因而，无论是正在遭遇成婚困难，还是曾经遭遇过成婚困难，成婚困难经历都是农民工总人群心理失范的重要影响因素。在人口流动的背景下，农民工流动到城市后，还存在一个适应城市的过程，其中个体的流动特征会影响个体具体的城市适应过程。因而，人口流动特征也是分析农民工心理失范性别差异需要考虑的结构性因素之一。

这里研究的是农民工整个群体，包括已婚人群和未婚人群，在变量选取方面需要考虑已婚农民工和未婚农民工的共同特征。就婚姻挤压的测量而言，前文的论述已经指出，在性别失衡的背景下，婚姻挤压在微观的个体身上表现为未婚者所感受到的成婚困难、成婚期望、被迫推迟初婚年龄和婚姻剥夺感。但与未婚者不同的是，一方面，虽然在 2000 年性别失衡已经导致了轻度的婚姻挤压问题，但较为严重的婚姻挤压在 2013 年才开始，据曾经的预测，2013 年之后的每年将有超过 120 万名初婚男性难以找到成婚对象（李树茁等，2006）。因而，对于已婚人群来说，他们所经历的结构性婚姻挤压程度较轻。与此同时，即使部分已婚者曾经遭遇过婚姻挤压困境，但成婚后就不再经历成婚困难，也不存在成婚期望、被迫推迟初婚年龄和婚姻剥夺感。另一方面，从测量的信度来看，由于成婚期望、婚姻剥夺感具有较强的主观性，测量已婚者曾经有过的成婚期望、婚姻剥夺感可能会在信度上存在瑕疵，而已婚者中被迫推迟初婚年龄的人群较少，受样本量的限制，也不太适用。因此，这里仅使用了是否曾经有过成婚困难经历这一最能体现婚姻挤压经历的变量来反映已婚人群曾经面对的婚姻市场结构。

就人口流动下流动特征的测量而言，前文对农民工流动到城市的适应性论述部分已经指出城市的适应性是农民工心理失范的重要影响因素，而农民工的流动特征又是农民工城市适应性的主要决定因素。受到以户籍制度为核心的城乡二元社会结构的影响，农民工群体被认为是存在于城乡之外的第三种社会结构。从文化的适应性来看，农民工流动到城市后存在一个适应城市社会的过程，但在这个过程中他可能会遭遇到城乡文化冲突带来的紧张，因而，文化的适应性情况对农民工心理失范具有重要的影响。从制度排斥的角度看，由于农民工没有流入地的户籍，也不能享受流入地在就业、教育、养老、医疗等方面的保障，因而，农民工在务工过程中会产生某种不确定性和不安全感。从工作强度来说，农民工主要在非正规的工作岗位上就业，其工作具有劳动强度大、工作环境差等缺点。因而，在测量农民工的流动特征时，本书采用了流动时间、文化适应、务工安全感、劳动强度变量。

在相对稳定的社会中，职业、教育、收入可以较为稳定地体现出个人在社会中的财富、声望、地位和个人"养家糊口"的能力。因而，社会经济地位是心理失范性别差异研究中最为常见的分析变量。然而，在人口流动的背景下，农民工从农村流动到城市，虽然他们的职业由务农转变为其他非农职业，但受到户籍制度的影响，他们不仅依然拥有农民的身份，而且在生产与生活的过程中不能享受城市居民的基本权利，只能在非正式的劳动力市场中，从事工资水平低、工作环境差和不稳定的工作。与此同时，中国高等教育扩招后，文凭在不断地贬值，教育失败率也越来越高（李春玲，2010），对于农村户籍的毕业生来说更是如此。仅用职业、教育和收入并不能完全反映出农民工群体真实的社会经济地位和"养家糊口"的能力。考虑到农民工具有较强的流动性和职业不稳定性特征，本书在职业、教育和收入的基础上增加了职业的稳定性，以测量农民工在城市务工中真实的社会经济地位。

对婚姻状态、婚姻挤压与心理失范性别效应（性别系数变化）关系的识别，主要分两步进行：第一步，关注性别、婚姻状态和成婚困难对农民工心理失范的直接影响，识别婚姻状态和成婚困难对性别效应的影响；第二步，分别关注婚姻状态和成婚困难对男性农民工与女性农民工心理失范的影响，比较其影响因素的性别差异。为了全面地衡量婚姻状态和成婚困难的影响，研究同时控制了压力源中的社会经济地位、流动特征、个人特征变量和压力应对中的心理资源、社会资源和应对方式。

该分析框架中，各要素包括因变量、自变量、控制变量及影响机制。

因变量。心理失范，由 MOS 失范短量表构成，主要测量在社会转型过程中农民工个人与社会的距离、个人与他人的隔离以及个人对自身的认同情况，既反映个人对社会失范的心理感知，也体现了社会失范对个体心理的消极影响。

自变量。自变量包括性别、婚姻状态和成婚困难。其中为了解释婚姻状态对心理失范性别效应的影响，在全模型的研究中婚姻状态被区分为已婚和未婚两类；但在分性别的研究中，婚姻状态被划分为已婚、适龄未婚和大龄未婚三类以便测量婚姻挤压的影响。

控制变量。控制变量包括四类：个人特征变量，主要包括健康和年龄等；流动特征变量，主要包括流动时间、文化适应、务工安全感和劳动强度；社会经济地位变量，主要包括职业、教育、收入和职业的稳定性；社会资源变量，包括正式组织参与、社区活动参与和亲属网络；心理资源变量，主要包括自我控制感、环境控制感、性格、自尊、积极应对和消极应对。

2. 已婚农民工心理失范性别差异分析框架

图 3-6 中间部分是已婚农民工心理失范性别差异的分析框架。该框架以压力过程分析框架为基础，从性别失衡和人口流动的视角，揭示社会转型下人口流动对已婚农民工家庭角色和社会职业角色扮演的影响以及性别失衡带来的婚姻挤压对男性农民工与女性农民工心理失范产生的不同影响。

在已有分析框架基础上，针对已婚农民工人群的分析框架引入婚姻挤压特征、流动特征、职业的稳定性和夫妻资源比、夫妻居住形式等因素。

前文已经介绍了引入成婚困难来分析性别失衡下的婚姻挤压对已婚农民工心理失范的影响机制，这里就不再赘述。人口流动对农民工社会角色扮演的影响是双重的。

从人口流动对社会角色扮演的影响来看，一方面，人口流动也可能改变传统的社会角色在性别间的分配。如果在传统的农村社会中，女性更多扮演家庭内的社会角色，而男性更多扮演家庭外的社会角色，那么在人口流动的背景下，到城市务工的女性农民工已经逐渐从传统的社会角色中解放出来，她们有更多选择不同社会角色的机会，大大缩小了与男性所扮演的社会角色间的差距。另一方面，流动使女性也获得了职业角色，获得了一份工作，从而可能改变已婚农民工家庭中的夫妻资源关系。

从人口流动对家庭结构和家庭角色扮演的影响来看，在中国，农民工的流动很少以家庭为单位，通常是成年劳动力单独或夫妻、姐妹、兄弟结伴外出务工，这种外出务工的形式具有两个方面的影响。一方面，流动可能有助于减轻女性的家庭负担。伴随人口流动，女性从传统的农村流动到城市，这也意味着女性从传统的家务活动中解脱出来，从而减轻了家务劳动负担。另一方面，中国农民工存在多种流动形式，不同的流动形式会形成不同的家庭结构和家务劳动分担模式，因而基于流动形成的夫妻居住形式和未成年子女居住形式会影响夫妻家务劳动分担的情况；其中，与未成年子女一块生活可能会增加已婚者的家务负担，而对于独自流动的已婚男性农民工而言，由于没有妻子分担家务，独自流动也会增加其家务劳动的负担。

从人口流动下个体扮演的社会角色与性别角色期待之间的协调性来看，一方面，人口流动可能会缓解已婚女性农民工遭遇的家庭角色和职业角色之间的不协调性问题。第一，相对于流动前，已婚女性农民工流动到城市后获得了职业角色，这有利于提高女性的家庭地位和自我效能感；第二，从农村流动到城市，使已婚女性从大家庭中脱离出来，反而减轻了其家务劳动的负担。另一方面，人口流动可能会增加已婚男性农民工职业角色与性别角色期待之间的不协调性。人口流动可能在一定程度上缩小了农民工群体社会角色间的性别差异，但由于文化变迁的滞后性，两性间性别角色期待的差异并不会同步缩小，社会对男性在家庭中的角色期待依然是"养家糊口"，对女性在家庭中的角色期待依然是"照看家庭"。这种社会角色与性别角色期待的不协调性反而会使男性更容易遭遇与"养家糊口"相关的角色紧张。

基于以上人口流动对已婚农民工家庭结构和社会角色结构的影响，本书从居住结构、夫妻权力结构和夫妻情感结构三个维度对已婚农民工家庭结构相关特征进行了测量，具体包括以下几个变量：夫妻居住形式、未成年子女居住形式、婚姻质量和夫妻资源比。已有西方的研究通常采用婚姻变量来测量家庭责任，婚姻所能测量的是社会对已婚者扮演既定角色的期待或社会文化定义的角色。但在人口流动的背景下，由于已婚农民工具有不同的流动模式，这些具有差异性的流动模式也会带来不同的家务劳动分担模式，因此，本书采用了夫妻居住形式和未成年子女居住形式来测量已婚农民工家庭中家务劳动分担情况。流动除了可能改变已婚农民工家庭中家务劳动分担情况外，还可能改变夫妻资源关系，农民工流动到城市，可能会增加已婚男性在家庭中的资源比重，也可能会增加女性在家庭中的资源比重，因而，本书采用夫妻资源比来测量人口流动对已婚农民工家庭中夫妻权力关系的影响。流动改变了部分家庭中夫妻的居住形式和夫妻资源比，这也可能影响夫妻之间的情感和婚姻质量，因而，本书采用婚姻质量来测量人口流动后农民工夫妻的情感。

"养家糊口"相关的角色测量。前文已经论述过，伴随流动的过程，女性农民工也获得了职业角色，从而可能改变男性扮演的"养家糊口"传统角色，但社会对男性与女性的性别角色期待相对稳定，对男性依然期待其扮演"养家糊口"的角色，因而，人口流动带来的两性之间的职业角色趋同化可能会导致与"养家糊口"相关的角色对男性农民工与女性农民工形成不同的影响，其中职业、教育和收入是重要的与"养家糊口"相关的角色与特征。本研究在职业、教育和收入的基础上加入了职业的稳定性来综合测量农民工"养家糊口"角色的实际扮演情况。

流动特征变量的测量与农民工心理失范性别差异分析框架中的流动特征一致。

对家庭结构和与"养家糊口"角色相关的社会经济地位与心理失范的性别效应关系的识别，主要分两步进行：第一步，关注性别、家庭结构和与"养家糊口"角色相关的社会经济地位对已婚农民工心理失范的直接影响，识别家庭结构和与"养家糊口"角色相关的社会经济地位对性别效应的影响；第二步，分别关注家庭结构和"养家糊口"角色相关的社会经济地位对已婚男性农民工和已婚女性农民工心理失范的影响，比较其影响因素的性别差异。为了全面地衡量家庭结构和与"养家糊口"相关角色的影响，本研究同时控制了压力源中的流动特征、个人特征变量和压力应对中的心理资源、社会资源和应对方式。

分析框架中具体包括因变量、自变量和控制变量。

因变量。心理失范与农民工心理失范分析框架中心理失范的定义一致。

自变量。自变量包括两类，一类是家庭结构变量，具体包括婚姻质量、夫妻居住形式、未成年子女居住形式和夫妻资源比；另一类是与"养家糊口"角色相关的变量，具体包括职业、收入、教育和职业的稳定性。

控制变量。这里的控制变量与农民工心理失范分析框架中控制变量的定义一致。

3. 未婚农民工心理失范性别差异分析框架

图 3-6 右半部分是未婚农民工心理失范性别差异的分析框架。该框架也是基于压力过程的分析框架，分别从人口流动和性别失衡的视角，揭示人口流动对未婚农民工社会角色扮演的影响和性别失衡下的婚姻挤压对未婚男性农民工与未婚女性农民工心理失范产生的不同影响。

针对未婚农民工群体，改进后的框架引入了婚姻挤压特征、流动特征和职业的稳定性。西方关于未婚人群心理失范性别差异的分析框架，主要从性别、与"养家糊口"角色相关的社会经济地位、应对资源和个人特征来分析未婚人群心理失范是否存在性别差异，以及未婚者心理失范的影响因素是否存在性别差异。这些研究普遍认为未婚者所扮演的社会角色类似，其所具有的心理状况也会相似。但在性别失衡的背景下，未婚男性农民工和未婚女性农民工面对不同的婚姻市场结构，导致其心理失范也存在性别差异。

从性别失衡的影响来看，一方面，性别失衡带来的男性过剩和女性短缺，导致男性遭遇结构性的婚姻挤压问题，从而导致这部分被挤压的未婚男性可能遭遇成婚困难，也可能导致其感受到婚姻剥夺感。另一方面，婚姻市场中女性处于短缺状态也可能增加男性的成婚动机，因而，性别失衡可能会提高男性的成婚期望。而婚姻挤压又会通过个体超过适婚年龄还不能正常成婚表现出来。对于女性而言，虽然并不面临结构性婚姻挤压问题，但女性更看重配偶的质量，当婚姻市场中与其在社会经济地位上相匹配的男性短缺时，其很难找到在社会经济地位方面理想的伴侣，而女性又不愿意降低自己的期望，在一定程度上也会导致其遭遇非结构性婚姻挤压问题，并可能主动放弃成婚机会而失婚。因而，本书通过以下变量来测量婚姻挤压：年龄层、成婚困难、成婚期望和婚姻剥夺感。

从人口流动的视角来看，一方面，未婚女性农民工和未婚男性农民工流动到城市，他们都获得了类似的社会角色，如职业角色。其中教育、现有职业和收入对其未来职业获取具有重要的影响。另一方面，在性别失衡的背景下，婚姻挤压也可能会加剧未婚农民工社会经济地位的竞争。社会经济地位是女性重要的择偶条件，婚姻市场中女性短缺不仅会导致未婚男性成婚机会竞争加剧，而且会加剧未婚男性农民工之间社会经济地位的竞争。因而，社会经济地位可能会对未婚男性农民工心理失范产生负面的影响。

流动特征和社会经济地位的测量与农民工总样本分析框架中的操作化一致。

对婚姻挤压和社会经济地位与心理失范性别效应的关系及这些因素对未婚农民工心理失范影响的性别差异的研究主要分两步进行，首先是关注性别、婚姻挤压和与"养家糊口"角色相关的社会经济地位对未婚农民工心理失范的直接影响，识别婚姻挤压和社会经济地位对性别效应的影响；然后分别关注婚姻挤压和社会经济地位对未婚男性农民工与未婚女性农民工心理失范的影响，比较其影响的性别差异。为了全面地衡量婚姻挤压和社会经济地位的影响，研究同时控制了压力源中的社会经济地位、流动特征、个人特征变量和压力应对中的心理资源、社会资源和应对方式。

分析框架中具体包括因变量、自变量和控制变量。

因变量。心理失范与农民工心理失范分析框架中心理失范的定义一致。

自变量。自变量包括两类，一类是与婚姻挤压相关的变量，具体包括年龄层、成婚困难、成婚期望和婚姻剥夺感；另一类是与"养家糊口"角色相关的社会经济地位变量，具体包括职业、收入、教育和职业的稳定性。

控制变量。控制变量与农民工心理失范分析框架中控制变量的定义一致。

第三节　分析框架的验证思路

分析框架指出了不同婚姻状态下农民工心理失范性别差异发生的原因、机制及影响因素的主要指标。本节将对该框架的验证思路进行简要的介绍。

根据分析框架，农民工心理失范的性别差异作用机制表现为以下几个方面：①婚姻状况与个体所具有的身份与角色相关联，在不同的婚姻状态下个体扮演不同的社会角色，因而，婚姻状态的差异也意味着个体面对不同的社会角色结构；②在性别失衡的背景下，男性过剩、女性短缺的婚姻市场会给未婚农民工带来婚姻挤压问题，而已婚人群并不受到婚姻市场结构的影响，因而婚姻市场结构对已婚人群和未婚人群可能具有不同的影响；③既然已婚农民工和未婚农民工不仅面临不同的婚姻市场结构，而且扮演不同的社会角色，那么婚姻状态和婚姻挤压就可能会影响农民工心理失范的性别差异；④人口流动可能会形成有利于已婚女性农民工的社会角色结构，从而缩小两性之间的社会角色差距，但由于社会对已婚男性和已婚女性具有不同的社会角色期待，因而两性社会角色差距的缩小可能对已婚男性农民工和已婚女性农民工具有不同的影响；⑤中国性别失衡下的男性过剩和女性短缺导致了男性的婚姻挤压问题，因而婚姻市场结构的影响有可能存在性别差异。

基于以上的关系，本书分婚姻状态分别提出研究假设。第一，分析农民工总群体心理失范的性别差异及影响心理失范性别效应（性别系数的变化）的决定因素。具体包括识别农民工的心理失范是否存在性别差异，婚姻状态和婚姻挤压是不是农民工心理失范性别效应的主要影响因素，以及婚姻状态、婚姻挤压和社会经济地位对农民工心理失范的影响是否存在性别差异。第二，分婚姻状态分别关注已婚人群和未婚人群心理失范的性别差异及其影响因素的性别差异。具体包括：从已婚农民工群体来看，主要关注已婚农民工心理失范是否存在性别差异，以及婚姻挤压、家庭结构和与"养家糊口"角色相关的社会经济地位对已婚农民工心理失范的影响是否存在性别差异。从未婚农民工群体来看，主要关注未婚农民工心理失范是否存在性别差异，婚姻挤压是不是未婚农民工心理失范性别效应的主要影响因素，以及婚姻挤压和社会经济地位对未婚农民工心理失范的影响是否存在性别差异。

第四节　小结

在第二章文献综述的基础上，本章首先总结了心理失范发生机制的一般概念模型。该概念模型由压力源、压力应对和压力后果三个环节构成。其中压力源包括压力事件和约束结构两大类导致压力产生的因素，压力应对则是个体利用心理资源和社会资源应对压力源带来压力的过程；压力后果就是压力应对的结果。在该模型的基础上，本章分别引入性别的视角和婚姻的视角，总结心理失范性别差异的两种发生机制，以及不同婚姻状态下个体心理失范的发生机制，为建立农民工心理失范性别差异及其影响因素性别差异的分析框架奠定了基础。

在心理失范性别差异发生机制的概念模型基础上，本章又分别引入人口流动和性别失衡的视角，并结合人口流动对男性农民工与女性农民工职业角色与家庭角色扮演，以及性别失衡对男性农民工与女性农民工成婚机会的影响，改进了农民工心理失范性别差异的概念模型，并在此基础上分别建立了农民工总群体、已婚农民工群体和未婚农民工群体的分析框架。根据建立的分析框架分别提出了农民工心理失范性别差异及影响因素的验证思路：一是根据农民工心理失范性别差异的分析框架，主要分析农民工心理失范是否存在性别差异，以及婚姻状态与成婚困难对农民工心理失范性别效应（性别系数变化情况）的影响；二是根据已婚农民工心理失范性别差异的分析框架，主要分析已婚农民工心理失范是否存在性别差异，家庭结构和社会经济地位对已婚农民工心理失范影响的性别效应，以及这些因素对已婚农民工心理失范影响是否存在性别差异；三是根据未婚农民工心理失范性别差异的分析框架，主要分析未婚农民工的心理失范是否存在性别差异，婚姻挤压和社会经济地位对心理失范性别效应的影响，以及这些因素对未婚农民工心理失范的影响是否存在性别差异。

第四章 农民工心理失范的性别差异研究

在第三章农民工心理失范分析框架的基础上，本章主要结合农民工所处的具体情境，使用经验数据对农民工心理失范的性别差异、性别差异的决定因素以及心理失范影响因素的性别差异进行检验，以判断在人口流动和性别失衡背景下，农民工的心理失范是否存在性别差异。如果农民工的心理失范存在性别差异，这种性别差异是否由婚姻状态和成婚困难决定，婚姻状态、成婚困难和社会经济地位对农民工心理失范的影响是否存在性别差异。为了实现这个研究目标，本章首先对农民工全样本主要变量的分性别描述统计信息进行比较；其次，采用嵌套模型对全样本建立回归模型，检验性别差异的效应以及性别差异效应的决定因素；最后，分性别建立回归模型识别农民工心理失范影响因素的性别差异。

第一节 研究目标及研究假设

一 研究目标

健康的性别差异一直是社会分层研究和性别分层研究的一个重要主题。已有关于心理失范和心理福利的研究主要是围绕西方社会转型与性别平等的命题展开的（Srole and Fischer，1975）。这些研究普遍从角色的视角，强调社会转型期下社会角色在两性间的不平等分配对两性心理福利的影响。一方面，这些研究假定工业化扩大了两类角色价值的差异性，即家庭内部角色的价值与回报要低于家庭外部社会角色的价值与回报；另一方面，假定社会对男性与女性的角色期待存在差异，即社会对女性扮演家庭内部角色的期待要高于男性。由于婚姻是个人获取社会角色与家庭角色的关键联结点，因而，西方学者通常将已婚人群和未婚人群分开独立研究其心理福利和心理失范问题。

西方关于心理福利性别差异的研究，通常将婚姻状态作为不同人群社会角色与性别角色分类的重要指标。其中已婚与未婚分别代表两种不同的角色结构丛，并对男性与女性形成不同的结构约束。就已婚人群而言，已婚意味着"丈夫"与"父亲"、"妻子"与"母亲"等角色的结合。因而，西方的研究强调工业化转型过程中主要存在两类性别分工，一是女性在家里照顾家庭和孩子，男性外出工作养家；二是男性与女性都外出工作。对于前者而言，家庭内外角色价值与回报的差异导致家庭主妇的心理福利不如男性；就后者而言，由于社会对女性在家庭中的角色期待更高，外出务工的女性面对更高的角色冲突和角色紧张（Reskin and Coverman, 1985）。这些都是已婚女性的心理福利比已婚男性差的重要原因。就未婚人群而言，西方的研究强调，未婚男性与未婚女性的社会角色相似，他们的心理福利也比较接近。总之，已有关于西方心理福利的研究表明，婚姻状态是社会成员心理福利差异的重要调节因素。

虽然心理福利不平等的研究也逐渐成为中国社会学者关注的焦点之一，如赵延东（2008）研究了社会网络与生理健康和心理健康之间的关系，王甫勤（2012）研究了社会经济地位与健康的不平等关系，但这些研究并没有专门探讨心理失范的性别差异，所得结论也仅针对大众群体。而另一项针对流动人群的研究则发现，相对于女性而言，已婚男性更容易出现心理问题（何雪松、黄富强、曾守锤，2010）。西安交通大学人口与发展研究所对性别失衡背景下农民工婚姻与健康的系列研究也发现，在性别失衡背景下，男性农民工的心理失范要比女性农民工严重（李卫东、李树苗、费尔德曼，2013），农村大龄未婚男性会遭遇严重的心理压力（李艳、李树苗、彭邕，2009），并可能导致严重的心理失范（韦艳、李静、李卫东，2012）。尽管国内对流动人口和性别失衡做了大量的研究，并涉及各个领域，但对性别失衡背景下农民工心理失范不平等的研究并没有得到应有的关注。

对于中国而言，虽然婚姻状态也影响着个体社会角色的扮演状况，但与西方不同的是，中国的人口流动和性别失衡对不同婚姻状态下的人群形成了新的结构约束。从人口流动的影响来看，人口流动对两性社会角色的获得和不同婚姻状态人群的角色压力具有不同的影响。就性别而言，人口流动可能有利于女性的社会角色获得，增加男性的角色责任。虽然传统的中国社会也遵循着"男主外、女主内"的性别分工，但工业化的过程也使个体面临家庭角色的回报逐渐下降、社会角色的回报则逐渐上升的问题。中国社会正处于转型阶段，受人口流动和户籍制度的双重影响，农民工往返于城乡，传统与现代的不断转换使其社会角色和性别角色更为复杂。一方面，城乡流动为男女农民工带来了更多的选择社会角色的机会；另一方面，农民工群体依然带有传统性别角色的烙印，男性依然是"养家糊口"的主要责任人，流动对男性的影响可能要大于女性。就婚姻状态而言，人口流动给已婚人群带来了更大的角色压力。相对于未婚者，已婚者可能同时拥有"丈夫"或"妻子"、"父亲"或"母亲"等身份角色，因而也承担了更多的家庭责任，面对更大的负担。

从性别失衡的影响来看，性别失衡对不同性别和不同婚姻状态下农民工的影响有所不同。从性别的角度来看，性别失衡对男性的负面影响大于女性。中国的性别失衡表现为男性过剩与女性短缺，男性与女性面临完全不同的婚姻市场，其中男性容易遭遇与结构性婚姻挤压相关的问题，但男性的过剩会形成有利于女性的婚姻市场，从而可能提升女性在婚姻市场中的地位。从婚姻状态的角度来看，在人口流动和性别失衡的背景下，性别失衡导致的婚姻挤压对未婚人群会产生直接且重要的影响。婚姻市场中男性过剩和女性短缺会使未婚男性面临与未婚女性完全不同的成婚机会结构。一方面，性别失衡带来的男性过剩会导致部分男性遭遇婚姻挤压问题，加剧未婚男性之间成婚机会的竞争；另一方面，伴随单身女性到城市务工，越来越多的未婚女性农民工选择了嫁入流入地，进一步加剧了未婚男性农民工的婚姻挤压程度。因此，要理解当前农民工的心理失范，需要深入考察人口流动对农民工群体社会角色分配和扮演的影响以及性别失衡带来的婚姻挤压对未婚农民工成婚机会的影响。

本章旨在从总体上考察性别失衡下处于流动状态的农民工心理失范性别差异、心理失范性别效应（性别系数变化）的重要影响因素，以及心理失范影响因素的性别差异。具体而言，本章将在第三章的分析框架基础上，进一步细化性别失衡背景下农民工心理失范的分析框架，并在此基础上建立回归模型，以回答以下几个问题。

第一，性别失衡背景下农民工人群心理失范是否存在性别差异？

第二，婚姻状态和婚姻挤压是不是农民工心理失范性别效应的重要影响因素？

第三，婚姻状态、婚姻挤压以及与"养家糊口"角色相关的社会经济地位对农民工心理失范的影响是否存在性别差异？

二 研究假设

1. 农民工心理失范的性别差异检验

暴露差异假设是解释心理失范性别差异的重要理论机制。在暴露差异假设中，角色扮演的性别差异是心理失范最重要的影响因素。已有关于西方心理失范的研究普遍认为社会角色分工使女性处于不利的角色结构之中，这是女性心理失范水平高于男性的关键原因。但是这些研究是在相对比较稳定的社会环境下进行的。对于当下的中国农民工人群而言，他们面对的是另一种社会环境。从人口流动下农民工社会角色扮演的变化来看，第一，人口流动缩小了农民工群体中社会角色扮演的性别差异。中国的改革开放始于对劳动密集型产业的引进，这些产业对劳动力的人力资本要求较低，有利于女性就业。如果说流动前，农民主要根据"男主外、女主内"的分工扮演社会角色，那么流动后，进入城市的女性农民工获得了一份新工作，传统的性别角色分工逐渐瓦解。相对于流动前，她们选择其他社会角色的机会增多，缩小了与男性社会角色的差距。第二，男女性别角色差异的相对稳定性对男性农民工在家庭中的权威提出了挑战。一方面，社会转型促发的人口流动，使农民工群体两性间的社会角色趋同，但由于文化变迁的滞后性，性别角色差异并不会随之趋同；另一方面，女性农民工对家庭经济贡献的增加会挑战男性在家庭中的角色地位。

从性别失衡下婚姻挤压的性别差异来看，曾有人预测，中国的性别失衡将导致2013年之后平均每年大约有120万名男性在婚姻市场上找不到初婚对象（李树茁等，2006）。中国是一个普婚制国家，在性别失衡的背景下，婚姻市场的供求失衡不仅会直接导致严重的婚姻挤压，而且会影响可婚配对象匹配的质量，从而会进一步增加底层未婚男性获得成婚机会的难度。因而，对于未婚男性农民工而言，只要进入婚姻市场，一部分人就可能会遭遇婚姻挤压。婚姻市场中的男性过剩和女性短缺会形成有利于女性的婚姻市场结构，提高女性在婚姻市场中的议价能力，从而可能会对男性与女性在婚姻市场中的自我效能感产生影响，提高女性的自我效能感和心理满意度，但可能会加剧男性的心理失范。基于以上因素，我们提出假设 4 - 1。

假设 4 - 1：在农民工群体中男性的心理失范比女性严重。

2. 农民工心理失范性别效应（性别系数变化）的决定因素检验

婚姻状态与个体社会角色扮演和面临的角色结构约束具有重要的关联。根据生命历程理论，个体的人生过程是从一个时期迈向另一个时期的过程，其中每一个时期个体都会扮演一些不同的角色，执行不同的责任，而不同时期之间的转换，会给个体带来一些情境性问题，其中一系列的生命事件构成了人生各个时期的重要连接点。成婚是人生重要的生命事件，成婚意味着人生转入一个新的时期，个体开始扮演一些新的角色，如"妻子""丈夫""父亲""母亲"的角色。因而，已婚和未婚也意味着个体将扮演不同的社会和家庭角色，承担不同的社会和家庭责任。这种基于婚姻状态形成的角色结构和角色责任差异，也可能导致不同婚姻状态下的个体面临不同的角色压力和紧张，进而导致其出现不同程度的心理失范问题。据此我们提出假设 4 - 2。

假设 4 - 2：婚姻状态是农民工心理失范性别差异的重要决定因素。

已有的研究表明，个体的成婚机会受到婚姻市场中可婚配对象供求和可婚配对象质量影响（Guttentag and Secord, 1983）。对于当前中国而言，性别失衡导致婚姻市场中男性大量过剩和女性数量短缺，进而导致一部分男性面临结构性的婚姻挤压问题。虽然部分女性也可能因为可婚配对象质量等而感到成婚困难，但是女性并不会面临婚姻市场中男性短缺带来的结构性婚姻挤压问题。因此，结构性婚姻挤压对心理失范的影响与婚姻市场中的性别结构相关。据此，我们提出假设 4 - 3。

假设 4 - 3：婚姻挤压是农民工心理失范性别差异的重要决定因素。

3. 农民工心理失范影响因素的性别差异检验

未婚人群扮演的社会角色与已婚人群不同，未婚可能会产生既定的问题情境。如果个体未能在适当的时间里从未婚转变为已婚，个体就会遭遇成婚困难。中国的性别失衡导致过剩的男性在婚姻市场中无法找到合适的婚配对象，这使未婚有了新内涵（李卫东、李树茁、费尔德曼，2013）。未婚不仅意味着缺少家庭的支持，而且预示着一部分大龄未婚男性可能被迫终身失婚，成为性别失衡的直接受害者（Skinner，2002）。据此，我们提出假设4-4。

假设4-4：婚姻状态对男性农民工心理失范的影响要比女性农民工显著。

在性别失衡的背景下，农民工面临的婚姻市场存在性别差异。对于男性农民工而言，特别是未婚男性，其面对的是一个女性短缺的婚姻市场，女性短缺不仅会导致部分未婚男性面临被迫终身失婚的风险，而且会加剧未婚男性成婚机会的竞争。因而，性别失衡会对男性，特别是未婚男性形成严重的约束。对于女性农民工而言，女性面对的是男性过剩的婚姻市场，女性并不面临结构性的婚姻挤压问题，因而，结构性婚姻挤压并不会对女性的心理健康产生负面的影响。据此，我们提出假设4-5。

假设4-5：婚姻挤压对男性农民工心理失范的影响比女性农民工显著。

在人口流动的背景下，男性从农村流动到城市，虽然男性改变了职业类型，但基于性别角色分工，社会对男性"养家糊口"的角色期待并没有减少，这种社会角色与性别角色期待的不协调反而会使男性容易遭遇与"养家糊口"相关的角色紧张（Kessler and McLeod，1984）。对于女性而言，相对于流动前，流动到城市的女性打破了部分家庭角色的束缚，其面临的社会角色与性别角色期待间的不协调要少很多。因而，在农民工群体中，可能影响"养家糊口"角色期待实现的相关角色和特征对不同性别的影响也是不同的。教育水平、职业类型、收入等与社会经济地位相关的因素对农民工实现"养家糊口"的角色期待具有重要影响。由于男性承担着"养家糊口"的首要责任，所以在遭遇困难时男性面临的压力会更大，因而，男性对与"养家糊口"相关的角色影响的反应可能会与女性不同。据此我们提出假设4-6。

假设4-6：与"养家糊口"角色相关的社会经济地位对男性农民工心理失范的负面影响要比女性农民工显著。

第二节　研究方法

一　数据

本章使用西安交通大学人口与发展研究所于 2009 年 11 月在福建省 X 市实施的农民工调查数据。数据收集方法在第一章已经介绍过，本章就样本情况进行简单介绍。本章分析农民工总体的心理失范性别差异问题，在回归分析中，采用全样本数据，同时删除存在缺失值的样本，最后得到有效样本1142 个，其中男性样本 661 个，女性样本 481 个。

二　变量

（1）因变量

心理失范：中国社会转型带来的人口流动潮使得流动人群无论是在群体归属上，还是在文化归属上都属于边际人，流动人群普遍存在与主流社会既接近又疏离的矛盾心理。边际人游离于不同群体之间，传统的习惯逐渐弱化甚至瓦解，而新的习惯还没形成，在这个过程中，个体容易出现失范与疏离的心理（Park，1928）。过去大多数研究采用索罗尔的失范量表来测量心理失范（Rhodes，1964），但是该量表不仅缺乏外部效度，而且在测量上也存在不足（Travis，1993）。索罗尔量表主要是测量普通意义上的自我与他人、自我与社会在心理上的疏离（Srole，1956），不仅没有很好地揭示一些亚群体具有的态度、价值和信仰，而且在索罗尔的研究中，边际性与心理失范并不存在一致性（Travis，1993）。MOS 失范（异化）量表就是在索罗尔失范量表的基础上，通过克服索罗尔失范量表在方法论上的不足，在边际性概念的基础上融合失范与隔离这两大理论而建立的一套测量失范（异化）的新量表，其信度和效度都要好于索罗尔的失范量表[1]。

本章采用 MOS 失范短量表，该量表是在边际性概念的基础上融合失范与隔离这两个理论而建立的一套新量表，采用 5 级量度，从"非常不同意"到"非常同意"的五个选项分别赋值为 1~5，然后将各题项得分加总，得

---

[1]　Orru M.，*Anomie：history and meanings*（Allen & Unwin Boston，1987）。

分越高，代表心理失范越严重，具体见表4－1。

该量表符合中国社会转型过程中人口流动背景下的社会情境，其信度也较高，内部一致性达到0.89，见表4－2。

表4－1 心理失范量表

测量题目	赋值
1. 最近我觉得很孤单	1～5
2. 我经常觉得自己被别人看不起	1～5
3. 我找不到真正关心我的人	1～5
4. 我不愿意被社会的各种规则所约束	1～5
5. 这段时间我很难分清是非	1～5
6. 我觉得自己最近一切都很顺利	1～5
7. 我希望自己是重要的人	1～5

表4－2 心理失范的信度、均值和标准差

维度	信度	均值	标准差
心理失范	0.89	17.32	5.62

注：剔除缺失值后的计算结果。

（2）自变量

性别：模型中性别是虚拟变量（男性＝1）。

家庭结构：这里主要通过婚姻状态来反映家庭结构。以前的研究多将婚姻状态划分为已婚和未婚，但在性别失衡背景下，未婚人群中存在一定比例的被迫失婚或成婚困难者，这些人的年龄往往已超过正常结婚年龄，但其依然处于未婚状态，因此，本章将婚姻状况分成两类，一类为"已婚＝0""未婚＝1"；另一类为"适龄未婚＝1""大龄未婚＝2""已婚＝3"，其中根据已有研究，将男性年龄大于27周岁、女性年龄大于25周岁且未婚定义为大龄未婚，将男性年龄在16～27周岁、女性年龄在16～25周岁但未婚定义为适龄未婚。

婚姻挤压：婚姻挤压往往需要通过个体感受到的成婚困难来体现。本章通过个体感受到的成婚困难来间接地测量婚姻挤压对农民工心理失范的影响。在调查中，请受访者回答"你是否觉得自己曾经或正在遭遇成婚困难"，受访者需要回答"是"或"否"。

（3）控制变量

个人特征：个人特征变量，包括年龄和健康。年龄是连续变量。健康状况是虚拟变量，通过是否有慢性病测量（有 =1）。

流动特征：城市适应性指的是农民工从农村迁移到城市后，不断地与外在环境进行主动或被动的调适及对城市生活适应的状况和能力。对于农民工而言，其最先要在文化领域和职业领域适应城市的节奏，其中流动时间会影响个体具体的适应状况。另外，工作强度也会影响农民工的心理状态。因此，流动特征包括四类：流动时间、文化适应、务工安全感和劳动强度。

关于流动时间。借鉴已有文献（Hurh and Kim，1990），本章将流动时间分为"流动时间短"（不到 2 年）和"流动时间长"（超过 2 年），"流动时间短"赋值为 1。

文化适应主要指农民工逐渐弱化传统乡村的习俗和交往方式，接受现代的都市生活与交往方式。这里采用文化适应量表，在调查中，请受访者回答每个题项，受访者根据实际情况回答"1 非常同意、2 同意、3 既不同意也不反对、4 不同意、5 非常不同意"，具体见表 4 – 3。将反向题调整后，将这些题项加总，得分越高，说明文化适应越好。通过分析量表的信度发现，文化适应量表的内在一致性达到 0.73，信度较高（见表 4 – 4）。

表 4 – 3 文化适应量表

测量题目	赋值
1. 遵守家乡的风俗(如婚丧嫁娶的风俗)对我来说比较重要	1 ~ 5
2. 按照家乡的习惯办事对我来说比较重要	1 ~ 5
3. 我的孩子应该学会说家乡话	1 ~ 5
4. 保持家乡的生活方式(如饮食习惯)对我来说比较重要	1 ~ 5
5. 交一些市民朋友对我来说比较重要	1 ~ 5
6. 多与市民交往和交流对我来说比较重要	1 ~ 5

表 4 – 4 文化适应的信度、均值和标准差

维度	信度	均值	标准差
文化适应	0.73	42.06	6.15

注：剔除缺失值后的计算结果。

务工安全感主要指的是农民工在职业领域对职业和收入等稳定性的感知。调查中，请受访者回答相应的题项，并根据实际情况回答"1 非常可

能、2 比较可能、3 一般、4 不太可能、5 完全不可能"，具体见表 4 – 5。将题项加总，得分越高，说明其安全感越高。

对量表进行信度分析发现，务工安全感的内部一致性为 0.67，符合统计分析对量表的信度要求（见表 4 – 6）。

表 4 – 5　务工安全感量表

测量题目	赋值
1. 工作难找或失业	1 ~ 5
2. 被老板拖欠工资或实际收入水平降低	1 ~ 5
3. 养老没有保障	1 ~ 5

表 4 – 6　务工安全感的信度、均值和标准差

维度	信度	均值	标准差
务工安全感	0.67	9.44	2.66

注：剔除缺失值后的计算结果。

劳动强度主要指每天工作的时间，根据通常的 8 小时工作制，将平均每天工作时间不高于 8 小时定义为"劳动强度小 = 2"，平均每天工作时间在 8 ~ 9 小时定义为"劳动强度适中 = 3"，将平均每天工作时间不低于 10 个小时定义为"劳动强度大 = 1"。

社会经济地位：本章的社会经济地位包括四类变量，即职业、收入、教育和职业的稳定性。其中根据赖特（2006）的经济资产、组织资产和技术资产三维标准，将职业划分为三类（"体力劳动者 = 1""技术管理人员 = 2""有产者 = 3"）[①]。根据 2007 年 X 市农民工月工资（1591 元）[②] 和 2011 年最低工资（1100 元），本章将月收入划分为三类，将月收入在 1500 元及以下定义为低收入，赋值为 1；将 1501 ~ 3000 元定义为中等收入，赋值为 2；将 3001 元及以上定义为高收入，赋值为 3。将教育划分为三类（"小学及以下 = 3""中学或中专 = 2""大专及以上 = 1"）；关于职业的稳定性，根据

---

①　调查对象中相当部分是"自雇经营"，还有少部分被调查者问卷填写的是"小私营企业主"，这两类职业虽有所差别，但也存在共同特征，即有自己的资产，考虑到样本数量的问题，设定变量时，将这两类合并为"有产者"。

②　http：//www.cqrl.cn/ShowInfo.asp？NID = 1637。

法定工作时间，周工作日不超过 4 天代表"就业不稳定"，5 天及以上代表
"就业稳定"，"就业不稳定"赋值为 1。

　　社会资源：对农民工而言，存在两类社会资源。一类是来自原有关系网
络的社会资源；另一类是新构建的社会资源。本章通过正式组织参与和社区
活动参与情况来测量新构建的社会资源，采用亲属网络来测量原有关系网络
社会资源。农民工离开家乡进入陌生而异质的城市，这种陌生感会使他们出
现迷茫和困惑等心理问题，也会激励他们去适应城市的文化与生活。在这个
过程中，其所拥有的亲属支持网络和新建构的社会资源对他们适应城市具有
重要影响。在城市社区新建立的社会资源可以较好地满足农民工的情感需求
和工具需求，也可以为农民工的社会交往搭建平台，正式与非正式组织和社
区活动的参与可以在一定程度上反映他们社会资源的水平。其中正式组织参
与和社区活动参与都是虚拟变量（不参与 = 1）。本章中的正式组织包括党
团、工会或规范的同乡会组织，它们可能会给个人发展带来资源和机会；而
社区活动主要包括社区或单位组织的联谊活动，偏向于情感交流。另外，家
人和亲属构成的支持网依然是满足农民工情感和工具需求的核心支持平台。
本章通过农民工最近三个月基于私人事情而相互联系的亲属支持网络规模来
测量其所拥有的社会资源，社会资源是一个连续变量。

　　心理资源：心理资源指有利于个体应对环境冲击的心理特征。心理资源
可以分为两类：一类是个人特征型的心理资源，另一类是基于心理特征形成
的应对型心理资源。自我控制感、自尊和性格类型是常用来测量心理资源的
变量（Pearlin and Schooler，1978），而采取积极的应对方式或消极的应对方
式是心理资源的另一方面（Gore，1985）。本章采用自我控制感、环境控制
感、自尊、性格来测量个人特征型心理资源；采用是否酗酒或发脾气和聊天
或运动来测量应对型心理资源。

　　自我控制感指个体对自己情感和行为的控制，本章采用 Gottfredson 和
Hirschi（1990）的自我控制量表，请受访者回答在何种程度上同意或不同
意每一个题项，具体见表 4 - 7。题目采用了 5 级量度，取值 1 ~ 5 分别代表
从"非常同意"到"非常不同意"5 级量度。将各题项加总，得分越高，
说明自我控制感越好。

　　对量表进行信度分析，发现自我控制感的内部一致性为 0. 80，量表的
信度较高（见表 4 - 8）。

表 4 - 7　自我控制感量表

测量题目	赋值
1. 我做事经常是一时兴起，想做就做	1 ~ 5
2. 对于将来，我没有过多的考虑和准备	1 ~ 5
3. 只要是开心的事我就做，以后的事我不管	1 ~ 5
4. 与将来相比，我更关注眼前的事	1 ~ 5
5. 我喜欢做有点冒险的事儿来证明自己	1 ~ 5
6. 有时候为了好玩，我会做些冒险的事	1 ~ 5
7. 与安全相比，我更喜欢刺激和冒险	1 ~ 5
8. 我发现有时做一些可能会惹来麻烦的事情很刺激	1 ~ 5
9. 我容易发脾气	1 ~ 5
10. 当我生别人的气时，我通常会反击而不是告诉对方我为什么生气	1 ~ 5
11. 当我生气或发脾气时，别人最好离我远点	1 ~ 5
12. 当我和别人发生重大分歧时，我很难心平气和地说话	1 ~ 5

表 4 - 8　自我控制感的信度、均值和标准差

维度	信度	均值	标准差
自我控制感	0.80	42.06	6.15

注：剔除缺失值后的计算结果。

环境控制感是与自我控制感相对应的一种心理特征，是指个体对其控制外在环境能力的感知。本章采用环境控制感量表，请受访者针对相应的题项，根据实际情况填答"1 非常同意、2 同意、3 既不同意也不反对、4 不同意、5 非常不同意"，具体见表 4 - 9。最后将题项加总，得分越高，说明环境控制感越好。

对量表进行信度分析发现，环境控制感的内部一致性为 0.73，量表的信度较高（见表 4 - 10）。

表 4 - 9　环境控制感量表

测量题目	赋值
1. 我习惯于放弃自己的愿望和要求	1 ~ 5
2. 无论别人怎么说，我都觉得自己很没用	1 ~ 5
3. 我总担心自己的生活会变得一团糟	1 ~ 5
4. 我感到生活总是充满不确定性和不可预测性	1 ~ 5
5. 我总是担心会发生什么不测	1 ~ 5
6. 我感到自己无力应对和处理生活中突如其来的危险	1 ~ 5

表 4 - 10　环境控制感的信度、均值和标准差

维度	信度	均值	标准差
环境控制感	0.73	21.88	3.51

注：剔除缺失值后的计算结果。

　　自尊指个体对待自己的积极态度。本章采用 Rosenberg（1978）的自尊量表，请受访者回答相应的题项。题目采取 3 级量度，取值 1 ~ 3 分别代表"没有""几乎没有""有时或经常"，见表 4 - 11。将题项加总，得分越高，说明自我态度越积极。

　　对量表进行信度分析发现，自尊的内部一致性为 0.73，量表的信度较高（见表 4 - 12）。

表 4 - 11　自尊量表

测量题目	赋值
1. 我觉得自己的日子过得不错	1 ~ 3
2. 我觉得人们对我很友好	1 ~ 3
3. 我觉得自己是个有用的人	1 ~ 3
4. 我觉得自己和其他人过得一样好	1 ~ 3
5. 我觉得生活中有很多乐趣	1 ~ 3

表 4 - 12　自尊的信度、均值和标准差

维度	信度	均值	标准差
自尊	0.73	11.88	2.27

注：剔除缺失值后的计算结果。

　　性格主要测量内向型或外向型性格。受访者根据实际情况回答题项。题目采用 5 级量度，"1 非常同意、2 同意、3 既不同意也不反对、4 不同意、5 非常不同意"，见表 4 - 13。将题项得分加总，得分越高，说明性格越外向。

　　对量表进行信度分析发现，性格的内部一致性为 0.64，符合统计分析对量表的信度要求（见表 4 - 14）。

表 4 – 13　性格量表

测量题目	赋值
1. 人们说我是一个害羞和退缩的人	1 ~ 5
2. 我从来不敢主动说出自己的看法	1 ~ 5
3. 遇到不开心的事情，我总是独自生闷气	1 ~ 5
4. 我一直觉得自己挺倒霉的	1 ~ 5

表 4 – 14　性格的信度、均值和标准差

维度	信度	均值	标准差
性格	0.64	14.92	2.4

注：剔除缺失值后的计算结果。

积极应对指个体采用比较健康的方式来应对压力，在调查中，受访者被问到"当您心情烦闷或无聊的时候，您通常做些什么"，受访者可以回答多项，其中包括"喝闷酒或打牌、做运动或闲逛、摔东西或发脾气、找人聊天等"。在设定变量的过程中，将"喝闷酒或打牌"和"摔东西或发脾气"合并为一类，用来测量消极应对；将"做运动或闲逛"与"找人聊天"合并为一类，用来测量积极应对。其中将采取消极应对中的任何一项，但没有选择积极的应对方式界定为消极应对，而将采取积极应对中的任何一项，但没有选择消极的应对方式界定为积极应对。

相关变量的描述统计信息见表 4 – 15 和表 4 – 16。

表 4 – 15　主要变量定义及描述统计信息（N = 1142）

变量	定义	均值	标准差	赋值
压力后果				
心理失范		17.32	5.62	7 ~ 33
压力源				
性别				
男性	受访者的性别为男性	0.57	0.50	1
女性	受访者的性别为女性（参照项）	0.43	0.48	0
家庭结构				
婚姻状态				
已婚	受访者处于已婚状态（参照项）	0.49	0.50	0
未婚	受访者从未结婚	0.51	0.50	1

变量	定义	均值	标准差	赋值
婚姻状态				
已婚	受访者处于已婚状态(参照项)	0.46	0.50	3
适龄未婚	受访者未婚且男性年龄在 16~27 周岁,女性年龄在 16~25 岁	0.38	0.49	1
大龄未婚	受访者未婚且男性年龄在 28 周岁及以上,女性年龄在 26 周岁及以上	0.16	0.36	2
婚姻挤压				
成婚困难				
有	受访者感受到成婚困难	0.22	0.42	1
没有	受访者没有感受到成婚困难(参照项)	0.78	0.42	0
个人特征				
年龄	受访者的周岁(连续变量)	28.81	7.69	16~57
慢性病				
有	受访者有慢性病	0.05	0.21	1
没有	受访者没有慢性病(参照项)	0.95	0.21	0
流动特征				
流动时间				
短	外出务工 2 年以内	0.81	0.39	1
长	外出务工 3 年及以上(参照项)	0.19	0.39	0
文化适应	受访者对城市文化与生活的适应性(连续变量)	17.51	2.54	8~29
务工安全感	受访者对职业和收入等稳定性的感知(连续变量)	9.44	2.66	3~15
劳动强度				
大	每天劳动时间不低于 10 个小时	0.26	0.44	1
中	每天劳动时间在 8~9 个小时(参照项)	0.29	0.45	3
小	每天劳动时间不高于 8 个小时	0.46	0.50	2
与"养家糊口"角色相关的社会经济地位				
职业				
体力劳动者	从事体力劳动的劳动者或半失业人员(参照项)	0.75	0.43	1
技术管理人员	企业中的技术人员或管理人员	0.17	0.37	2
有产者	有自己的企业或个体户	0.09	0.28	3
收入				
低收入	月收入在 1500 元及以下	0.49	0.50	1
中等收入	月收入在 1501~3000 元	0.44	0.50	2

续表

变量	定义	均值	标准差	赋值
高收入	月收入在 3001 元及以上（参照项）	0.08	0.26	3
教育				
小学及以下	受访者只接受过小学教育或没有上过学（参照项）	0.09	0.29	3
中学或中专	受访者有过中学或中专、技校教育经历	0.82	0.39	2
大专及以上	受访者有过大专及以上的教育经历	0.09	0.29	1
职业的稳定性				
稳定	周工作 5 天及以上（参照项）	0.03	0.18	0
不稳定	周工作 4 天及以下	0.97	0.18	1
应对过程				
社会资源				
正式组织参与				
没有	没有参与党团、工会或同乡会组织	0.85	0.36	1
有	参与党团、工会或同乡会组织（参照项）	0.15	0.36	0
社区活动参与				
没有	没有参与社区或单位组织的活动	0.54	0.50	1
有	参与社区或单位组织的活动（参照项）	0.46	0.50	0
亲属网络	受访者心情不好时可以联系的亲属人数（连续变量）	7.79	8.33	0 ~ 90
心理资源				
自我控制感	受访者对自己情绪和行为的控制感（连续变量）	42.06	6.15	12 ~ 60
自尊	受访者对自我的肯定程度（连续变量）	11.88	2.27	5 ~ 15
环境控制感	受访者感知到的对外部环境的控制能力（连续变量）	21.88	3.51	9 ~ 30
性格	受访者属于内向型或外向型性格	14.92	2.40	5 ~ 20
积极应对				
否	受访者心情烦闷，没有通过做运动、闲逛或找人聊天应对	0.31	0.46	1
是	受访者心情烦闷，通过做运动、闲逛或找人聊天应对（参照项）	0.68	0.46	0
消极应对				
否	受访者心情烦闷，没有通过喝闷酒、打牌、摔东西或发脾气应对	0.88	0.32	1
是	受访者心情烦闷，通过喝闷酒、打牌、摔东西或发脾气应对	0.15	0.36	0

表 4 - 16　主要变量定义及分性别描述统计信息

变量	男（N = 661）			女（N = 481）		
	均值	标准差	赋值	均值	标准差	赋值
压力后果						
心理失范	17.75	5.76	7 ~ 32	16.76	5.43	7 ~ 33
压力源						
家庭结构						
婚姻状态						
已婚	0.43	0.48	3	0.56	0.50	3
适龄未婚	0.34	0.47	1	0.39	0.49	1
大龄未婚	0.22	0.42	2	0.04	0.20	2
婚姻挤压						
成婚困难						
有	0.29	0.45	1	0.14	0.34	1
没有	0.71	0.45	0	0.86	0.34	0
个人特征						
年龄	0.89	0.93	16 ~ 57	27.39	7.12	16 ~ 48
慢性病						
有	0.05	0.21	1	0.045	0.21	1
没有	0.95	0.21	0			0
流动特征						
流动时间						
短	0.82	0.38	1	0.80	0.40	1
长	0.18	0.38	0	0.20	0.40	0
文化适应	17.58	2.51	8 ~ 29	17.42	2.57	9 ~ 26
务工安全感	9.18	2.65	3 ~ 15	9.78	2.63	3 ~ 15
劳动强度						
大	0.23	0.42	1	0.28	0.45	1
中	0.457	0.50	3	0.46	0.50	3
小	0.26	0.44	2	0.31	0.46	2
与"养家糊口"角色相关的社会经济地位						
职业						
体力劳动者	0.72	0.45	1	0.80	0.40	1
技术管理人员	0.16	0.37	2	0.17	0.37	2
有产者	0.12	0.33	3	0.04	0.19	3
收入						
低收入	0.36	0.48	1	0.65	0.48	1

续表

变量	男（N = 661）			女（N = 481）		
	均值	标准差	赋值	均值	标准差	赋值
中等收入	0.53	0.50	2	0.32	0.47	2
高收入	0.11	0.31	3	0.03	0.16	3
教育						
小学及以下	0.09	0.28	3	0.10	0.30	3
中学或中专	0.79	0.40	2	0.85	0.35	2
大专及以上	0.12	0.33	1	0.05	0.22	1
职业的稳定性						
稳定	0.98	0.13	0	0.95	0.23	0
不稳定	0.02	0.13	1	0.05	0.23	1
应对过程						
社会资源						
正式组织参与						
没有	0.82	0.38	1	0.89	0.32	1
有	0.18	0.38	0	0.11	0.32	0
社区活动参与						
没有	0.52	0.50	1	0.55	0.50	1
有	0.48	0.50	0	0.45	0.50	0
亲属网络	8.09	7.98	0 ~ 79	7.40	9.45	0 ~ 90
心理资源						
自我控制感	42.25	6.43	12 ~ 60	41.81	5.73	24 ~ 60
自尊	11.82	2.34	5 ~ 15	11.96	2.17	5 ~ 15
环境控制感	21.96	3.58	9 ~ 30	21.77	3.42	10 ~ 30
性格	15.10	2.36	5 ~ 20	14.69	2.42	5 ~ 20
积极应对						
否	0.36	0.48	1	0.24	0.43	1
是	0.64	0.48	0	0.76	0.43	0
消极应对						
否	0.82	0.38	1	0.96	0.20	1
是	0.18	0.38	0	0.04	0.20	0

三 方法与策略

已有研究通常使用三种方法来测量和比较性别差异，一是直接从指数上测量和比较总体的性别差异；二是在控制了其他变量之后观测性别效应，即估计统计模型中性别系数的变化；三是测量不能被统计模型解释的性别差异部分的比例。本章的数据分析由三部分组成。第一部分是描述统计分析，主要目的是比较心理失范及其他主要变量的性别差异。第二部分是使用多元线性回归模型估计农民工心理失范的影响因素及心理失范性别差异的主要影响因素。第三部分是就男性样本和女性样本分别建立农民工心理失范的回归模型，比较农民工心理失范影响因素的性别差异。

第三节　心理失范及其他主要变量的性别差异

表 4 - 17 报告了心理失范及其他主要变量的均值及性别差异。根据数据结果可以看出，农民工群体的心理失范水平呈现偏高的态势。根据量表的指数，农民工心理失范量表的极值是 7 和 35，指数 7 ~ 14 表示不存在心理失范，指数 15 ~ 33 表示存在心理失范问题，且数值越高心理失范越严重。表 4 - 17 的数据显示，农民工群体总体心理失范水平是 17.32，比最高正常水平高 3.32，说明农民工心理失范水平存在偏高的态势。

男性农民工心理失范水平显著高于女性农民工。表 4 - 17 的数据结果显示，总样本中男性农民工的心理失范水平要高于女性农民工的心理失范水平，其中女性的心理失范水平约为男性农民工的 94%，并在 0.01 的水平上存在显著的差异，假设 4 - 1 基本得到了验证。

就婚姻状态来看，婚姻状态的性别差异也较为明显，其中男性大龄未婚比例要远高于女性大龄未婚比例，将大龄未婚和适龄未婚合并，未婚男性比例依然要高出未婚女性 13 个百分点。就成婚困难而言，男性农民工感受到或经历过成婚困难的比例要高出女性农民工 15 个百分点。婚姻状况和婚姻挤压的性别差异表明男性农民工容易遭遇婚姻挤压问题。

表 4 -17　主要变量的均值及其性别差异

变量	总体	男	女	性别差异[①]
心理失范	17.32	17.75	16.76	0.99 **
婚姻状态				
未婚	0.50	0.56	0.44	0.12 **

续表

变量	总体	男	女	性别差异①
已婚	0.50	0.44	0.56	- 0.12 **
婚姻状态				
已婚	0.46	0.43	0.56	- 0.13 ***
适龄未婚	0.38	0.34	0.39	- 0.05 *
大龄未婚	0.16	0.22	0.04	0.18 ***
成婚困难				
有	0.22	0.29	0.14	0.15 ***
没有	0.78	0.71	0.86	- 0.15 ***
职业				
体力劳动者	0.75	0.72	0.80	- 0.08 *
技术管理人员	0.17	0.16	0.17	- 0.01
有产者	0.09	0.12	0.04	0.08 ***
收入				
低收入	0.49	0.36	0.65	- 0.29 ***
中等收入	0.44	0.53	0.32	0.21 ***
高收入	0.08	0.11	0.03	0.08 ***
教育				
小学及以下	0.09	0.09	0.10	- 0.01
中学或中专	0.82	0.79	0.85	- 0.06 **
大专及以上	0.09	0.12	0.05	0.07 **
职业的稳定性				
稳定	0.97	0.98	0.95	0.03
不稳定	0.03	0.02	0.05	- 0.03

注：* $p < 0.5$，** $p < 0.01$，*** $p < 0.001$；①是表内男性数值与相应女性数值的差。

就社会经济地位来看，男性农民工的社会经济地位要比女性农民工高。从职业来看，女性农民工体力劳动者比重要高出男性农民工8个百分点，但女性农民工有产者比重要比男性农民工低8个百分点；从收入来看，女性农民工低收入比例要高出男性农民工29个百分点。

第四节　婚姻状态和婚姻挤压对性别效应的影响

为了评估性别对心理失范的效应以及这种效应如何受到婚姻状态、婚姻挤压、社会经济地位、个人特征、流动特征、社会资源和心理资源等因素的影响，本章使用嵌套模型的方法建立了6个模型：首先建立基准模型，单独评估性别对农民工心理失范的影响；接下来，逐渐引入婚姻状态和成婚困难，观察性别影响系数的变化情况；再逐步引入控制变量——个人特征、流动特征、社会经济地位、社会资源和心理资源，观察性别效应的变化和自变量婚姻状态与成婚困难的系数变化（见表4-18）。

（1）性别效应

模型4-1是只引入性别的基准模型，观察性别的粗效应。性别系数是1.06，且在0.001的水平上是显著的。这说明在农民工群体中男性的心理失范要比女性严重。

模型4-2加入了婚姻状态变量，性别系数由1.06下降为0.72，即性别不平等程度下降了。这说明婚姻状态差异是农民工群体心理失范性别差异的重要影响因素。

模型4-3在模型4-2的基础上加入了成婚困难，性别系数下降至0.42，且没有了统计学上的显著性，即性别不平等程度进一步下降，农民工群体的心理失范水平已经不存在显著的性别差异。这说明成婚困难也是农民工心理失范性别差异的重要影响因素。

模型4-4在模型4-3的基础上加入了个人特征变量和流动特征变量，性别系数也有所下降，且依然保持统计学上的不显著。

表4-18　各要素对性别效应的直接影响

变量	模型4-1	模型4-2	模型4-3	模型4-4	模型4-5	模型4-6
压力源						
性别（男=1）	1.06***	0.72*	0.42	0.30	0.46	0.58
	(0.33)	(0.32)	(0.33)	(0.33)	(0.35)	(0.37)
家庭结构						
婚姻状态（未婚=1）		2.95***	2.83***	2.4***	2.44***	2.23***
		(0.32)	(0.32)	(0.41)	(0.42)	(0.43)
婚姻挤压						
成婚困难（有=1）			2.25***	1.79***	1.87***	1.37***
			(0.38)	(0.38)	(0.38)	(0.40)
个人特征						
年龄				-0.01	0.02	0.02
				(0.03)	(0.03)	(0.03)

续表

变量	模型 4-1	模型 4-2	模型 4-3	模型 4-4	模型 4-5	模型 4-6
健康(慢性病=1)				2.20**	2.29**	1.43+
				(0.74)	(0.75)	(0.77)
流动特征						
流动时间(短=1)				1.17**	1.07*	0.45
				(0.43)	(0.44)	(0.46)
文化适应				0.04**	0.06	0.07
				(0.06)	(0.06)	(0.06)
务工安全感				-0.41***	-0.37***	-0.21***
				(0.58)	(0.06)	(0.06)
劳动强度①						
大				0.45	0.24	-0.15
				(0.41)	(0.45)	(0.44)
小				0.01	-0.12	0.24
				(0.36)	(0.37)	(0.39)
与"养家糊口"角色相关的社会经济地位						
职业②						
技术管理人员					0.12	0.29
					(0.45)	(0.47)
有产者					0.34	0.32
					(0.62)	(0.65)
收入③						
低收入					0.36	0.36
					(0.65)	(0.69)
中等收入					-0.33	-0.02
					(0.62)	(0.65)
教育④						
中学或中专					0.96+	0.99+
					(0.55)	(0.59)
大专及以上					1.11	1.44+
					(0.76)	(0.82)
职业的稳定性(不稳定=1)					2.09*	1.45+
					(0.85)	(0.89)
应对过程						
社会资源						

续表

变量	模型 4 - 1	模型 4 - 2	模型 4 - 3	模型 4 - 4	模型 4 - 5	模型 4 - 6
正式组织参与(没有 =1)						0.96*
						(0.47)
社区活动参与(没有 =1)						0.07
						(0.33)
亲属网络						- 0.04*
						(0.02)
心理资源						
自我控制感						- 0.05+
						(0.03)
自尊						- 0.31***
						(0.07)
环境控制感						- 0.19**
						(0.06)
性格						- 0.37***
						(0.09)
积极应对(否 =1)						0.55
						(0.41)
消极应对(否 =1)						0.41
						(0.6)
常数	16.91	12.52	12.52	13.79***	11.56***	25.13***
F	9.96***	48.15***	44.62***	20.31***	12.42***	13.54***
决定系数(Adjusted R^2)	0.008	0.074	0.1	0.14	0.14	0.25
样本	1142	1142	1142	1142	1142	1142

注：①参照群体为"中"；②参照群体为"体力劳动者"；③参照群体为"高收入"；④参照群体为"小学及以下"。$+p < 0.1$，$*p < 0.5$，$**p < 0.01$，$***p < 0.001$。括号里面的数字为标准误。

模型 4 - 5 在模型 4 - 4 的基础上加入了社会经济地位变量，性别系数由 0.30 上升到了 0.46，即性别不平等程度有所上升，但不具有统计学上的显著性，说明社会经济地位对农民工心理失范的性别差异也具有一定影响。

在模型 4 - 6 中加入心理资源和社会资源，性别系数的变化较小。

简言之，农民工心理失范存在显著的性别差异，其中婚姻状态和婚姻挤压是农民工心理失范性别差异效应的重要影响因素，男女两性在婚姻状态和婚姻挤压方面的差异，是农民工心理失范性别差异的重要决定因素，假设 4 - 1、假设 4 - 2 和假设 4 - 3 得到了验证。

（2）婚姻状态的影响

婚姻状态对农民工心理失范具有显著的影响。模型4-2显示，婚姻状态可以增加模型0.066的解释力。在模型4-3至模型4-6中逐渐加入控制变量，婚姻状态依然在0.001的水平上显著。未婚会显著提升农民工的心理失范水平。

（3）婚姻挤压的影响

婚姻挤压也会显著影响农民工的心理失范。成婚困难经历会显著加剧农民工的心理失范。模型4-3显示，成婚困难经历会提升农民工2.25个单位的心理失范水平，且在0.001的水平上显著。在模型4-4至模型4-6中逐渐加入控制变量，成婚困难的影响依然显著。

（4）社会经济地位的影响

社会经济地位对农民工心理失范的影响较弱。加入控制变量后，除了教育和职业的稳定性在0.1的水平上具有显著影响外，收入、职业对心理失范都没有显著的影响。有两点值得注意：一是社会经济地位对性别效应的影响是存在的，其中社会经济地位会加剧心理失范性别的不平等；二是教育对心理失范具有负面影响，教育程度越高，心理失范反而越严重。

（5）其他变量的影响

模型4-6显示个人特征中的健康在0.1的水平上会显著影响农民工的心理失范，其中有慢性病会提升农民工1.43个单位的心理失范水平。流动特征中，在控制了其他变量后，仅有务工安全感对农民工心理失范具有显著的影响，其中务工安全感越高，心理失范水平会越低。社会资源对农民工心理失范也有显著的影响，其中缺少正式组织的参与会显著提升农民工心理失范的水平；常联系的亲属网络规模也会显著影响农民工的心理失范水平，其中网络规模越大，心理失范水平会越低。心理资源也会影响农民工的心理失范水平。自我控制感、环境控制感、自尊和性格类型对农民工的心理失范都具有显著的影响。其中，自我控制感越好、环境控制感越好、自我态度越积极、性格越外向，心理失范的水平也会越低。

第五节 农民工心理失范影响因素的性别差异

为了全面评估婚姻状态与婚姻挤压对农民工心理失范的影响，以及这些影响的性别差异，我们分别建立了两个模型：男性模型和女性模型。同时采用嵌套模型的方法分别建立了4个模型：首先是基准模型，加入控制变量；其次，加入婚姻家庭特征变量；再次，放入社会经济地位变量；最后，加入社会资源和心理资源变量，以便观察各个因素的影响效应。

一　男性

表4-19报告了男性农民工心理失范的回归模型。我们分别报告了4个模型。模型4-7是基准模型，估计个人特征变量和流动特征变量对农民工心理失范的影响，其中健康和务工安全感对男性农民工心理失范具有显著的影响，有慢性病会显著提升男性农民工的心理失范水平，但务工安全感高会显著降低农民工心理失范水平。模型4-8加入了婚姻状态和成婚困难，结果显示婚姻状态和成婚困难对男性农民工都具有显著的影响，其中相对于已婚男性农民工，适龄未婚和大龄未婚会分别显著提升男性农民工2.39个单位和2.72个单位的心理失范水平；成婚困难会提升男性农民工1.86个单位的心理失范水平；与此同时，婚姻状态和成婚困难增加了模型0.05的解释力。

模型4-9在模型4-8的基础上加入了社会经济地位变量，除了教育和职业的稳定性外，社会经济地位变量对男性农民工心理失范并没有显著的影响，其中相对于小学及以下受教育水平，中学或中专受教育水平会提升1.31个单位的心理失范水平，大专及以上受教育水平会提升1.67个单位的心理失范水平；职业的不稳定性会增加3.38个单位的心理失范水平。模型4-10在模型4-9的基础上加入了社会资源和心理资源变量，婚姻状态和成婚困难对农民工心理失范的影响依然显著。心理资源中的自尊、环境控制感和性格对男性农民工心理失范也具有显著的影响，自尊越高，男性农民工的心理失范水平会越低；环境控制感越好，男性农民工心理失范水平也会越低；性格越外向，男性农民工的心理失范水平也会越低。社会资源中仅正式组织参与对男性农民工心理失范具有显著的影响，其中没有参与正式组织会显著提升男性农民工心理失范水平。加入心理资源和社会资源变量后，婚姻状态和成婚困难的影响依然显著，同时教育和职业的稳定性影响系数也提高了。

表 4 - 19　男性农民工心理失范的影响因素

变量	模型 4 - 7	模型 4 - 8	模型 4 - 9	模型 4 - 10
压力源				
个人特征				
年龄	- 0.10 ***	- 0.02	- 0.003	0.003
	(0.03)	(0.04)	(0.04)	(0.04)
健康(慢性病 = 1)	3.21 **	3.21 ***	3.21 ***	2.92 **
	(1.02)	(0.99)	(0.99)	(1.06)
流动特征				
流动时间(短 = 1)	1.54 **	1.46 *	1.19 *	- 0.05
	(0.58)	(0.60)	(0.62)	(0.67)
文化适应	- 0.05	- 0.06	- 0.05	- 0.09
	(0.08)	(0.08)	(0.08)	(0.09)
务工安全感	- 0.49 ***	- 0.41 ***	- 0.38 ***	- 0.19 *
	(0.08)	(0.08)	(0.08)	(0.09)
劳动强度①				
大	- 0.27	- 0.12	- 0.35	- 0.77
	(0.55)	(0.53)	(0.56)	(0.61)
小	0.66	0.33	0.04	0.46
	(0.47)	(0.46)	(0.47)	(0.52)
家庭结构				
婚姻状态②				
适龄未婚		2.39 ***	2.20 **	2.24 **
		(0.7)	(0.72)	(0.78)
大龄未婚		2.72 ***	2.73 ***	2.74 ***
		(0.56)	(0.57)	(0.62)
婚姻挤压				
成婚困难(有 = 1)		1.86 ***	1.76 ***	1.23 *
		(0.46)	(0.47)	(0.50)
与"养家糊口"角色相关的社会经济地位				
职业③				
技术管理人员			- 0.11	0.37
			(0.60)	(0.66)
有产者			0.58	0.42
			(0.71)	(0.78)
收入④				
低收入			0.98	1.24
			(0.76)	(0.83)

续表

变量	模型 4 - 7	模型 4 - 8	模型 4 - 9	模型 4 - 10
中等收入			-0.07	0.34
			(0.68)	(0.74)
教育⑤				
中学或中专			1.31 +	1.45 +
			(0.74)	(0.83)
大专及以上			1.67 +	2.12 *
			(0.93)	(1.06)
职业的稳定性(不稳定 = 1)			3.38 *	3.65 *
			(1.43)	(1.63)
应对过程				
社会资源				
正式组织参与(没有 = 1)				1.23 *
				(0.61)
社区活动参与(没有 = 1)				-0.26
				(0.46)
亲属网络				-0.04
				(0.03)
心理资源				
自我控制感				-0.02
				(0.04)
自尊				-0.32 ***
				(0.1)
环境控制感				-0.16 +
				(0.09)
性格				-0.39 **
				(0.13)
积极应对(否 = 1)				0.71
				(0.57)
消极应对(否 = 1)				0.71
				(0.73)
常数	22.45 ***	17.71 ***	15.4 ***	26.44 ***
F	13.19 ***	14.86 ***	9.72 ***	8.35 ***
决定系数(Adjusted R^2)	0.11	0.16	0.17	0.26
样本	661	661	661	661

注:①参照项为"中";②参照项为"已婚";③参照项为"体力劳动者";④参照项为"高收入";⑤参照项为"小学及以下"。$+p < 0.1$,$*p < 0.5$,$**p < 0.01$,$***p < 0.001$。括号内的数字为标准误。

简言之，表4－19的结果揭示了男性农民工群体心理失范的影响因素：婚姻状态、成婚困难是男性农民工心理失范的重要影响因素；而社会经济地位中的教育和职业的稳定性也是男性农民工心理失范的重要影响因素。

二 女性

表4－20报告的是女性农民工心理失范的回归模型。我们分别报告了4个模型。模型4－11是基准模型，仅加入了个人特征变量和流动特征变量。结果显示，流动时间、务工安全感和文化适应对女性农民工心理失范具有显著的影响，其中流动时间短会显著提高女性农民工心理失范水平；文化适应越好，反而会显著提高女性农民工心理失范水平；而城市务工安全感越高，反而会降低女性农民工心理失范水平。

模型4－12在模型4－11的基础上加入了婚姻状态和成婚困难，婚姻状态会显著提高女性农民工的心理失范水平，其中大龄未婚会提高女性农民工3.19个单位的心理失范水平，适龄未婚会提高女性农民工1.66个单位的心理失范水平；成婚困难在0.1的显著水平上提高女性农民工1.30个单位的心理失范水平。婚姻状态和成婚困难仅增加了模型0.024的解释力。

模型4－13在模型4－12的基础上加入了社会经济地位变量。除了职业的稳定性，职业、收入和教育对女性农民工心理失范的影响并不显著。模型4－14在模型4－13的基础上加入了社会资源和心理资源。结果显示，心理资源中的自我控制感、自尊和环境控制感及性格会显著提高女性农民工的心理失范水平，其中在0.1的显著水平上，自我控制感越高，心理失范水平会越低；自尊越高，女性农民工的心理失范水平也会越低；环境控制感越高，其心理失范水平也会越低。社会资源中仅亲属网络对女性农民工心理失范具有显著影响，其中亲属网络规模越大，心理失范水平会越低。此外，在控制了女性农民工的心理资源和社会资源后，成婚困难对女性农民工的心理失范不再具有显著的影响；婚姻状态中的适龄未婚对女性农民工的心理失范也不再具有显著的影响，但大龄未婚依然会显著影响女性农民工的心理失范。

表 4 - 20 女性农民工心理失范的影响因素

变量	模型 4 - 11	模型 4 - 12	模型 4 - 13	模型 4 - 14
压力源				
个人特征				
年龄	- 0.05	0.02	0.04	0.01
	(0.05)	(0.05)	(0.05)	(0.05)
健康(慢性病 = 1)	1.15	1.03 **	1.00	- 0.55
	(1.11)	(1.10)	(1.17)	(1.14)
流动特征				
流动时间(短 = 1)	1.31 *	1.19 +	1.16 +	0.83
	(0.64)	(0.65)	(0.67)	(0.65)
文化适应	0.27 **	0.22 *	0.24 *	0.29 **
	(0.09)	(0.09)	(0.10)	(0.10)
务工安全感	- 0.41 ***	- 0.37 ***	- 0.33 ***	- 0.24 *
	(0.09)	(0.09)	(0.10)	(0.10)
劳动强度①				
大	0.81	1.08 +	1.05	0.43
	(0.63)	(0.63)	(0.68)	(0.67)
小	- 0.48	- 0.47	- 0.43	- 0.38
	(0.59)	(0.58)	(0.61)	(0.6)
家庭结构				
婚姻状态②				
适龄未婚		1.66 *	1.92 *	1.00
		(0.72)	(0.76)	(0.74)
大龄未婚		3.19 **	3.07 *	3.66 **
		(1.21)	(1.23)	(1.23)
婚姻挤压				
成婚困难(有 = 1)		1.30 +	1.47 *	0.91
		(0.70)	(0.73)	(0.71)
与"养家糊口"角色相关的社会经济地位				
职业③				
技术管理人员			0.14	- 0.36
			(0.72)	(0.71)
有产者			- 0.59	0.55
			(1.29)	(1.26)
收入④				
低收入			- 1.17	- 1.54
			(1.48)	(1.51)

续表

变量	模型4-11	模型4-12	模型4-13	模型4-14
中等收入			-1.42 (1.49)	-1.59 (1.51)
教育⑤				
中学或中专			0.66 (0.85)	0.69 (0.85)
大专及以上			-0.01 (1.42)	0.90 (1.38)
职业的稳定性(不稳定=1)			0.76* (1.07)	-0.45 (1.08)
应对过程				
社会资源				
正式组织参与(没有=1)				0.6 (0.76)
社区活动参与(没有=1)				0.79 (0.5)
亲属网络				-0.05+ (0.03)
心理资源				
自我控制感				-0.08+ (0.04)
自尊				-0.27* (0.12)
环境控制感				-0.25** (0.09)
性格				-0.33* (0.13)
积极应对(否=1)				0.56 (0.62)
消极应对(否=1)				-0.87 (1.26)
常数	16.13***	13.88***	12.87***	31.57***
F	6.65***	6.34***	3.63***	6.56***
决定系数(Adjusted R^2)	0.074	0.098	0.086	0.25
样本	481	481	481	481

注：①参照项为"中"；②参照项为"已婚"；③参照项为"体力劳动者"；④参照项为"高收入"；⑤参照项为"小学及以下"。$+p<0.1$，$*p<0.5$，$**p<0.01$，$***p<0.001$。括号内的数字为标准误。

　　总之，表4－20报告了女性农民工心理失范的影响因素。婚姻挤压和社会经济地位对女性农民工心理失范不具有显著的影响，但文化适应对女性农民工的心理失范具有显著影响。

第六节　小结与讨论

　　根据研究框架，本章的主要目标是验证婚姻状态、婚姻挤压与农民工心理失范性别差异的关系，以识别不同婚姻状态和性别失衡导致的婚姻挤压是否对农民工心理失范的性别差异具有影响。通过对全样本数据的分析和分性别对农民工心理失范影响因素的分析发现：第一，在农民工群体中，男性的心理失范水平要显著高于女性；第二，心理失范的性别差异受到婚姻状态和成婚困难的影响，婚姻状态差异和成婚困难经历是心理失范性别差异的主要影响因素；第三，成婚困难对农民工心理失范的影响存在性别差异，成婚困难仅对男性农民工心理失范具有显著影响；婚姻状态对农民工心理失范的影响也存在一定的性别差异，其中适龄未婚仅对男性农民工心理失范具有显著的影响，但大龄未婚对男性农民工与女性农民工心理失范都具有显著的影响；第四，社会经济地位中的职业和收入对男性和女性农民工心理失范都不具有显著的影响，教育仅对男性农民工具有显著的影响，但对女性农民工不具有显著的影响。以上结果验证了理论框架中提出的假设4－1、假设4－2、假设4－3和假设4－5，但假设4－4和假设4－6仅部分得到了验证。

　　从分析结果来看，婚姻状态的差异是农民工心理失范性别差异的一个重要影响因素。未婚对农民工心理失范具有显著的负面效应：在控制了个人特征、流动特征、社会经济地位、社会资源和心理资源的情况下，未婚依然对农民工心理失范具有显著的影响。同时，婚姻状态变量会显著降低性别的不平等。这说明在农民工群体中，一方面，心理失范的性别差异可能部分来源于婚姻状态的差异，男性农民工未婚的比例要高于女性农民工；另一方面，未婚状态与已婚状态的心理失范也存在显著的差异，婚姻状态的差异也是农民工心理失范的重要影响因素。因此，要识别心理失范的性别不平等关系，还需要分婚姻状态进一步分析不同婚姻状态下心理失范的性别差异问题。

　　从婚姻状态对农民工心理失范影响的性别差异来看，相对于已婚，适龄未婚对农民工心理失范的影响存在性别差异，其中适龄未婚仅对男性农民工心理失范具有显著影响，对女性农民工没有显著的影响，但大龄未婚对男性农民工与女性农民工心理失范都具有显著影响，假设 4 - 4 仅部分得到了支持。对于这一结果，可以从结构性婚姻挤压和非结构性婚姻挤压两个方面来解读。从结构性婚姻挤压来看，在性别失衡的背景下，婚姻市场中男性过剩，未婚男性进入婚姻市场后容易遭遇婚姻挤压问题，而在男性过剩的婚姻市场中，未婚女性并不会面临结构性的婚姻挤压问题。在这种有利于未婚女性的婚姻市场中，适龄未婚女性并不面临结构性的婚姻挤压问题，也不会因为未婚而受到来自家庭和社会的压力；但在女性短缺的婚姻市场中，适龄未婚男性虽然年龄还不大，但在女性短缺的婚姻市场中容易遭遇婚姻挤压问题。这使得适龄未婚对未婚农民工心理失范的影响存在显著的差异，适龄未婚仅会显著提升男性农民工的心理失范水平。从非结构性婚姻挤压来看，由于个体的婚姻寻找受到地理空间、种族、社会经济地位等因素影响，实际上每个人都处于一个地方性的婚姻市场之中，即使整个婚姻市场不存在性别失衡，但个体也可能因为缺少与其在社会属性上相匹配的潜在对象而面临成婚困难。由于女性的婚姻选择呈现出同层或向上婚配的规律，部分女性可能因为地方婚姻市场中缺少与自己相符合的配合对象而主动推迟结婚年龄，但随着年龄的增长，女性也面临潜在的可婚配对象减少的问题，因而也可能遭遇某种意义上的婚姻挤压，即非结构性的婚姻挤压。与此同时，向上婚配的规律，使得男性倾向于与年龄比自己小的女性成婚，这样随着年龄增长，未婚女性也会面临来自家庭和社区的越来越大的压力，进而导致女性也会因为大龄未婚而遭遇心理失范问题。因此，虽然大龄未婚男性和大龄未婚女性面临的婚姻市场结构存在差异，但大龄未婚对男性农民工和女性农民工都具有显著的影响。

婚姻挤压是影响农民工心理失范和心理失范性别差异的另一个重要因素。本章从婚姻状态（已婚、适龄未婚、大龄未婚）和成婚困难两个方面测量婚姻挤压。从未婚状态的内部差异来看，在控制了其他因素的情况下，无论是非标准化系数，还是标准化系数，大龄未婚对心理失范影响的系数都要比适龄未婚大。普婚制文化下的中国，成婚是绝大多数人的人生目标。然而，在性别失衡下，由于男性过剩和女性短缺，部分男性在婚姻市场中遭遇婚姻挤压而不得不推迟结婚年龄，甚至终身被迫失婚。因而，大龄未婚状态比适龄未婚状态对农民工心理失范的影响更为严重，这也间接地反映了婚姻挤压对农民工心理失范的影响。经历成婚困难会显著提升农民工人群的心理失范水平，成婚困难也是农民工人群心理失范性别差异的重要影响因素。在模型中加入成婚困难后，性别差异的显著性消失了。这说明农民工群体心理失范的性别差异可能部分来源于性别失衡导致的婚姻挤压，男性农民工经历成婚困难的比例高于女性农民工，这是心理失范性别差异的重要原因。因此，要识别心理失范的性别不平等关系，需要进一步考虑婚姻挤压对不同人群的影响。

婚姻挤压对农民工心理失范的影响存在性别差异。成婚困难仅对男性农民工心理失范具有显著的影响，对女性农民工心理失范不具有显著的影响。在性别失衡的背景下，婚姻市场中男性过剩和女性短缺，未婚男性容易遭遇结构性婚姻挤压问题，这种结构性的婚姻挤压可能导致部分未婚男性被迫推迟结婚年龄，甚至被迫终身不能正常结婚。因而，相对于没有感受到成婚困难的男性，那些感受到成婚困难的男性会表现出更高的心理失范水平。对于女性农民工而言，尽管部分女性可能因为地方婚姻市场中可婚配对象质量供求的失衡而经历一定的成婚困难，但她们并不面临结构性的婚姻挤压问题，也不会因为结构性婚姻挤压而面临终身被迫失婚的风险。因而，成婚困难对女性农民工心理失范并没有显著的影响。

社会经济地位仅部分影响农民工人群心理失范的性别差异。尽管社会经济地位对农民工心理失范的影响较小，但社会经济地位会加剧心理失范性别的不平等。其中较低的社会经济地位会提升男性 0.16 个单位的心理失范水平，这说明男性可能对社会经济地位的影响更为敏感。而在模型中，收入、职业对农民工心理失范的影响不显著，这也可能受到性别因素的调节。其中值得注意的是，教育对心理失范具有负面影响，教育程度越高，反而会加剧农民工人群的心理失范。已有研究发现随着受教育水平的提高，个体的心理失范水平会降低，但本章得出了相反的结论。其原因可能与目前以户籍制度为核心形成的城乡二元社会结构和高等教育扩招后"文凭贬值"有关。一方面，教育被认为是社会流动筛选的关键标准，教育有利于个体向上流动；但在城乡二元社会结构的制度安排下，户籍作为一项制度化的"社会屏蔽"制度，将农民工群体排斥在分享城市社会资源之外（李强、唐壮，2002），教育的社会流动筛选功能被扭曲。另一方面，自 1999 年中国高等教育扩招后，文凭对农村人口身份改变的价值在不断下降，而接受过较高教育的农民工对教育改变命运的期望很高，从而教育水平越高反而会增加农民工心理的落差，从而加剧心理失范。

职业和收入的影响不显著。从逻辑上推理，职业和收入与农民工"养家糊口"责任的实现最为密切，但本章的数据并没有支持该假设，这可能与本章的研究群体有关。本章将已婚人群和未婚人群合在一起研究，但个体对"养家糊口"责任的承担会受到婚姻状态的影响，较之已婚人群，未婚人群"养家糊口"的责任并不紧迫，其遭遇"养家糊口"困境的可能性也较小，婚姻状态可能影响收入与心理失范之间的关系。因而，要进一步了解与"养家糊口"相关的角色及特征对农民工心理失范的影响及影响的性别差异，还需要进一步探讨不同婚姻状态下农民工心理失范的性别差异模式。

回到心理失范性别差异的问题上。已有研究大多认为男性比女性有更好的心理健康状况，但本研究的发现正好相反，即男性的心理失范要比女性严重。李卫东等（2013）也有类似的发现，其认为在社会转型背景下，人口流动和性别失衡导致男性面临更多的约束，进而导致其遭遇更多的紧张，并认为人口流动和性别失衡可能会有利于女性社会地位的提高。本章的分析结果进一步表明，农民工群体的心理失范受到婚姻状态和婚姻挤压等因素的影响，而婚姻状态和婚姻挤压对农民工心理失范的性别差异也具有重要的影响。也就是说，不同的婚姻状态和婚姻挤压程度会影响农民工的心理失范性别差异水平。因而，有必要进一步区分婚姻状态，结合婚姻挤压程度的差异来分析农民工心理失范的性别差异问题。这也是本研究在第五章和第六章要讨论的问题。

第五章　已婚农民工心理失范性别差异研究

第一节　研究目标及研究假设

一　研究目标

西方对心理失范和心理福利的研究普遍发现，已婚女性的心理福利要比男性差（Gove，1972a，1972b，1973）。这些研究主要从角色的视角，分别对家庭主妇与已婚职业男性、已婚职业女性与已婚职业男性进行比较。这些研究普遍发现，相对于已婚的职业男性，无论是家庭主妇，还是已婚职业女性，其心理福利都要差。这些研究给出的解释是，在西方工业化时期，一方面，家庭的许多功能转移到社会中，家庭角色的回报与价值逐渐降低，从而使得家庭主妇的角色变得不再重要（Gove，1972a）；另一方面，尽管越来越多的女性走出家庭进入劳动市场，但受到角色期待的约束，女性依然承担主要的家庭工作，女性更可能遭遇家庭角色和职业角色之间的冲突，并可能导致角色紧张（Gove，1972b）。职业给女性带来的正外部效应被家庭角色和职业角色之间的冲突与紧张抵消，已婚女性比已婚男性更容易遭遇心理压力，进而产生心理失范（Gove，1972b）。

以上研究主要针对三个方面的地方化情境：一是这些研究主要是针对工业化的西方社会人群，特别是美国白人的研究；二是这些研究通常以稳定的核心家庭为研究单位；三是这些研究普遍认为女性承担更多文化和事实上的"照顾家庭"的责任，男性承担更多文化和事实上的"养家糊口"的责任。然而，一些对传统文化背景下人群的研究则发现，如果一个社会以家庭为中心，家庭角色会有更多的价值，已婚男性与女性之间的心理福利状况会更为接近（Ross Mirowsky and Ulbrich，1983）。大多数跨文化研究已婚人群心理福利性别差异的研究发现，在持有相对传统性别角色分工观念的国家，其已婚人群心理福利的性别差异要比性别平等文化背景下的已婚人群小（Hopcroft and Bradley，2007）。另一些研究则发现，男性如果持有更为传统的性别角色分工观念，会遭遇更多的心理问题（Firestone，Harris and Vega，2003；Falconier，2013）。这些研究表明，社会文化背景是影响已婚人群心理福利性别差异的一个重要的环境因素，在一些社会环境下，特定的角色丛不利于已婚者的心理福利，但在另一些社会环境下，特定的角色丛也可能会缩小两性之间的心理福利差异，甚至对已婚男性产生更多的负面影响。

就中国而言，在社会转型与人口流动的背景下，我们除了需要关注一些共同的影响因素外，还需要关注影响农民工心理失范的一些特定因素。就人口流动而言，中国大规模的乡城人口流动可能对农民工群体的角色扮演产生两个方面的重要影响。一是人口流动逐渐瓦解了基于性别角色形成的"男主外、女主内"的社会分工，男性农民工与女性农民工的社会角色扮演存在趋同的现象。农民工到城市工作之前，男性与女性主要是根据传统的性别角色期待扮演社会角色。然而，农民工流动到城市之后，伴随流动到城市这一过程，女性农民工已经逐渐从传统的角色中解脱出来，走进工厂，获得了一份有报酬的工作，有了一份收入。相对于流动前，她们选择不同社会角色的机会更多，缩小了与男性所拥有的社会角色间的差距。但由于文化变迁的滞后性，两性间性别角色期待的差异并不会与社会角色扮演同步缩小，社会对男性在家庭中的角色期待依然是"养家糊口"，对女性在家庭中的角色期待依然是"照看家庭"。如果工业化导致女性容易遭遇"家庭角色"和"职业角色"之间的冲突和紧张，那么中国人口流动导致的农民工群体在社会角色扮演上性别差异的缩小，也可能挑战到男性"养家糊口"角色的扮演和男性的家庭地位，从而可能导致已婚男性农民工遭遇实际的社会角色扮演与社会角色期待之间的不协调问题。这种社会角色与性别角色期待的不协调反而会使男性更容易遭遇与"养家糊口"相关的角色紧张（Kessler and

McLeod，1984）。而女性流动到城市，脱离了许多家庭角色①，其遭遇的社会角色与性别角色期待之间的不协调要少于男性。因此，农民工群众中这种性别角色的相对稳定与社会角色性别间差异的缩小可能会使两性间基于性别角色与社会角色而形成的资源与权力对比发生变化，而这种变化对男性与女性的影响可能是相反的。

二是人口流动也可能会影响已婚农民工家庭角色的扮演和夫妻资源比的变化。与西方以夫妻共居模式为主的家庭格局不同，中国的户籍制度导致已婚农民工人群存在多种居住类型，包括夫妻共同流动、丈夫外出务工妻子留守、妻子外出务工丈夫留守、夫妻都外出务工但分居两地。因此，现行人口流动政策下，已婚农民工夫妻之间的居住模式可以分为两大类：共同生活和分居。此外，还存在基于子女是否一块流动形成的多元家庭结构。受户籍制度的约束，农民工很难实现以家庭为单位的流动，大多数农民工将子女留在农村，让其与祖父母或其他亲属一块生活，因而基于是否与未成年子女一块流动会形成以下家庭结构：与未成年子女一块居住，不与未成年子女一块居住。不同的居住形式会形成不同的家务劳动分担结构，单独流动和夫妻共同流动会形成不同的家务劳动分担结构；是否与未成年子女一块流动也会形成不同的家务劳动分担结构。

而关于婚姻状态与心理福利的研究普遍发现，婚姻状态对男性的心理福利具有更大的影响（Glenn and Weaver，1988；Schoenborn，2004）。那么人口流动导致的农民工夫妻分居是否对已婚男性农民工心理失范的影响更大呢？

性别失衡导致的婚姻挤压是另一个需要关注的潜在影响因素。已有关于婚姻市场中可婚配对象数量供给和可婚配对象质量与成婚机会关系的研究发现，由于女性更关注潜在配偶的经济能力（Zhou，Yau and Lin，1997；Greitemeyer，2007），即使在男性过剩的婚姻市场中，部分女性也会选择放弃结婚，而不是嫁给一个社会经济地位较低的男性（Lichter，Anderson，Hayward，1995）。但与女性不同的是，男性在面对婚姻挤压的困境时，容易降低择偶标准以获取成婚机会（Stone，Shackelford and Buss，2007）。根据

---

① 当前外出务工的女性农民工很多是单独流动，即使是已婚且有小孩的女性，其往往也将小孩留在老家。这使女性可以从家务劳动中解脱出来，从而扮演完全的雇用角色。

以上的研究发现可以推测，对于没有遭遇过婚姻挤压的已婚人群，其现在的配偶与他或她的择偶预期会较为接近；但对于遭遇过婚姻挤压的人群而言，其现在的配偶与其预期的配偶会存在一定的差距。另外，普婚制文化下，婚姻的成功被看作制度化的文化目标之一，成婚困难的经历和对婚姻不满意都可能导致处于紧张关系中的当事人产生挫折感，进而出现心理失范。已有的研究对性别失衡背景下已婚农民工心理失范的研究还属于空白。

基于以上的研究空间，本章主要考察人口流动和性别失衡下已婚农民工心理失范水平是否存在性别差异及农民工心理失范影响因素的性别差异问题。具体而言，本章将在第三章的分析框架基础上，进一步细化性别失衡背景下已婚农民工心理失范的分析框架，并在此基础上建立回归模型，以分析以下问题。

第一，已婚农民工群体的心理失范是否存在性别差异？

第二，家庭结构变量和与"养家糊口"角色相关的社会经济地位对已婚农民工心理失范是否存在影响？

第三，家庭结构变量和与"养家糊口"角色相关的社会经济地位对已婚农民工心理失范的影响是否存在性别差异？

二 研究假设

已有研究表明，已婚人群所扮演的社会角色和家庭角色的性别差异是两性心理福利和心理失范水平出现性别差异的重要影响因素。在中国人口流动的背景下，人口流动重新形塑了已婚男性农民工与已婚女性农民工扮演的社会角色和家庭角色，但对男性农民工与女性农民工性别角色期待的相对稳定，这会导致农民工面临性别角色期待与社会角色扮演或实践的不协调性问题。本节将围绕人口流动下农民工面临的性别角色期待与社会角色扮演或实践的不协调性问题对心理失范的影响提出研究假设。

1. 已婚农民工心理失范性别差异检验

已有关于西方心理失范和心理福利的性别差异研究普遍发现，在已婚人群中，女性的心理状态要比男性差（Denton and Walters, 1999）。这类研究主要针对两类家庭。一是传统的"男主外、女主内"的家庭模式，即女性主要扮演家庭主妇的角色，而男性则扮演"养家糊口"的角色。这类研究普遍认为家庭主妇的角色致使女性更多地暴露在压力环境之中，从而导致女性出现更多的心理问题（Gove，1973）。二是现在的双薪家庭模式，即男性与女性在劳动力市场中都拥有有偿工作，但性别角色的期待致使女性面临更多的社会角色和性别角色的不协调问题，从而出现更多的心理紧张（Strickland，1989）。

然而，当前人口流动背景下中国农民工群体的家庭模式与西方有所不同。一方面，虽然劳动力市场中依然存在较为明显的性别歧视，但已婚女性走出家庭，到城市务工，获得了更多的家庭外的社会角色，从而缩小了与男性角色的差距；另一方面，在户籍制度的约束下，农民工并不是以家庭为单位流动，多数是单独流动或夫妻共同流动，小孩被留在老家与祖父母或亲戚一块生活，女性并不需要面临太多家庭角色与职业角色扮演不协调的问题。这种流动特征，可能会产生两方面的影响效应：一方面，在人口流动的背景下，一部分已婚夫妻与未成年子女一起流动到城市，这种职业角色和照顾小孩的家庭角色并存的角色结构可能会导致已婚农民工遭遇角色冲突和角色紧张，其中社会对女性照顾家庭的角色期待更大，与未成年子女一块生活会对女性农民工造成更大的影响；另一方面，在户籍制度的约束下，已婚农民工很难实现以家庭为单位的迁移，部分已婚农民工为了让配偶照顾小孩或老人而单独流动到城市，即使一些家庭是夫妻双方共同流动，但因为就业机会分布不均等，夫妻双方可能在不同城市或企业工作，部分已婚夫妻也处于分居状态。这种分居状态使得男性也需要应对家务劳动和职业工作之间的冲突和角色紧张。此外，在性别失衡下，男性农民工可能会遭遇结构性婚姻挤压，对于已婚农民工人群而言，虽然有过成婚困难的个体最后都成婚了，但成婚困难的经历依然会影响这些人群的自我认同，从而导致个体产生心理压力。

因此，我们认为在人口流动和性别失衡下，一方面，人口流动可能会形塑已婚男性农民工与已婚女性农民工的社会角色和家庭角色，可能使男性与女性的角色扮演趋同，缩小男性农民工与女性农民工暴露于社会环境中的差异；另一方面，人口流动给已婚男性农民工带来了更严重的社会角色实践和性别角色期待之间的不协调性问题，从而可能抵消男性在社会角色扮演上的优势。因此我们提出假设5-1。

假设5-1：已婚农民工群体的心理失范不存在性别差异。

2. 已婚农民工心理失范影响因素的性别差异检验

社会失范本质上源于结构要素之间的不协调，这种不协调会使个体出现心理紧张，进而导致心理失范。对于社会人而言，每个人都需要扮演一定的角色，社会对既定的角色都有相应的角色期待。而个体的角色扮演或角色实践水平，受个体对角色的理解和个体能力的影响。当个体的角色扮演与角色期待存在较大的差异时，二者之间就出现了不协调，从而可能导致角色紧张，进而影响个体的心理健康状况。就已婚农民工而言，一方面，人口流动带来的职业角色获取、夫妻居住形式和未成年子女居住形式会重新形塑已婚农民工的社会角色和家庭角色，但社会对两性的性别角色期待是相对稳定的，这就使得已婚农民工社会角色扮演与性别角色期待可能出现不协调状态；另一方面，性别失衡会导致男性遭遇结构性的婚姻挤压问题。虽然有过成婚困难的个体最后都成婚了，但成婚困难的经历可能会影响这些人群的自我认同，从而导致个体产生心理压力。因而，本章认为，虽然假定农民工群体的心理失范不存在性别差异，但人口流动和性别失衡带来的社会角色扮演和性别角色期待的不协调，可能会导致已婚农民工心理失范的影响因素存在性别差异。据此，本章将围绕人口流动下已婚农民工"养家糊口"角色扮演、家庭角色扮演和夫妻资源对比，以及性别失衡下成婚困难和夫妻婚姻质量等提出研究假设。

首先，在人口流动的背景下，已婚农民工为了"养家糊口"（经济成功）从农村流动到城市。但社会经济地位约束着农民工实现经济成功的机会，导致其出现心理失范。该理论逻辑依然基于暴露差异的机制，然而关于脆弱性差异的经验研究发现基于男女社会化的差异，相对于女性，男性对经济紧张更为敏感。对于已婚农民工而言，伴随农民工流动到城市，两性间社会角色差距得以缩小，但由于文化变迁的滞后性，社会对两性性别角色期待的差异并不会同步缩小。对于已婚男性而言，男性从农村流动到城市，虽然改变了职业类型，但基于性别对其与"养家糊口"相关的角色期待并没有减小。一方面，当男性农民工实际扮演的社会角色并不能使其很好地完成"养家糊口"的家庭责任时，社会角色与性别角色期待的不协调会使男性容易遭遇与"养家糊口"相关的角色紧张（Kessler and McLeod, 1984）；另一方面，男性农民工如果不能很好地扮演其"养家糊口"的家庭角色，可能危及其对男性气质的认同。角色认同理论强调个体对所扮演角色或身份的认同（Stryker, 1980；Turner, 1978）。认同理论认为当个体试图维持某个身份，但这种身份（角色）扮演与社会对该身份设置的需求之间存在不协调时，个体就可能遭遇冲突（Turner，1978）。具体而言，如果某个环境确认了对某个角色或身份认同的行为规范，但行动者在实际扮演过程中表现一般，该行动者就会经历角色紧张，继续维持这个身份就会陷入危机。对于男性农民工而言，传统的性别文化建构了已婚男性农民工"一家之主"的身份，也建构了其工具性的男性气质。然而，如果已婚男性农民工在城市务工过程中并不能实现经济成功和保障家庭生活的稳定，这种实际角色扮演的一般表现就可能危及男性"一家之主"的身份和角色认同，从而导致其出现心理失范。

已婚女性农民工流动到城市后，则可能面临与已婚男性农民工不同的角色环境。一方面，女性农民工走出家庭，走进工厂，摆脱了部分传统家庭角色的限制①，其面临的社会角色与性别角色期待之间的不协调要少很多；另一方面，社会对女性的性别角色期待主要是"照顾家庭"，因而经济上的成功与否（"养家糊口"角色扮演情况）不一定会危及女性在家庭中的身份认同。因而，在农民工群体中，可能影响"养家糊口"角色期待实现的相关角色和特征对男性和女性的影响也是不同的。受教育水平、职业类型、收入和职业的稳定性等社会经济地位因素对农民工完成"养家糊口"的责任具有重要影响。男性由于承担着"养家糊口"的首要责任，所以在遭遇困难时其面临的压力会更大，因而男性对与"养家糊口"相关的角色影响的反应可能会与女性不同，其中受教育水平、职业类型、职业的稳定性和收入等与社会经济地位相关的因素对农民工实现"养家糊口"的角色期待具有重要影响。据此我们提出假设 5 - 2。

假设 5 - 2：社会经济地位对已婚男性农民工心理失范影响的负面效应要比已婚女性明显。

人口流动除了缩小已婚农民工社会角色扮演的性别差异外，还对农民工夫妻资源比具有重要影响。人口流动可能对夫妻资源比具有双重影响：一是流动可能增强丈夫的资源优势，扩大夫妻资源比；二是流动也可能增强女性的资源优势，缩小夫妻资源比，甚至导致妻子资源比丈夫高。根据暴露差异假设，女性在家庭中处于弱势地位是已婚女性的心理失范比已婚男性严重的

---

① 当前外出务工的女性农民工很多是单独流动，即使是已婚且有小孩的女性，往往也将小孩留在老家。这使女性可以从家务劳动中解脱出来，实现完全的雇用。

关键原因 (Rosenfield, 1980)。女性主要扮演家庭主妇的角色，而这些角色所负载的资源较少、声望较低；即使一些女性在家庭外获得一份工作，这些工作在收入、声望和地位等方面也比男性的工作要低 (Gove, 1973)。Rosenfield (1989) 认为低权力意味着个体缺乏对外部环境的控制，个人控制感也会低，进而可能导致个体出现心理紧张。因而，Rosenfield 认为妻子与丈夫之间的权力差距越大，其心理福利的差异也会越大。尽管一系列的经验研究支持了该逻辑，但是在人口流动的背景下，外出务工除了增强丈夫资源优势外，还可能提高妻子的资源比，甚至导致妻子的经济资源比丈夫高。随着女性到城市务工，女性对家庭的经济贡献越来越大，这有可能改变家庭中夫妻经济权力的对比。然而，女性在家庭中的经济贡献增大，可能会威胁男性的角色认同。由于传统性别文化将男性建构成家庭中的"一家之主"，这是建立在男性是家庭经济支柱的基础上的，妻子在家庭中的收入增加，会影响丈夫在家庭中的地位和身份，从而使其出现角色紧张和角色认同危机。因而，妻子的经济收入高于丈夫，可能会威胁丈夫的角色认同与身份认同，从而导致其丈夫出现心理紧张。据此，我们提出假设 5 - 3、假设 5 - 3a、假设 5 - 3b。

假设 5 - 3：失衡的夫妻资源比对已婚农民工心理失范的影响存在性别差异。

假设 5 - 3a：丈夫经济资源远高于妻子对妻子心理失范影响的负面效应要比丈夫更为明显。

假设 5 - 3b：妻子经济资源远高于丈夫对丈夫心理失范影响的负面效应要比妻子更为明显。

人口流动除了影响已婚男性农民工与女性农民工的社会角色扮演外，还可能影响其家庭角色的扮演。尽管已有研究认为婚姻具有保护功能，一方面，婚姻可以提供社会支持，即个体得到了配偶持续的陪伴，配偶的陪伴为其提供了情感的支持和处理日常压力的支持 (Gove, 1972a)，可以减少已婚人士遭受的身体和心理痛苦；另一方面，婚姻具有正面的控制功能，即婚姻和父母等家庭关系可能具有提供外在规范和促进健康行为的作用，这些都能影响健康 (Umberson, 1987)。在没有婚姻的保护作用下，未婚群体可能出现较为严重的心理失范 (Marks, 1996)。在人口流动下，一部分已婚夫妻处于分居状态，这会使婚姻的正面控制功能出现弱化。

另外，从暴露差异的视角来看，婚姻对男性有更大的回报，主要是由于当已婚夫妻生活在一块时，妻子承担了更多的家庭工作，妻子可能会面临家庭角色和社会角色之间的冲突问题，而丈夫并不会面临家庭角色和社会角色扮演之间的冲突问题。因而，婚姻对男性心理福利的增益效应可能大于女性（Smith，Mercy and Conn，1988）。但在人口流动的背景下，受到户籍制度的约束，部分已婚夫妻处于单独流动的状态，表现出夫妻分居的家庭结构。当夫妻处于分居状态时，丈夫不仅需要完成他在家庭外的工作，还需要完成家庭工作，这样就容易出现角色冲突。尽管到城市务工也可能需要应对家庭和职业之间的协调性问题，但由于社会文化对已婚女性在家务劳动领域具有较高的期待，分居的状态反而减轻了已婚女性的家务劳动负担，因而，相对于单独流动的已婚男性，单独流动的已婚女性面临较少家庭角色和社会角色之间的协调性问题。据此，我们提出假设 5－4。

假设 5－4：分居对已婚男性农民工心理失范影响的负面效应比已婚女性农民工显著。

如果认为已婚农民工单独流动会减轻已婚女性农民工的家庭负担，那么未成年子女与其一块生活，则可能会加重已婚女性农民工的家庭负担。虽然女性到城市务工，获得了家庭外的职业角色，缩小了与男性的社会角色差距，改变了基于性别角色的社会分工，但社会对男性与女性的角色期待并没发生相应的变化。女性依然被期望扮演"照顾家庭"的角色，女性需要在家庭中承担比男性更多的家务劳动。当有未成年子女在家庭中时，照顾未成年子女的工作主要落在女性的肩上。对于在城市务工的已婚女性农民工而言，其不仅需要扮演好职业角色，还需要照顾好家庭和未成年子女。对于已婚男性农民工而言，由于社会对男性的性别角色期待主要是承担"养家糊口"的责任，因而他们除了需要履行职业角色外，并不需要付出太多的精力来照顾家庭。据此，我们提出假设 5－5。

假设 5－5：与未成年子女一块生活对已婚女性农民工心理失范影响的负面效应要比已婚男性农民工显著。

除了人口流动的影响外，性别失衡带来的婚姻挤压是需要考虑的另一个情境。婚姻挤压可能是基于两个因素产生的。一是婚姻市场中潜在可婚配对象数量供求的失衡，即婚姻市场中单身男性过剩或单身女性过剩，导致结构性的婚姻挤压，这种情况下的成婚困难是被迫形成的；二是婚姻市场中可婚配对象质量的失衡，即婚姻市场中与个体在社会经济地位或生理特征相似的婚配对象的短缺，导致个体主动地推迟结婚年龄而经历成婚困难（Crowder and Tolnay，2000）。婚姻市场中数量供求关系和婚姻市场中可婚配对象的质量对单身人群的成婚机会都具有约束作用，但在性别失衡的背景下，这种约束作用存在群体的差异性。中国的性别失衡导致男性过剩，婚姻市场中单身女性的短缺会对单身男性形成结构性的婚姻挤压，从而使部分男性被迫经历成婚困难。但对于女性而言，女性并没有面临男性短缺的结构性婚姻挤压问题，女性更可能是因为可婚配对象质量的失衡而主动地推迟结婚年龄，进而面临成婚困难。因而男性与女性经历的成婚困难存在情境的差异，男性主要面对结构性婚姻挤压问题。婚姻挤压影响个体的成婚机会，导致个体可能终身不能结婚；不能正常结婚还可能剥夺个体与婚姻相关的权利，如户主的权利、丈夫与父亲的权利，从而可能影响个体的自我认同，因而，成婚困难经历可能会给个体心理带来负面的影响。据此，我们提出假设 5 - 6。

假设 5 - 6：成婚困难经历对已婚男性农民工心理失范的影响要比已婚女性显著。

已有研究表明，婚姻质量会影响已婚人群的心理状态（Marcussen，2005）。Beach、Jouriles 和 O'leary（1985）通过临床研究发现，超过一半对婚姻感到不满意的已婚人群，通常伴有一定程度的心理抑郁。这些研究普遍认为，对婚姻不满意或婚姻不协调不仅可能限制或减少他们可以获得的资源（如配偶支持）、增加配偶的压力以及增加他们在婚姻中敌对的经历，还可能增加负面因素，如语言和身体的侵犯，以及严重的诋毁、批评和责备（Proulx，Helms and Buehler，2007）。这些都可能导致婚姻紧张和婚姻质量下降。

在人口流动和性别失衡的背景下，已婚农民工的婚姻质量可能面临双重的负面影响。一方面，生命历程理论认为一些不良生命事件可能会产生长期的影响。婚姻挤压会导致部分男性通过降低婚姻标准以达到成婚的目的，而不满意的婚姻可能会增加夫妻之间出现冲突的风险，进而影响婚姻质量。另一方面，农民工到陌生的城市务工，异质的都市文化会给农民工带来心理上的冲击，繁重的工作也会使农民工身心疲惫，婚姻关系出现不协调的问题，会给其带来更大的心理压力。

已有研究认为由于性别社会化的差异，女性对于人际关系更为敏感，女性也倾向于将注意力聚焦在问题上，因而女性如果对婚姻不满意，其脆弱感会明显提升[①]。所以，当婚姻不协调加剧时，女性会感受到更大的压力。相对于已婚男性，已婚女性的心理福利与婚姻质量的联系要更为紧密。据此，我们提出假设5－7。

假设5－7：婚姻质量对已婚女性农民工心理失范影响的负面效应要比已婚男性农民工显著。

第二节　研究方法

一　数据

本章依然使用西安交通大学人口与发展研究所于2009年11月在福建省X市实施的农民工调查数据。本章主要分析已婚农民工心理失范的性别差异问题，在回归分析中，仅采用已婚农民工样本数据，同时删除了存在缺失值的样本，最后得到有效样本581个，其中男性样本318个，女性样本263个。

二　变量

（1）因变量

心理失范：本章中的因变量与第四章中因变量心理失范的定义和操作化方法相同。

（2）自变量

自变量包括：性别、婚姻质量、成婚困难、夫妻资源比、夫妻居住形式、未成年子女居住形式和社会经济地位。其中，性别、社会经济地位和成婚困难的定义和操作化方法与第四章中变量说明部分的相应变量的操作化方法一致。在此需要对婚姻质量、夫妻资源比、夫妻居住形式和未成年子女居住形式等变量的定义和操作化方法进行说明。

婚姻质量。婚姻质量指的是已婚者对婚姻的感知和认识，其中包括对配偶、夫妻关系和婚姻关系的满意程度和看法。这里采用婚姻满意度来测量婚

---

① Aneshensel C. S. , "Consequences of psychosocial stress: the universe of stress outcomes", in Kaplan, Howard B. , eds. , psychosocial stress: perspectives on structure, theory, life-course, and methods (San Diego, Academic Press, 1996), pp. 111 – 136.

姻质量，具体涉及以下三个方面：对婚姻的满意程度、对配偶的满意程度、对夫妻关系的满意程度。调查中，请受访者回答相应的题项。备选答案为 5 级李克特量表：从"很不满意 = 1"到"很满意 = 5"，见表 5 - 1。将题项得分加总，得分越高，说明婚姻质量越高。通过对量表进行信度分析，发现婚姻质量的内部一致性为 0.92，量表的信度很高，见表 5 - 2。

表 5 - 1　婚姻满意度量表

测量题目	赋值
1. 您对您的婚姻的满意程度有多少	1 ~ 5
2. 您的丈夫/妻子作为一个配偶，您对他/她的满意程度有多少	1 ~ 5
3. 您对你们夫妻之间关系的满意程度有多少	1 ~ 5

表 5 - 2　婚姻满意度的信度、均值和标准差

维度	信度	均值	标准差
婚姻质量	0.92	12.25	2.55

注：剔除缺失值后的计算结果。

夫妻资源比。根据受访者回答的自己及配偶平均月收入情况，将夫妻资源比分为三类："丈夫收入小于妻子 = 1""丈夫收入适度大于妻子 = 0""丈夫收入极度大于妻子 = 2"。其中"妻子的收入是丈夫的 1.001 倍及以上"表示"丈夫收入小于妻子"；"丈夫的收入是妻子的 1 ~ 2 倍"表示"丈夫收入适度大于妻子"；"丈夫的收入是妻子的 2 倍以上"表示"丈夫收入极度大于妻子"。

夫妻居住形式。调查中，请受访者回答"您的配偶目前在哪里居住"，备选答案包括："自己的家乡、配偶的家乡、在 X 市与自己一起住、在 X 市但不和自己一起住、其他城市"。最后根据研究需要，将这些类型分为两类："夫妻一块居住 = 0"；"夫妻分居 = 1"。

未成年子女居住形式。调查中，请受访者回答"您目前共有几个孩子""每个孩子的出生年月""目前和谁居住"等问题。其中"目前和谁居住"包含以下选项："孩子自己（或与其配偶、伴侣单住）、您的配偶、您、您的父母、配偶的父母、其他"。本章将这些备选答案分为两类："与自己一块生活""没有和自己一块生活"。在变量操作化过程中，结合了前两个问

题，仅将与自己生活在一块的是未成年子女的情况，归为"与自己一块生活"，如果是已经成年子女的情况，则全部归到"没有和自己一块生活"。同时已婚中还包括已婚但还没有小孩的人群；最后本章将未成年子女居住形式操作化为三个分类："与自己一块生活＝1""没有和自己一块生活＝2""没有小孩＝0"。

（3）控制变量

控制变量包括个人特征类变量（年龄和健康）、流动特征类变量（流动时间、文化适应、务工安全感和劳动强度）、社会资源类变量（正式组织参与和社区活动参与）、心理资源类变量（自我控制感、环境控制感、自尊、性格、积极应对、消极应对）。具体的定义和操作化方法与第四章中变量说明部分相应的变量一致。

主要变量的统计描述信息见表 5 – 3 和表 5 – 4。

表 5 – 3　主要变量的定义及描述性统计信息（N＝581）

变量	定义	均值	标准差	赋值
压力后果				
心理失范		15.83	4.88	7～32
压力源				
个人特征				
性别				
男性	受访者的性别为男性	0.51	0.50	1
女性	受访者的性别为女性（参照项）	0.49	0.50	0
年龄	受访者的周岁（连续变量）	33.49	7.05	20～57
慢性病				
有	受访者有慢性病	0.05	0.22	1
没有	受访者没有慢性病（参照项）	0.95	0.22	0
流动特征				
流动时间				
短	外出务工 2 年以内	0.96	0.21	1
长	外出务工 3 年及以上（参照项）	0.04	0.21	0
文化适应	受访者对城市文化与生活的适应性（连续量）	17.04	2.39	9～25
务工安全感	受访者对职业、收入等稳定性的感知（连续变量）	9.49	2.78	3～15

续表

变量	定义	均值	标准差	赋值
劳动强度				
大	每天劳动时间不低于 10 个小时	0.30	0.46	1
中	每天劳动时间在 8~9 个小时（参照项）	0.39	0.49	3
小	每天劳动时间不高于 8 个小时	0.31	0.46	2
家庭结构				
婚姻质量	受访者对婚姻、配偶关系和夫妻关系的满意程度	12.25	2.55	3~15
夫妻资源比				
丈夫收入小于妻子	妻子的收入是丈夫的 1.001 倍及以上	0.26	0.44	1
丈夫收入适度大于妻子	丈夫的收入是妻子的 1~2 倍	0.32	0.47	0
丈夫收入极度大于妻子	丈夫的收入是妻子的 2 倍以上	0.43	0.5	2
夫妻居住形式				
一块居住	夫妻在流入地一块生活	0.84	0.37	0
分居	夫妻没有在流入地一块生活	0.16	0.37	1
未成年子女居住形式				
与自己一块生活	受访者与未成年子女一块生活	0.43	0.5	1
没有和自己一块生活	受访者子女没有与自己在一块生活	0.49	0.50	2
没小孩	受访者还没有小孩	0.08	0.28	0
婚姻挤压				
成婚困难		0.81	0.39	
有	受访者感受到成婚困难	0.19	0.39	1
没有	受访者没有感受到成婚困难（参照项）			0
与"养家糊口"角色相关的社会经济地位				
职业				
体力劳动者	在工厂或服务行业工作的体力劳动者或半失业人员（参照项）	0.65	0.48	1
技术管理人员	企业中的技术人员或管理人员	0.26	0.44	2
有产者	有自己的企业或个体户	0.08	0.28	3
收入				
低收入	月收入在 1500 元及以下	0.45	0.5	1
中等收入	月收入在 1501~3000 元	0.46	0.5	2

续表

变量	定义	均值	标准差	赋值
高收入	月收入在 3001 元及以上(参照项)	0.09	0.29	3
教育				
小学及以下	受访者只接受过小学教育或没有上过学(参照项)	0.15	0.36	3
中学或中专	受访者有过中学或中专、技校教育经历	0.79	0.41	2
大专及以上	受访者有过大专及以上的教育经历	0.06	0.24	1
职业的稳定性				
稳定	周工作 5 天及以上(参照项)	0.95	0.21	0
不稳定	周工作 4 天及以下	0.05	0.21	1
应对过程				
社会资源				
正式组织参与				
没有	没有参与党团、工会或同乡会组织	0.85	0.36	1
有	参与党团、工会或同乡会组织(参照项)	0.15	0.36	0
社区活动参与				
没有	没有参与社区或单位组织的活动	0.55	0.50	1
有	参与社区或单位组织的活动(参照项)	0.45	0.50	0
亲属网络	受访者心情不好时可以联系的亲属人数(连续变量)	8.69	9.24	0~90
心理资源				
自我控制感	受访者对自己情绪和行为的控制感(连续变量)	42.47	5.71	18~56
自尊	受访者对自我的肯定程度(连续变量)	11.99	2.34	5~15
环境控制感	受访者感知到的对外部环境的控制能力(连续量)	21.94	3.51	9~30
性格	受访者属于内向型或外向型性格	15.15	2.37	5~20
积极应对				
否	受访者心情烦闷,没有通过做运动、闲逛或找人聊天应对	0.31	0.46	1
是	受访者心情烦闷,通过做运动、闲逛或找人聊天应对(参照项)	0.69	0.46	0
消极应对				
否	受访者心情烦闷,没有通过喝闷酒、打牌、摔东西或发脾气应对	0.9	0.30	1
是	受访者心情烦闷,通过喝闷酒、打牌、摔东西或发脾气应对(参照项)	0.1	0.30	0

表 5 - 4 分性别主要变量描述性统计信息

变量	男（N = 318）			女（N = 268）		
	均值	标准差	赋值	均值	标准差	赋值
压力后果						
心理失范	15.94	4.81	7 ~ 31	15.72	4.95	7 ~ 32
压力源						
个人特征						
年龄	35.36	7.40	22 ~ 57	31.58	6.10	20 ~ 48
慢性病						
有	0.06	0.23	1	0.05	0.22	1
没有	0.94	0.23	0	0.95	0.22	0
流动特征						
流动时间						
短	0.98	0.13	1	0.93	0.26	1
长	0.02	0.13	0	0.07	0.26	0
文化适应	17.17	2.39	11 ~ 25	16.91	2.38	9 ~ 24
务工安全感	9.4	2.83	3 ~ 15	9.59	2.73	3 ~ 15
劳动强度						
大	0.3	0.46	1	0.30	0.46	1
中	0.36	0.48	3	0.42	0.49	3
小	0.34	0.47	2	0.28	0.45	2
家庭结构						
婚姻质量	12.38	2.66	3 ~ 15	12.12	2.43	3 ~ 15
夫妻资源比						
丈夫收入小于妻子	0.3	0.46	1	0.22	0.41	1
丈夫收入适度大于妻子	0.30	0.46	0	0.33	0.47	0
丈夫收入极度大于妻子	0.40	0.49	2	0.45	0.5	2
夫妻居住形式						
一块居住	0.79	0.41	0	0.88	0.32	0
分居	0.21	0.41	1	0.12	0.32	1
未成年子女居住形式						
与自己一块生活	0.42	0.49	1	0.44	0.5	1
没有和自己一块生活	0.51	0.50	2	0.47	0.5	2
没小孩	0.07	0.26	0	0.09	0.29	0
婚姻挤压						
成婚困难						

续表

变量	男（N＝318）			女（N＝268）		
	均值	标准差	赋值	均值	标准差	赋值
有	0.25	0.43	1	0.13	0.34	1
没有	0.75	0.43	0	0.87	0.34	0
与"养家糊口"角色相关的社会经济地位						
职业						
体力劳动者	0.62	0.49	1	0.71	0.46	1
技术管理人员	0.27	0.45	2	0.26	0.44	2
有产者	0.13	0.34	3	0.04	0.19	3
收入						
低收入	0.25	0.44	1	0.65	0.48	1
中等收入	0.61	0.49	2	0.31	0.46	2
高收入	0.13	0.34	3	0.04	0.21	3
教育						
小学及以下	0.15	0.36	3	0.15	0.36	3
中学或中专	0.77	0.42	2	0.81	0.4	2
大专及以上	0.08	0.27	1	0.04	0.2	1
职业的稳定性						
稳定	0.88	0.15	0	0.93	0.25	0
不稳定	0.02	0.15	1	0.07	0.25	1
应对过程						
社会资源						
正式组织参与						
没有	0.82	0.38	1	0.88	0.33	1
有	0.18	0.38	0	0.12	0.33	0
社区活动参与						
没有	0.55	0.50	1	0.55	0.50	1
有	0.45	0.50	0	0.45	0.50	0
亲属网络	9.2	9.01	0～79	8.16	9.45	0～90
心理资源						
自我控制感	42.53	6.04	18～54	42.41	5.37	25～56
自尊	11.93	2.45	5～15	12.06	2.23	5～15
环境控制感	21.94	3.69	9～30	21.94	3.31	10～29
性格	15.28	2.3	5～20	15.02	2.45	5～20
积极应对						
否	0.34	0.48	1	0.28	0.45	1

续表

变量	男（N = 318）			女（N = 268）		
	均值	标准差	赋值	均值	标准差	赋值
是	0.66	0.48	0	0.72	0.45	0
消极应对						
否	0.84	0.37	1	0.96	0.20	1
是	0.16	0.37	0	0.04	0.20	0

三 方法与策略

已有研究通常使用三种方法来测量和比较性别差异，一是直接从指数上测量和比较总体的性别差异；二是在控制了其他变量之后观测性别效应，即估计统计模型中性别系数的变化；三是测量不能被统计模型解释的性别差异部分的比例。本章的数据分析主要包括三个部分。第一部分是描述统计部分，主要比较已婚农民工人群心理失范，以及其他主要变量的性别差异。第二，采用一般多元线性回归模型评估已婚人群心理失范的影响因素，识别已婚农民工的心理失范是否存在性别差异。第三，分性别研究已婚男性与女性农民工心理失范的影响因素，识别已婚农民工心理失范机制是否存在性别差异。

第三节 已婚农民工心理失范及主要变量的性别差异

表 5 - 5 报告的是主要变量的均值及其性别差异。已婚农民工心理失范水平要低于农民工心理失范总体水平，但略高于正常水平。已婚农民工心理失范水平略比最高正常水平高 1.83，但比农民工总体心理失范水平低 1.49。

已婚男性农民工和已婚女性农民工心理失范水平极为接近，并不存在显著的性别差异。表 5 - 5 中的数据显示，已婚男性农民工心理失范水平为15.94，已婚女性农民工心理水平为 15.72。

与家庭角色相关的变量方面，已婚农民工的婚姻质量不存在显著的性别差异。夫妻资源比方面，只有丈夫收入小于妻子存在显著的性别差异，其中已婚男性农民工中丈夫收入小于妻子的比例要高出女性农民工 8 个百分点。在已婚农民工中，夫妻分居也存在显著的性别差异，其中已婚男性农民工夫妻分居的比例要高出已婚女性农民工 9 个百分点。成婚困难也存在显著的性别差异，其中已婚男性农民工经历过成婚困难的比例要高出已婚女性农民工 12 个百分点。未成年子女居住形式并不存在性别差异。

表 5 - 5　主要变量的均值及其性别差异

变量	总体	男	女	性别差异[1]
心理失范	15.83	15.94	15.72	0.22
婚姻质量	12.25	12.38	12.12	0.26
夫妻资源比				
丈夫收入小于妻子	0.26	0.30	0.22	0.08 *
丈夫收入适度大于妻子	0.32	0.30	0.33	- 0.03
丈夫收入极度大于妻子	0.43	0.40	0.45	- 0.05
成婚困难				
有	0.19	0.25	0.13	0.12 ***
没有	0.81	0.75	0.87	- 0.12 ***
夫妻居住形式				
一块居住	0.84	0.79	0.88	- 0.09 ***
分居	0.16	0.21	0.12	0.09 ***
未成年子女居住形式				
与自己一块生活	0.43	0.42	0.44	- 0.02
没有和自己一块生活	0.49	0.51	0.47	0.04
没小孩	0.08	0.07	0.09	- 0.02
职业				
体力劳动者	0.65	0.60	0.71	- 0.11 *
技术管理人员	0.26	0.27	0.26	0.01
有产者	0.08	0.13	0.04	0.09 ***
收入				
低收入	0.45	0.25	0.65	- 0.4 ***
中等收入	0.46	0.61	0.31	0.3 ***
高收入	0.09	0.13	0.04	0.09 ***
教育				
小学及以下	0.15	0.15	0.15	0
中学或中专	0.79	0.77	0.81	- 0.04
大专及以上	0.06	0.08	0.04	0.04 *
职业的稳定性				
不稳定	0.05	0.02	0.07	- 0.05 *
稳定	0.95	0.98	0.93	0.05 *

注：* $p < 0.5$，** $p < 0.01$，*** $p < 0.001$；[1]是表内男性数值与相应女性数值的差。

在与"养家糊口"相关的角色及特征中，职业存在显著的性别差异，其中已婚男性农民工中有产者的比重要高出已婚女性农民工9个百分点，已婚男性农民工中体力劳动者比例要比已婚女性农民工低11个百分点。收入也存在显著的性别差异，其中已婚男性农民工中低收入比例要比已婚女性农民工低40个百分点，已婚男性农民工中中等收入比例要高出已婚女性农民工30个百分点，已婚男性农民工中高收入比例要高出已婚女性农民工9个百分点。教育也存在显著的性别差异，其中男性农民工中大专及以上比例要高出女性4个百分点。职业的稳定性也存在显著的性别差异，其中，已婚男性农民工职业不稳定的比例要比已婚女性农民工低5个百分点。

第四节　已婚农民工心理失范的性别差异及其影响因素

为了估计已婚人群中性别对心理失范的效应以及这种效应如何受其他因素的影响，本章采用嵌套模型的方法建立了5个模型：首先是基准模型，仅加入性别变量，估计性别的效应。接下来分别加入个人特征和流动特征变量、婚姻家庭类变量、社会经济地位、社会资源和心理资源，以观察性别效应的变化（见表5-6）。

表5-6　各要素对性别差异效应的直接影响

变量	模型5-1	模型5-2	模型5-3	模型5-4	模型5-5
压力源					
个人特征					
性别（男=1）	0.007 (0.41)	-0.003 (0.43)	-0.006 (0.41)	0.05 (0.46)	0.42 (0.49)
年龄		-0.02 (0.03)	-0.04 (0.03)	-0.024 (0.03)	-0.04 (0.03)
健康（慢性病=1）		2.64** (0.92)	2.52** (0.87)	2.67** (0.9)	1.92* (0.94)
流动特征					
流动时间（短=1）		0.56 (1.02)	0.49 (0.95)	0.45 (0.96)	0.5 (1.00)
文化适应		0.04 (0.08)	0.07 (0.08)	0.09 (0.08)	0.09 (0.09)
务工安全感		-0.32*** (0.07)	-0.24*** (0.07)	-0.2** (0.07)	-0.12 (0.08)

续表

变量	模型 5-1	模型 5-2	模型 5-3	模型 5-4	模型 5-5
劳动强度①					
大		0.04 (0.51)	0.044 (0.48)	-0.15 (0.52)	-0.34 (0.55)
小		0.20 (0.49)	0.18 (0.46)	0.20 (0.48)	0.38 (0.52)
家庭结构					
婚姻质量			-0.39*** (0.08)	-0.4*** (0.08)	-0.29*** (0.09)
夫妻资源比②					
丈夫收入小于妻子			0.78 (0.51)	0.69 (0.52)	0.47 (0.56)
丈夫收入极度大于妻子			1.10* (0.46)	1.10* (0.47)	1.34** (0.50)
夫妻居住形式					
分居			1.66** (0.54)	1.71** (0.55)	1.57** (0.60)
未成年子女居住形式③					
与自己一块生活			0.02 (0.75)	-0.21 (0.77)	0.13 (0.81)
没有和自己一块生活			0.62 (0.74)	0.43 (0.77)	0.39 (0.81)
婚姻挤压					
成婚困难			0.196 (0.51)	0.29 (0.52)	-0.2 (0.55)
与"养家糊口"角色相关的社会经济地位					
职业④					
技术管理人员				0.62 (0.51)	0.72 (0.55)
有产者				0.31 (0.79)	0.34 (0.34)
收入⑤					
低收入				0.46 (0.77)	0.52 (0.83)
中等收入				0.17 (0.72)	0.67 (0.78)

续表

变量	模型 5 - 1	模型 5 - 2	模型 5 - 3	模型 5 - 4	模型 5 - 5
教育⑥					
中学或中专				0.84 (0.56)	1.07 + (0.60)
大专及以上				0.52 (0.97)	0.34 (1.08)
职业的稳定性(不稳定 = 1)				0.46 (0.98)	0.32 (1.03)
应对过程					
社会资源					
正式组织参与(没有 = 1)					0.92 (0.62)
社区活动参与(没有 = 1)					- 0.3 (0.44)
亲属网络					- 0.03 (0.02)
心理资源					
自我控制感					- 0.09 * (0.04)
自尊					- 0.17 + (0.10)
环境控制感					- 0.08 (0.08)
性格					- 0.33 ** (0.12)
积极应对(否 = 1)					0.99 + (0.53)
消极应对(否 = 1)					0.67 (0.80)
常数	15.97 ***	16.33 ***	19.12 ***	16.91 ***	26.11 ***
F	0.04	4.32 ***	5.95 ***	4.41 ***	4.66 ***
决定系数(Adjusted R^2)	0.002	0.04	0.11	0.11	0.19
样本	581	581	581	581	581

注：①参照项为"中"；②参照项为"丈夫收入适度大于妻子"；③参照项为"没小孩"；④参照项为"体力劳动者"；⑤参照项为"高收入"；⑥参照项为"小学及以下"。 $+ p < 0.1$, $* p < 0.5$, $** p < 0.01$, $*** p < 0.001$ 。括号里面的数字为标准误。

（1）性别效应

模型 5 - 1 是只加入性别的基准模型，观察性别的粗效应。性别的系数为 0.007，但不具有统计学意义上的显著性，同时模型也不显著。这说明在已婚农民工人群中心理失范不存在显著的性别差异。模型 5 - 2 在模型 5 - 1 的基础上加入了个人特征和流动特征变量，性别效应依然不显著，但性别系数变为负的，由 0.007 下降至 - 0.003，说明个人特征和流动特征会微弱影响性别效应；模型 5 - 3 在模型 5 - 2 的基础上加入了婚姻家庭类变量，性别系数进一步下降至 - 0.006；模型 5 - 4 在模型 5 - 3 的基础上加入了社会经济地位变量，性别效应依然没有显著性，但系数由负的转变为正的。这表明社会经济地位会微弱提升男性的心理失范水平。

综上，虽然婚姻家庭类变量和与"养家糊口"类相关的社会经济地位会影响到已婚农民工心理失范水平的性别效应，但已婚农民工心理失范水平并不存在性别差异。

（2）婚姻家庭类变量的影响

婚姻家庭类变量对已婚农民工心理失范具有重要的影响。模型 5 - 3 加入婚姻家庭类变量后，整个模型的解释力增加了 0.07。其中婚姻质量会显著影响已婚农民工的心理失范水平。在控制了其他因素的情况下，婚姻质量每提高 1 个单位，心理失范水平会降低 0.39 个单位。夫妻资源比也会影响已婚农民工的心理失范水平。在控制了其他因素的情况下，相对于家庭中夫妻资源比较均衡的家庭，丈夫收入极度大于妻子会提升已婚农民工的心理失范水平，但丈夫收入小于妻子并不会显著影响已婚农民工的心理失范水平。婚姻挤压对已婚农民工群体的心理失范没有显著的影响。夫妻居住形式会显著影响已婚农民工的心理失范水平。在控制了其他因素的情况下，夫妻分居会提高已婚农民工 1.66 个单位的心理失范水平。未成年子女居住形式对已婚农民工心理失范水平并没有显著的影响。

（3）社会经济地位的影响

社会经济地位除了对性别效应存在微弱的影响外，对已婚农民工的心理失范水平并不具有显著的影响。西方关于心理失范的研究发现，社会经济地位会显著影响心理失范，社会经济地位越低，心理失范越严重。但本章没有得出西方研究的结论，没有发现社会经济地位会显著影响已婚农民工的心理失范。

尽管在已婚农民工人群中性别对心理失范并不具有显著的影响，但家庭结构和社会经济地位对性别效应具有微弱的影响。其中婚姻家庭类变量会微弱降低已婚男性农民工心理失范水平，但社会经济地位会微弱提高已婚男性农民工心理失范水平。因而，有必要进一步分性别研究已婚男性农民工和已婚女性农民工心理失范的作用机制，以便比较男性和女性心理失范影响因素的差异，全面评估婚姻家庭类变量和社会经济地位等因素对已婚农民工心理失范的性别效应的影响。

第五节　已婚农民工心理失范影响因素的性别差异

为了全面评估婚姻家庭类变量和社会经济地位对已婚人群心理失范的影响，以及比较这些因素对男性与女性心理失范影响的差异，我们分别建立了两个模型：已婚男性农民工心理失范模型和已婚女性农民工心理失范模型。同时采用嵌套模型的方法分别建立了4个模型，以便观测各个因素的影响效应。

一　男性

模型5-6是基准模型，估计个人特征变量和流动特征变量对已婚男性农民工心理失范的影响。数据结果显示（见表5-7），仅有健康、务工安全感和劳动强度具有显著的影响，模型只能解释已婚男性农民工心理失范的5%。模型5-7在模型5-6的基础上加入了婚姻家庭类变量，模型的解释力增加了0.06。婚姻质量和夫妻居住形式会显著影响已婚农民工心理失范的水平，其中婚姻质量越高，心理失范水平越低；但夫妻分居会显著提升已婚男性农民工的心理失范水平。成婚困难对已婚男性农民工没有显著的影响。夫妻资源比对已婚男性农民工的心理失范也没有显著的影响。未成年子女居住形式对已婚男性农民工也不具有显著影响。

模型5-8在模型5-7的基础上加入了社会经济地位变量，结果显示，社会经济地位变量可以增加模型0.03的解释力。收入、教育和职业的稳定性会显著影响已婚农民工的心理失范，其中相对于高收入而言，低收入会提

表 5 - 7　已婚男性农民工心理失范的影响因素

变量	模型 5 - 6	模型 5 - 7	模型 5 - 8	模型 5 - 9
压力源				
个人特征				
年龄	- 0. 03 (0. 035)	- 0. 04 (0. 037)	- 0. 02 (0. 04)	- 0. 03 (0. 04)
健康（慢性病 = 1）	2. 45 * (1. 19)	2. 41 * (1. 15)	2. 50 * (1. 17)	2. 77 * (1. 29)
流动特征				
流动时间（短 = 1）	0. 55 (1. 79)	0. 15 (1. 75)	- 0. 14 (1. 76)	- 2. 1 (2. 24)
文化适应	- 0. 10 (0. 11)	0. 007 (0. 11)	- 0. 007 (0. 11)	- 0. 04 (0. 13)
务工安全感	- 0. 31 *** (0. 09)	- 0. 2 * (0. 09)	- 0. 15 (0. 10)	- 0. 02 (0. 11)
劳动强度①				
大	- 0. 43 (0. 64)	- 0. 41 (0. 63)	- 1. 05 (0. 69)	- 1. 13 (0. 78)
小	1. 34 * (0. 61)	1. 1 + (0. 60)	0. 68 (0. 62)	0. 61 (0. 72)
家庭结构				
婚姻质量		- 0. 27 ** (0. 10)	- 0. 24 * (0. 10)	- 0. 17 (0. 12)
夫妻资源比②				
丈夫收入小于妻子		- 0. 25 (0. 65)	- 0. 50 (0. 66)	- 0. 67 (0. 77)
丈夫收入极度大于妻子		0. 41 (0. 62)	0. 84 (0. 63)	0. 93 (0. 72)
夫妻居住形式				
分居		2. 31 *** (0. 67)	2. 21 *** (0. 67)	2. 40 ** (0. 80)
未成年子女居住形式③				
与自己一块生活		- 0. 40 (1. 05)	- 0. 70 (1. 06)	- 0. 54 (1. 20)
没有和自己一块生活		0. 12 (1. 04)	0. 02 (1. 05)	- 0. 2 (1. 21)
婚姻挤压				
成婚困难		0. 29 (0. 61)	0. 21 (0. 62)	- 0. 57 (0. 68)

续表

变量	模型 5 - 6	模型 5 - 7	模型 5 - 8	模型 5 - 9
与"养家糊口"角色相关的社会经济地位				
职业④				
技术管理人员			0.66 (0.69)	0.83 (0.79)
有产者			0.73 (0.91)	0.6 (1.05)
收入⑤				
低收入			2.16* (0.99)	2.59* (1.10)
中等收入			1.11 (0.82)	1.51+ (0.92)
教育⑥				
中学或中专			1.87* (0.75)	2.37* (0.85)
大专及以上			2.35* (1.15)	2.38+ (1.36)
职业的稳定性(不稳定 =1)			3.04+ (1.74)	4.29* (1.85)
应对过程				
社会资源				
正式组织参与(没有 =1)				1.65* (0.85)
社区活动参与(没有 =1)				- 0.96 (0.61)
亲属网络				0.03 (0.03)
心理资源				
自我控制感				- 0.06 (0.06)
自尊				- 0.24+ (0.13)
环境控制感				- 0.04 (0.12)
性格				- 0.19 (0.18)

续表

变量	模型 5-6	模型 5-7	模型 5-8	模型 5-9
积极应对(否=1)				1.90*
				(0.77)
消极应对(否=1)				1.28
				(0.10)
常数	18.75***	19.1***	15.10***	18.95***
F	3.61***	3.94***	3.37***	3.21***
决定系数(Adjusted R^2)	0.05	0.11	0.14	0.22
样本	318	318	318	318

注：①参照项为"中"；②参照项为"丈夫收入适度大于妻子"；③参照项为"没小孩"；④参照项为"体力劳动者"；⑤参照项为"高收入"；⑥参照项为"小学及以下"。$+p<0.1$，$*p<0.5$，$**p<0.01$，$***p<0.001$。括号里面的数字为标准误。

升已婚男性农民工 2.16 个单位的心理失范水平，中等收入对已婚农民工心理失范不具有显著影响；相对于教育程度只有小学及以下的已婚男性农民工，中学或中专受教育程度会提高已婚男性农民工 1.87 个单位的心理失范水平，大专及以上受教育程度会提高已婚男性农民工 2.35 个单位的心理失范水平；不稳定的就业在 0.1 的水平上也会提高已婚男性农民工 3.04 个单位的心理失范水平。

模型 5-9 在模型 5-8 的基础上加入了心理资源和社会资源，结果显示，流动特征类变量中的务工安全感不再显著。婚姻家庭类变量中的婚姻质量的影响也不再显著，但影响系数为负；夫妻分居对已婚男性农民工的心理失范的影响依然显著；收入对已婚男性农民工的影响增强了，其中低收入的影响增加至 2.59 个单位，中等收入在 0.1 的显著水平上也会提高已婚男性农民工 1.51 个单位的心理失范水平。教育的影响也增强了，中学或中专受教育程度对已婚男性农民工心理失范的影响增加至 2.37 个单位，大专及以上受教育程度对已婚男性农民工心理失范的影响增加至 2.38 个单位；不稳定的职业对已婚男性农民工心理失范的影响增加到了 4.29。这说明在控制了应对资源后，社会经济地位对已婚男性农民的影响增强了。

就社会资源来看，仅有正式组织的社会参与的缺少会显著提升已婚男性农民工的心理失范水平，社区活动参与和亲属网络对已婚男性农民工的心理失范都没有显著的影响。就心理资源来看，仅自尊和积极应对会对已婚男性农民工心理失范具有显著的影响。其中，自尊越高，已婚男性农民工心理失范的水平越低；没有采用积极的应对，即没有采用运动、闲逛或聊天来应对心理压力会提高已婚男性农民工的心理失范水平。此外，自我控制感、环境控制感和外向型的性格仅对心理失范具有负向的影响，但不显著。

二 女性

本节报告的是已婚女性农民工心理失范的影响因素（见表5-8）。模型5-10是基准模型，仅加入个人特征变量和流动特征变量。结果显示，仅健康和务工安全感具有显著的影响，其中健康在0.1的水平上会提高已婚女性农民工2.20个单位的心理失范水平；务工安全感会显著降低已婚女性农民工的心理失范水平。在纳入其他变量后，健康对已婚女性农民工的心理失范不再具有显著的影响，务工安全感在0.1的水平还具有显著影响，文化适应对已婚女性的心理失范具有了显著影响，但对已婚女性农民工而言，其越认同城市文化，心理失范水平反而越高。

模型5-11在模型5-10的基础上加入了婚姻家庭类变量，模型的解释力增加了0.07，其中婚姻质量、夫妻资源比会显著影响已婚女性农民工心理失范水平。婚姻质量会降低已婚女性农民工心理失范的水平，婚姻质量越高，已婚女性农民工的心理失范水平会越低；但夫妻资源比会提升已婚女性农民工心理失范的水平，丈夫收入小于妻子和丈夫收入极度大于妻子都会显著提升已婚女性农民工的心理失范水平。但婚姻挤压、夫妻分居和未成年子女居住形式并不会对已婚女性农民工的心理失范产生显著的影响。

模型5-12在模型5-11的基础上加入了社会经济地位变量。社会经济地位对已婚女性农民工心理失范并不具有显著的影响，仅职业中的有产者、收入中的低收入和中等收入、教育中的大专及以上的受教育水平和职业的不稳定对已婚女性农民工的心理失范的影响系数为负，说明这些因素并没有对已婚女性农民工的心理失范产生重要影响。

模型5-13在模型5-12的基础上加入了心理资源和社会资源，这时职业的稳定性在0.1的水平上对已婚女性农民工心理失范具有显著的影响，其中相对于稳定的职业，不稳定的职业反而可以降低其心理失范水平。

社会资源中仅有亲属网络对已婚女性农民工的心理失范具有显著的影

响,其中亲属网络规模越大,已婚女性农民工的心理失范水平越低。正式组织参与和社区活动参与对已婚女性农民工的心理失范都不具有显著的影响。

心理资源中仅自我控制感和性格在 0.1 的水平上对已婚女性农民工的心理失范具有显著的影响。其中自我控制感越高,心理失范水平越低;性格越外向,心理失范水平也会越低。自尊、环境控制感和消极应对对女性农民工心理失范的影响为负向的,说明自我态度越积极、环境控制感越高和不会采用酗酒、发脾气等方式来应对压力对已婚女性农民工的心理失范水平具有正效应。

表 5 - 8 已婚女性农民工心理失范的影响因素

变量	模型 5 - 10	模型 5 - 11	模型 5 - 12	模型 5 - 13
压力源				
个人特征				
年龄	- 0.02 (0.05)	- 0.04 (0.05)	- 0.02 (0.05)	- 0.03 (0.05)
健康(慢性病 = 1)	2.20 + (1.32)	2.59 * (1.33)	2.60 + (1.40)	0.91 (1.40)
流动特征				
流动时间(短 = 1)	0.10 (0.19)	1.09 (1.17)	1.29 (1.19)	1.59 (1.15)
文化适应	0.15 (0.13)	0.13 (0.12)	0.17 (0.13)	0.24 + (0.13)
务工安全感	- 0.37 *** (0.11)	- 0.26 * (0.11)	- 0.21 + (0.12)	- 0.2 + (0.12)
劳动强度[①]				
大	0.49 (0.77)	0.22 (0.75)	0.51 (0.84)	0.22 (0.83)
小	- 0.86 (0.74)	- 0.87 (0.72)	- 0.6 (0.75)	- 0.28 (0.75)
家庭结构				
婚姻质量		- 0.54 *** (0.12)	- 0.54 *** (0.12)	- 0.43 *** (0.13)
夫妻资源比[②]				
丈夫收入小于妻子		1.81 * (0.82)	1.52 + (0.87)	1.2 (0.85)

变量	模型 5 - 10	模型 5 - 11	模型 5 - 12	模型 5 - 13
丈夫收入极度大于妻子		1.75 * (0.69)	2.09 ** (0.72)	2.27 *** (0.70)
夫妻居住形式				
分居		0.50 (0.95)	0.59 (0.97)	1.02 (0.92)
未成年子女居住形式③				
与自己一块生活		0.32 (1.06)	0.10 (1.13)	0.54 (1.12)
没有和自己一块生活		1.05 (1.06)	0.63 (1.13)	0.49 (1.11)
婚姻挤压				
成婚困难(有 =1)		0.16 (0.89)	0.14 (0.90)	- 0.33 (0.91)
与"养家糊口"角色相关的 社会经济地位				
职业④				
技术管理人员			0.33 (0.79)	0.06 (0.79)
有产者			- 1.52 (1.59)	- 0.57 (1.68)
收入⑤				
低收入			- 1.52 (1.50)	- 1.94 (1.52)
中等收入			- 1.43 (1.48)	- 1.04 (1.50)
教育⑥				
中学或中专			0.15 (0.86)	0.08 (0.87)
大专及以上			- 1.7 (1.97)	- 1.39 (1.92)
职业的稳定性(不稳定 =1)			- 1.44 (1.24)	- 2.15 + (1.26)
应对过程				
社会资源				
正式组织参与(没有 =1)				0.59 (0.95)

续表

变量	模型 5 - 10	模型 5 - 11	模型 5 - 12	模型 5 - 13
社区活动参与(没有 = 1)				0.39 (0.65)
亲属网络				- 0.08 ** (0.03)
心理资源				
自我控制感				- 0.11 + (0.06)
自尊				- 0.15 (0.15)
环境控制感				- 0.15 (0.12)
性格				- 0.26 + (0.16)
积极应对(否 = 1)				0.64 (0.75)
消极应对(否 = 1)				- 0.33 (1.54)
常数	15.42 ***	19.76 ***	19.42 ***	32.51 ***
F	3.42 **	4.04 ***	2.93 ***	3.67 ***
决定系数(Adjusted R^2)	0.06	0.13	0.13	0.25
样本	263	263	263	263

注：①参照项为"中"；②参照项为"丈夫收入适度大于妻子"；③参照项为"没小孩"；④参照项为"体力劳动者"；⑤参照项为"高收入"；⑥参照项为"小学及以下"。$+ p < 0.1$，$* p < 0.5$，$** p < 0.01$，$*** p < 0.001$。括号里面的数字为标准误。

第六节　小结与讨论

本章的主要目标是验证已婚农民工群体的心理失范是否存在性别差异，婚姻挤压、家庭结构类变量和与"养家糊口"角色相关的社会经济地位对已婚农民工心理失范是否具有影响，以及这些变量对已婚农民工心理失范的影响是否存在性别差异。本章分两步验证以上目标：第一步，通过直接比较心理失范、家庭结构类变量和社会经济地位的性别差异，建立已婚全样本模型分析性别效应。第二步，分别建立已婚男性农民工样本模型和已婚女性农民工样本模型，比较主要变量对已婚男性农民工和已婚女性农民工心理失范影响作用的差异。通过分析获得以下发现。

第一，已婚农民工群体心理失范并不存在显著的性别差异，家庭结构类变量会微弱降低性别对心理失范的负面效应，但社会经济地位会微弱提升性别对心理失范的负面效应。第二，家庭结构变量中的婚姻质量、夫妻资源比和夫妻居住形式对已婚农民工心理失范具有显著的影响，但成婚困难和未成年子女居住形式对已婚人群并没有显著影响；社会经济地位对已婚农民工没有显著的影响。第三，与"养家糊口"角色相关的社会经济地位和家庭结构类变量对已婚农民工心理失范的影响存在性别差异。从社会经济地位来看，社会经济地位对已婚男性农民工心理失范的影响更大，其中职业不稳定、低收入和较高水平的教育会对已婚男性农民工心理失范产生显著的负面影响，但对已婚女性农民工心理失范不会产生这种影响，反而这些因素会对已婚女性农民工心理失范产生正效应。从家庭结构来看，婚姻质量对已婚女性农民工具有显著的影响；夫妻居住形式对已婚男性农民工具有显著的影响；夫妻资源比的失衡对已婚女性农民工的心理失范具有负面影响，但对已婚男性农民工的影响很小，其中妻子资源比丈夫多对已婚男性农民工的心理失范并没有显著的影响，但丈夫资源比妻子多会显著提升女性农民工心理失范水平；成婚困难和未成年子女居住形式对已婚男性农民工和已婚女性农民工的心理失范都没有显著的影响。本章的假设5-1、假设5-2、假设5-4、假设5-7基本得到验证，假设5-3部分得到验证，假设5-5和假设5-6没有得到验证。以下我们将对这些研究发现进行具体讨论。

与"养家糊口"角色相关的社会经济地位对已婚农民工心理失范的影响存在性别差异，假设5-2基本得到验证。除了职业外，收入、教育和职业的稳定性对已婚农民工心理失范的影响存在显著的性别差异。收入仅对已婚男性农民工心理失范具有显著的影响。低收入会显著提升已婚男性农民工的心理失范水平；受教育程度也仅对已婚男性农民工心理失范具有显著影响，受教育程度越高，心理失范程度反而越高；而职业的不稳定性会显著提升已婚男性农民工的心理失范水平，但会降低女性的心理失范水平。我们认为这可能与已婚农民工家庭性别角色分工有关。

低收入对已婚男性农民工心理失范的负面影响要比已婚女性农民工显

著。在人口流动的背景下，一方面，社会角色层面的"男主外、女主内"的传统性别角色分工逐渐瓦解，女性从农村到城市务工，逐渐从扮演家庭角色转换为扮演社会角色，这些变化会挑战男性传统的角色权威；另一方面，文化层面的"男主外、女主内"性别角色期待依然牢固，在文化层面，男性依然是"一家之主"，拥有较高的家庭地位和权威，而男性在家庭中的权威地位和家长身份是以经济贡献为基础的，而社会也对男性在家庭经济支持上有更多的期待。因而，尽管人口流动正在重新建构家庭中男性与女性的社会角色分工，但性别角色文化依然期待男性承担"养家糊口"的责任。收入低、就业不稳定和教育回报低不利于男性在城市立足、获取地位，不合格的家长角色的扮演也会威胁男性对其家长身份的认同，导致其遭遇角色紧张问题，进而导致已婚男性农民工出现心理失范。与已婚男性农民工不同的是，已婚女性农民工不受来自文化上"养家糊口"压力的影响。文化层面的性别角色分工更多期待女性扮演"相夫教子"的角色，这种角色期待也使女性在社会化过程中逐渐形成了对"主妇"角色的认同，与"相夫教子"相关的角色扮演会影响已婚女性的角色认同，但与经济支持相关的角色扮演对已婚女性的角色认同并不构成重要的威胁。因而，无论是社会角色期待，还是自我认同，与"养家糊口"相关的角色扮演对已婚女性的影响都要小于已婚男性。

高教育水平对已婚男性农民工心理失范的负面影响要比已婚女性农民工显著。以往的研究发现教育可以提高人们的心理福利，但本章得出了相反的结论，受教育程度高反而会加剧已婚男性农民工的心理失范。其原因可能与目前以户籍制度为核心的城乡二元社会结构和高等教育扩招后的"文凭贬值"有关。一方面，在城乡二元社会结构下，户籍作为一项"社会屏蔽"制度，将农民工群体排斥在城市社会资源之外（李强、唐壮，2002），教育的社会流动筛选功能被扭曲。另一方面，中国高等教育扩招后，文凭不断贬值，而受过较高教育的农民工对教育改变命运的期望很高，但教育水平越高，农民工心理落差反而越大，进而加剧农民工的心理失范。

职业不稳定对已婚男性农民工心理失范的负面影响要比已婚女性农民工显著。本章发现职业不稳定会显著提升已婚男性农民工的心理失范水平，上文已经讨论过，这里不再赘述。但职业不稳定可能会降低已婚女性农民工的心理失范水平。我们认为这可能与性别角色期待和变量的测量有关。第一，本章采用周工作时间来测量职业的稳定性，其中周工作五天及以上被定义为就业稳定，五天以下被定义为不稳定。周工作时间过长，可能增加已婚女性的劳动强度，特别是可能会导致已婚女性遭遇工作角色和家庭角色之间的冲突与紧张，而周工作天数在五天以下，一方面可以降低劳动强度，另一方面也可以缓解家庭角色与工作角色之间的紧张。第二，上文讨论过已婚男性与已婚女性在家庭支持方面的性别差异，女性并不面临与"养家糊口"相关的角色期待的压力，因而，女性遭遇的由家庭经济支持角色带来的紧张感要小于男性，因而职业不稳定反而可能降低已婚女性农民工的心理失范水平。

关于家庭结构类变量对已婚农民工心理失范影响的性别差异问题。夫妻资源比对已婚男性农民工和已婚女性农民工的影响存在性别差异，相对于夫妻资源相对均衡的已婚男性农民工，丈夫收入极度大于妻子对已婚男性农民工心理失范不具有显著的影响，但会对已婚女性农民工的心理失范产生显著的负面影响；而丈夫的收入比妻子少，对已婚男性农民工和女性农民工心理失范都没有显著的影响。假设 5 - 3 部分得到验证，其中假设 5 - 3a 没有得到验证，假设 5 - 3b 得到了验证。丈夫收入极度大于妻子会对已婚女性农民工的心理失范产生显著的负面影响，这可能与基于传统的性别角色分工形成的家庭内两性权力关系有关。在父权社会中，性别角色的分工使男性更多地从事与社会生产相关的社会角色，而女性更多地从事照顾家庭的角色，这种角色的分工往往导致男性对家庭的经济资源贡献大于女性，男性也因此获得了更高的家庭地位和更大的家庭权威，成为"一家之主"。基于性别角色分工赋予了男性更多的社会角色和更大的家庭权威，这种角色分工也期待男性提供更多的家庭经济支持，因而男性的这一角色也被更多地嵌入文化制度。因而在夫妻的资源对比中，丈夫比妻子的收入高不会对男性心理失范产生负面影响。与已婚男性不同的是，社会性别角色分工导致女性在家庭中处于弱势地位，丈夫的收入比妻子高，妻子就可能处于更低的家庭地位，家庭权力也可能失衡，从而导致已婚女性出现心理失范。

另外，相对于夫妻资源相对平衡，妻子的收入比丈夫高对已婚男性农民工和已婚女性农民工心理失范都没有显著的影响。我们认为可能存在以下几种可能，一是妻子收入增加，挑战丈夫在家庭中的地位，进而可能会增加家庭矛盾，从而可能抵消妻子收入增加带来的正效益；二是妻子收入比男性高，可以间接反映出妻子劳动强度和工作压力大，这也可能导致其出现心理压力；三是依据传统的性别角色分工，男性的家庭角色是"养家糊口"，而女性的家庭角色是"照顾家庭"，但妻子承担越来越多"养家糊口"的责任，这会让妻子感到心理失调。与已婚女性农民工不同的是，妻子收入比丈夫高并不会对已婚男性农民工心理失范产生负面影响。在假设中，我们假定妻子收入比丈夫高可能会危及丈夫的"家长地位"及相应的身份认同，但研究并没有支持这一推理。西方的研究也发现妻子收入的增加并不会降低丈夫的心理福利。可能是由于妻子收入增加提高了家庭整体的经济福利，降低了丈夫"养家糊口"的压力，化解了妻子收入比丈夫高带来的"家长地位"危机。值得探讨的是，丈夫资源极度大于妻子会显著提升妻子的心理失范水平，虽然妻子收入比丈夫高并没有显著改善其心理失范状况，但也没有增加其心理失范程度。一个具有意义又充满挑战的推理就是：在社会流动的背景下，基于传统的性别分工逐渐被打破，伴随女性外出务工，女性对家庭的经济贡献逐渐增加了，这会逐渐调节两性之间的权力对比，促进男女平等。

夫妻分居对已婚男性农民工心理失范的负面影响要比已婚女性农民工显著，假设 5 - 4 得到验证。本章研究的都是已婚人群，在男性农民工人群中，相对于夫妻生活在一块的男性农民工，夫妻分居会显著提升男性农民工的心理失范水平。这一发现近一步完善了婚姻对男性心理福利具有正效应的理论。已有研究认为婚姻对男性与女性都具有正效应，为何夫妻分居仅对男性农民工的心理失范产生显著的负面影响呢？我们认为，除了婚姻本身具有提供社会支持和促进健康行为的作用外，社会流动改变了传统的家庭角色分工可能是另一个重要的原因。根据性别角色分工模式，女性通常在家庭中承担更多的家务劳动，包括照顾家庭和小孩。但在人口流动的背景下，传统的家务劳动分担发生了变化，流动到城市的已婚男性农民工不得不自己承担基本的家务劳动，包括做饭、洗衣服等。一方面这些工作对男性来说是相对陌生的，他们会遇到一些生活适应性困难；另一方面，突然增加的家务劳动也会导致男性经历工作和家务劳动之间的角色冲突和角色紧张，这些都可能导致已婚男性农民工出现心理失范。然而单独到城市务工使已婚女性面临与已婚男性不同的角色结构，对于已婚女性农民工来说，一方面，家务劳动对她们来说轻车熟路，家务劳动不会对已婚女性农民工构成什么挑战；另一方面，丈夫和小孩不在身边，反而让她们从繁重的家务劳动中解放了出来，获得了更多自由的时间。已婚女性农民工即使与丈夫处于分居状态，也不会出现心理失范。西方的相关研究普遍认为已婚人群中女性心理福利比男性差的关键原因在于女性扮演主要的家庭角色（Denton and Walters，1999），一方面，照顾家庭和小孩不仅价值回报低，而且会限制女性的社会交往；另一方面，职业已婚女性比职业已婚男性更可能遭遇家庭角色和职业角色带来的角色冲突和紧张问题。因而，流动人口背景下单独到城市务工的已婚女性农民工从家庭角色中解放出来可以解释为何夫妻分居对已婚女性农民工的心理失范没有显著的影响。这也表明，婚姻带来的家务分担也会影响已婚男性农民工的心理失范，在人口流动的背景下，男性同样可能遭遇职业角色和家庭角色之间的不协调带来的心理紧张，从而扩展了暴露差异假设的解释范围。

未成年子女的居住形式对已婚农民工的心理失范没有显著的影响，假设 5 - 5 没有得到验证。西方的相关研究认为家庭中有未成年的小孩，特别是学龄前的小孩是已婚职业女性的心理福利比已婚职业男性差的重要影响因素（Aneshensel，Frerichs and Clark，1981）。然而，本章并没有发现与未成年子女一块生活会显著影响已婚男性农民工和女性农民工的心理失范。我们认为可能有三个因素导致本章的发现与西方的研究结论不一致：一是本章样本人群主要是外出务工的农民工人群，很多农民工将年幼需要特别照顾的小孩留在老家；二是尽管有部分外出务工者将未成年孩子带了出来，但这些未成年孩子可能已经上学了，不需要太多的照顾；三是虽然有些小孩还未成年，但已经不再上学而是随父母出来务工。受到数据信息的限制，本章并不能给出更为明确的解释，这个问题有待于后续更为深入的研究。

婚姻挤压对已婚男性农民工和已婚女性农民工都没有显著的影响，假设 5-6 没有得到验证。数据分析结果显示，曾经经历成婚困难并不会导致已婚人群出现心理失范，假设 5-6 没有得到支持。该假设被推翻，间接地证明了婚姻本身对心理失范具有正效应。根据默顿的失范理论逻辑，实现成功的机会受到阻碍会导致个体出现紧张和心理失范，当行动者获得机会并取得了成功，他就不会经历机会受阻的压力，因而也不会导致心理失范。对于部分农民工而言，他们尽管经历过成婚困难，但他们最后获得了成婚机会并结婚了，这样其实现婚姻目标的阻碍也就没有了，婚姻挤压的经历也不会导致其出现心理失范。因而，可以认为婚姻挤压仅会对寻找对象的未婚人群产生负面的影响，对已婚人群不会产生负面影响。

婚姻质量对已婚女性农民工心理失范影响的正效益要比已婚男性农民工显著，假设 5－7 得到了验证。这一发现基本与已有研究的发现是一致的，即婚姻质量对女性农民工心理状况的影响更为显著。

其他因素对已婚农民工心理失范影响的性别差异如下。健康仅对已婚男性农民工心理失范具有显著影响，有慢性病会显著提升已婚男性农民工心理失范水平。我们认为其原因可以归结为男性所扮演的社会角色和性别角色。健康可能会导致社会排斥的出现，患有慢性病会减少男性农民工参与劳动的机会和降低劳动效率，导致男性农民工不能很好地履行职业责任，从而可能导致劳动力市场对其排斥；另外，劳动力市场排斥会直接导致已婚男性农民工不能很好地向家庭提供经济支持，从而危及其在家庭中的家长身份和角色认同，进而导致其出现心理失范问题。然而，女性较少受到"养家糊口"角色带来的认同危机，因而，即使健康带来了劳动市场排斥，其给女性带来的心理压力也要比男性小。文化适应仅对已婚女性农民工心理失范具有显著的影响，其中接受城市文化反而会加剧其心理失范。我们认为已婚女性越是接受城市文化，其就越可能遭遇城市文化与家乡传统文化之间的冲突，这种文化的冲撞会导致其遭遇心理紧张；同时，相对于男性，女性受更多文化规范的约束，当已婚女性农民工接受城市文化而背离传统的家乡文化时，她可能受到来自社区的更大压力。务工安全感也仅对已婚女性农民工的心理失范具有显著的影响，其中务工安全感越高，心理失范水平会越低。这可能与男女性别社会化差异有关，女性的社会化经历导致女性对安全感更为敏感。

总之，通过以上对已婚农民工人群心理失范的现状及影响因素性别差异的分析与讨论，我们发现，已婚农民工的心理失范并不存在性别差异，但已婚农民工人群心理失范的影响因素存在性别差异，这种性别的差异又嵌入转型社会。回到社会转型与性别平等的问题，我们发现夫妻分居仅会显著提升已婚男性农民工的心理失范水平，这表明女性从家庭劳动中解放出来，虽然会对男性产生一些负面影响，但可以提升女性的福利；流动总体上可能会提高女性的福利，我们的研究发现妻子收入比男性高，也会略微提升女性的心理失范水平，但丈夫收入极度大于妻子会显著提升女性的心理失范水平，这说明，虽然流动给女性带来的经济收入增加也可能导致女性遭遇心理压力，但相对于收入低导致的家庭地位低和家庭权力失衡，经济资源的增加带来的正效应要更大。社会经济地位对已婚男性农民工心理失范的显著影响，也表明在人口流动的背景下，随着女性在家庭中经济贡献越来越大，男性的在家庭中的地位和身份可能会受到挑战，这可能有利于促进传统型家庭模式向平等型家庭模式转变。

第六章 未婚农民工心理失范性别差异研究

第一节 研究目标及研究假设

一 研究目标

根据暴露差异假设，已婚人群所具有的身份和与相应身份对应的角色扮演的差异是男性与女性心理失范和心理福利不平等的重要影响因素。西方的研究普遍认为与已婚人群不同的是，未婚人群在身份与角色扮演上并不存在显著的性别差异，这使得未婚人群的心理福利趋于类似（Gove，McCorkel，Fain et al. , 1967）。大部分经验研究支持了该假设，这些研究发现在未婚人群中，心理福利并不存在显著的差异（Wu and DeMaris, 1996）。也有一些研究发现未婚对男性更为不利，未婚男性的心理福利要比未婚女性差（Radloff, 1975）；还有个别研究得出相反的结论，即未婚女性的心理福利不如未婚男性（Fox, 1980）。尽管相关经验研究的结论并不完全一致，但绝大多数研究认为，相对于已婚人群，未婚人群心理福利的性别差异更小（Gove，McCorkel，Fain et al. , 1967）。

然而，以上的结论都是基于对社会结构相对稳定的西方社会的研究得出的。这些研究普遍假定在未婚人群中，男性与女性面临类似的约束结构和扮演类似的角色，这是未婚男性和未婚女性心理福利趋同的关键因素。根据这个逻辑反推，如果未婚男性和未婚女性处于不同的社会情境，面对不同的约束结构，特别是这些具有负面影响的社会情境，他们则可能遭遇不同的问题冲突，这就意味着未婚男性和未婚女性的心理福利可能存在差异。就中国而言，性别失衡与人口流动使未婚农民工人群面临不同于西方社会的约束结构。就性别失衡来看，性别失衡导致未婚男性与未婚女性面临不同的婚姻约束结构。2000 年以来，性别失衡导致的男性过剩，已使成年男性遭遇婚姻挤压。据推算，2013 年之后平均每年约有 120 万男性在婚姻市场上找不到初婚对象（李树茁等，2006）。根据 2005 年全国 1% 人口抽样调查的数据，中国几乎所有省份的农村地区都存在不同程度的女性缺失问题（Davin，2007）。婚姻市场中女性缺失会导致单身男性，尤其是贫困农村地区的男性面临婚姻挤压问题，但婚姻市场中男性的过剩呈现出对女性择偶有利的趋势，可以使女性在与男性的婚姻博弈过程中处于主动地位。就人口流动来看，人口流动可能会加剧未婚男性农民工的婚姻挤压程度。有关婚姻迁移的研究表明，伴随大规模乡城人口流动，远距离的婚姻迁移越来越多，其中主要表现为内陆农村地区的未婚女性农民工通过劳动迁移嫁入沿海省份（Fan and Li，2002）。由于女性通过婚姻实现的迁移可能是永久性的，而父系制度和户籍制度挤压下男性的迁移大多是暂时的，因而女性通过婚姻实现永久性迁移会导致单身男性农民工面临更为严峻的婚姻挤压问题。

与此同时，性别失衡下对男性婚姻的挤压可能会加剧未婚成年男性之间成婚机会的竞争。女性婚姻梯度迁移的规律使女性将男性的社会经济地位作为其择偶的重要标准之一。在失衡的婚姻市场中，男性过剩和女性短缺导致女性拥有更多的选择配偶机会，从而使女性更为看重男性的社会经济地位和"养家糊口"的能力，从而可能加剧未婚成年男性在与"养家糊口"相关的社会经济地位和能力等方面的竞争。因而，与未婚女性农民工相比，与"养家糊口"相关的社会经济地位对未婚男性农民工的心理失范具有更为重要的影响。

虽然性别失衡导致的男性过剩和女性短缺形成了有利于女性的婚姻市场，但在非均衡的婚姻市场中，女性也可能面临非结构性的婚姻挤压问题。已有研究证明婚姻目标受挫会导致个体出现心理失范（Lee，1974）。两类因素影响人们的婚姻机会，即婚姻市场中可婚配对象的数量和质量（Crowder and Tolnay，2000；Grossbard and Amuedo‑Dorantes，2005）。其中数量供求的失衡往往会导致过剩人群在婚姻市场中处于被挤压状态进而被迫失婚，而婚姻市场中可婚配对象在质量上的不匹配也会导致部分人群受到婚姻挤压进而主动放弃结婚。由于女性倾向于选择社会经济地位较高的男性，而男性倾向于选择社会经济低于自己的女性（Ston，Shackelford and Buss，2007），因而，在非均衡的婚姻市场中，女性可能遇到婚姻市场中可婚配对象质量失衡带来的婚姻挤压问题。对未婚农民工群体而言，虽然性别失衡形成了有利于女性的婚姻市场，但受到地理空间、社会经济地位、个人特征等因素的影响，婚姻市场更多地呈现为地方婚姻市场，具有非均衡性的特点，特别是对农民工而言，其主要根据工作地点来安排居住和活动的空间，而农民工从事的众多职业，如建筑业、餐饮服务业等普遍存在职业的性别隔离等问题，从而使农民工面临一个被分割的非均衡婚姻市场。由于女性倾向于选择比自己社会经济地位高的男性，当婚姻市场中缺乏与预期社会经济地位相符合的单身男性时，女性又不愿意降低择偶标准，可能主动放弃成婚，从而遭遇非结构性的婚姻挤压问题。

尽管国内一些研究已经注意到性别失衡导致的婚姻挤压可能会加剧未婚男性的心理失范（李卫东、胡莹，2012），但这些研究并没有系统地分析性别失衡背景下农民工心理失范的性别差异及心理失范影响因素的性别差异问题，同时这些研究也没有系统地探讨性别失衡对两性平等的影响。

基于以上的特殊情境和研究空间，本章主要考察性别失衡背景下未婚农民工心理失范的作用机制及其性别差异。

具体而言，本章将在第三章的分析框架基础上，进一步细化性别失衡背景下未婚农民工心理失范的分析框架，并在此基础上建立回归模型，以分析以下问题。

第一，未婚农民工群体的心理失范水平是否存在性别差异？

第二，婚姻挤压因素和与"养家糊口"角色相关的社会经济地位因素是不是影响未婚农民工心理失范性别差异的重要因素？

第三，婚姻挤压因素和与"养家糊口"角色相关的社会经济地位因素对未婚农民工心理失范的影响是否存在性别差异？

二　研究假设

已有研究普遍认为未婚男性与未婚女性所扮演的社会角色极为相似，他们的心理福利和心理失范水平也较为接近（Gove，1972a）。然而，在性别失衡的背景下，未婚男性因面对女性短缺的婚姻市场结构而遭遇婚姻挤压的问题（李树茁等，2006）。特别是在人口流动的背景下，伴随女性农民工通过职业流动嫁入流入地，实现永久性婚姻迁移，来自落后农村地区的未婚男性农民工可能面临更为严峻的婚姻挤压问题，从而可能导致这些未婚男性出现严重的心理紧张。另外，个体的社会属性是其实现婚配的重要条件，对男性尤其如此。在性别失衡下，婚姻挤压会加剧未婚男性间成婚机会的竞争，而成婚机会的竞争直接通过个体的社会经济地位和谋生能力来体现。因而，与"养家糊口"角色相关的社会经济地位成为未婚男性农民工心理失范的另一个重要因素。本节将从婚姻挤压和与"养家糊口"角色相关的社会经济地位这两个方面来检验未婚农民工心理失范性别差异的决定因素及其影响因素的性别差异。

1. 未婚农民工人群心理失范性别差异检验

Gove（1972a）最早关注婚姻、性别与心理福利的关系，他认为已婚女性遭受心理压力的风险比已婚男性大；但未婚男性遭遇心理压力的风险比已婚男性大。Radloff（1975）通过对各类婚姻类型的研究发现，在从未结婚、离异和丧偶的人群中，男性的心理福利要比女性差。另一些研究从暴露差异假设出发，认为未婚男性与未婚女性所扮演的社会角色类似，其心理福利的性别差异会很小或没有差异（Wu and DeMaris，1996）。但一些研究也发现未婚女性的心理福利指数不如未婚男性（Wu and DeMaris，1996）。Thoits（1986）对具有类似角色认同人群的研究则发现，虽然未婚女性的心理福利不如男性，但在控制了角色认同后，未婚人群的心理福利并不存在显著的性别差异。就是说，当未婚男性和未婚女性具有类似的角色结构时，两性的心理状态会趋于相似。

然而，在性别失衡的背景下，对于未婚农民工人群而言，尽管人口流动使未婚女性与未婚男性在职业角色上趋同，但婚姻市场中男性过剩和女性短缺会导致未婚男性农民工与未婚女性农民工面临不同的婚姻市场结构。性别失衡导致的男性过剩会给部分未婚成年男性带来结构性婚姻挤压问题，部分男性会因婚姻市场中没有足够的单身女性而被迫失婚。虽然部分未婚女性农民工也可能因为非均衡的婚姻市场中缺乏与预期社会经济地位相符合的单身男性，又不愿意降低择偶标准，而主动放弃成婚，从而遭遇非结构性的婚姻挤压问题,但未婚男性与未婚女性面临完全不同的成婚机会约束结构,未婚男性农民工面临更大的成婚压力。因此,我们提出假设6-1。

假设6-1:在未婚农民工群体中,男性与女性的心理失范水平存在显著的性别差异。

2. 未婚农民工心理失范性别效应(性别系数变化)的主要决定因素检验

早期研究已经证明婚姻目标受挫,会导致个体出现心理失范(Lee,1974)。中国的人口流动和性别失衡使男性与女性面临不同的成婚机会。一方面,人口流动促进了女性的婚姻迁移,扩大了女性的婚姻市场。有关婚姻迁移的研究显示,空间上的婚姻迁移会提高女性的经济福利。因而,婚姻迁移是农村单身女性外出务工的目的之一,很多农村单身女性伴随人口流动嫁入迁入地(Fan and Li,2002)。另一方面,人口流动会约束落后农村地区单身男性的成婚机会。由于父系文化的影响,中国农村男性很少改变其出生地(Davin,2005),因而,人口流动不仅不会给落后农村地区的单身男性带来更多的婚配机会,反而会因为女性的流失而减少这些落后农村地区单身男性的成婚机会。在性别失衡的背景下,未婚男性农民工会面临双重婚姻挤压的问题,即未婚农民工不仅会遭遇性别失衡下婚姻市场中男性过剩和女性短缺所带来的结构性婚姻挤压问题,而且需要面对人口流动下女性婚姻迁移所导致的可婚配对象流失的问题。然而,女性并不需要面对这些结构性约束。男性与女性之间存在遭遇婚姻挤压风险的差异,这可能会导致未婚农民工的心理失范出现性别差异。

具体而言,结构性婚姻挤压是通过个体的微观感受和特征来体现的。婚姻挤压在个体层面首先表现为个体所感受到的成婚困难;而另一些研究也显示,当婚姻市场中出现性别比失衡时,人们倾向于结婚(Guzzo,2006),因而,遭遇婚姻挤压的人群会具有更为强烈的成婚欲望。另外,婚姻挤压的后果之一,就是部分人群被迫推迟结婚或被迫终身不结婚,因而,年龄也是反映婚姻挤压的一个特征;个体主观感受到的婚姻剥夺也是个体对婚姻挤压的感知之一。据此,我们提出假设6-2。

假设6-2:婚姻挤压是未婚农民工心理失范性别差异的重要影响因素。

未婚男性农民工和未婚女性农民工除了面对不同的婚姻市场结构外,还面对不同的择偶偏好。刘利鸽通过对国内外有关择偶偏好的文献进行总结发现,女性倾向于选择社会经济地位高的男性,而男性倾向于选择社会经济地位比自己低的女性（刘利鸽，2012）。社会经济地位对个人的成婚机会具有重要的影响。已有关于成婚机会的研究发现，社会经济地位对个体成婚机会和初婚年龄都具有重要的影响，经济条件好的成年男性具有早婚的特性，而经济条件差的成年男性，则可能推迟结婚，甚至不结婚（Oppenheimer，1988）。由于传统的性别角色分工，男性往往是家庭中经济支持的主要提供者（South，1991），因而对于女性而言，拥有较高社会经济地位的男性是理想的配偶（Lloyd，2006），而社会经济地位较低的男性往往在婚姻市场中处于劣势（South，1991）。

在性别失衡的背景下，由于男性过剩、女性短缺，女性在婚姻市场中拥有更多的主动权，因而男性的社会经济地位对男性择偶的影响会更为明显，低社会经济地位的男性会经历更为严峻的婚姻挤压问题（Pollet and Nettle，2008）。职业、教育、收入和职业的稳定性直接决定个人的社会经济地位，是个人实现"养家糊口"责任的重要影响因素。据此，我们提出假设6-3。

假设6-3：与"养家糊口"角色相关的社会经济地位是未婚农民工心理失范性别差异的重要影响因素。

3. 未婚农民工心理失范影响因素的性别差异检验

虽然成婚机会受到婚姻市场数量供求关系和婚姻市场中可婚配对象质量的共同影响，但前者往往导致未婚农民工被迫失婚，后者的影响更多体现为未婚农民工主动失婚。因而，在性别失衡的背景下，男性过剩和女性短缺给未婚男性农民工与未婚女性农民工带来不同性质的婚姻挤压问题。具体表现为以下几个方面。

第一，在失衡的婚姻市场中，女性的短缺导致男性容易遭遇结构性婚姻挤压，而女性也可能遭遇非结构性的婚姻挤压。一方面，婚姻市场中女性短缺，会导致部分男性在婚姻市场中找不到成婚对象，进而遭遇结构性的婚姻挤压问题；另一方面，男性过剩有利于增加女性择偶机会。Lichter等（1995）发现受择偶偏好的影响，男性过剩有利于增加女性找到社会经济地位较好的男性的机会；而当婚姻市场中可婚配对象的质量低于预期时，一部分女性倾向于主动推迟结婚，甚至不结婚。因而，在失衡的婚姻市场中受到女性婚姻梯度迁移的影响，底层未婚男性会受到婚姻挤压更为严重的影响。在男性过剩的婚姻市场中，女性虽然不会遭遇结构性的婚姻挤压问题，但由于女性择偶更看重男性的社会经济地位，受到不均衡婚姻市场的影响，女性也可能因为婚姻市场中可婚配对象质量的不匹配而遭遇非结构性婚姻挤压问题。结构性的婚姻挤压和非结构性的婚姻挤压都会通过微观个体感受到的成婚困难表现出来，个体越是遭遇结构性的婚姻挤压，越会感受到成婚困难。

第二，婚姻市场中出现性别比失衡会促使受到婚姻挤压的一方倾向于结婚（Guzzo，2006）。在男性过剩的婚姻市场中，男性面临结构性的婚姻挤压问题，这不仅会加剧男性之间成婚机会的竞争，而且会使女性在与男性婚配的博弈过程中占据主动地位（Pollet and Nettle，2008），进而催生男性的成婚动机。在失衡的婚姻市场中，相对于社会经济地位较高的未婚男性，未婚男性农民工处于婚姻市场底层，未婚男性农民工成婚机会的竞争会尤为激烈，因而他们的成婚期望也可能高于同层次的女性。

默顿的"紧张－失范"理论可以较好地解释底层农民工婚配机会竞争与心理失范之间的关系。该理论指出实现某种目标的期望（aspirations）与实现该目标的预期（expectations）之间存在差距就会导致紧张的产生，为了适应这种紧张，个体可能会出现失范（Merton，1938）。也就是说，失范的产生需要满足社会结构限制了部分人实现人生目标的机会和个体具有实现人生目标的意愿并感受到社会结构对机会的约束这两个条件。对于结构性婚姻挤压而言，结构性的婚姻挤压表现为未婚男性农民工没有足够多的成婚机会，但从婚姻挤压到个体心理失范的过程来看，个体的心理动机和对婚姻挤压的反应机制也是重要影响因素。一方面，总体上性别失衡带来的婚姻挤压会导致成婚期望与成婚机会之间的不协调，促使宏观层面的失范出现，并构成微观个体心理失范的基础；另一方面，婚姻挤压要对个体造成直接影响，还需要触发动机，如果个体本身缺乏成婚动机，那么即使他遭遇婚姻挤压问题，婚姻挤压对其心理失范也不会造成直接影响，即微观层面的失范取决于个体对客观结构挤压的反应与评估。其中感知的期望和预期间的落差是心理失范的关键影响因素之一，即未婚是否会导致心理失范的出现，以及出现何种程度的心理失范取决于个体的成婚期望与感知到的婚姻挤压间的不协调程度。基于以上的分析，我们认为要识别性别失衡对未婚人群心理失范的影响，需要考虑成婚期望与婚姻挤压的协调性问题。根据类型学方法，可以对二者的关系进行以下组合：①低成婚期望－低婚姻挤压感知；②低成婚期望－高婚姻挤压感知；③高成婚期望－低婚姻挤压感知；④高成婚期望－高婚姻挤压感知。根据"紧张－失范"理论的内在逻辑，可以推断当个体出现组合④的情况，即个体既对成婚充满期望又感受到成婚困难时，这种期望与机会间的落差会导致个体产生极大的挫折感，从而出现严重的心理失范；当个体出现组合③的情况，即个体的成婚期望高，但感知到的婚姻挤压低时，心理失范程度会偏低；当个体处于组合②的情况，虽然个体可能感知到较高的婚姻挤压，但由于成婚期望不高，个体也不会因出现较大的心理落差而产生严重的挫折感，心理失范程度也不会偏高；当个体处于组合①的情况，由于个体成婚期望低，感知到的婚姻挤压也低，并不存在期望与预期间的落差，不会出现心理紧张，心理失范程度也会偏低。

与结构性婚姻挤压不同的是，虽然非结构性婚姻挤压也可能导致个体感受到成婚困难或成婚机会不足，但在男性过剩的婚姻市场中，未婚女性农民工在面对非结构性婚姻挤压问题时不仅不会增加其成婚动机，反而可能会推迟结婚年龄，因而，其感受到的成婚期望和成婚困难之间的落差或不协调并不会像未婚男性农民工那样明显。

第三，延续上文的逻辑，如果未婚者具有较高的成婚期望，但遭遇婚姻挤压，他就可能会感受到婚姻挤压带来的剥夺感。婚姻剥夺感来自两个方面：一个是内在的动机，即个体的成婚动机；二是外在的结构约束与比较，即个体的成婚机会受到了约束，特别与周围人相比，个体成婚机会很少。这时候就可能会导致婚姻剥夺感出现。性别失衡导致的对未婚男性的婚姻挤压，可能会使未婚男性感受到更强的婚姻剥夺感。

同时，由于择偶偏好的存在，婚姻市场中潜在的可婚配对象的质量又会影响人们的择偶行为（Shackelford，Schmitt and Buss，2005）。在男性过剩的婚姻市场中，具有较高社会经济地位的男性在婚姻市场中往往处于优势地位，而社会经济地位较低的男性则处于劣势地位且成为被挤压的对象（South，1991）。因而，对于未婚男性农民工而言，他们不仅会遭受社会经济地位的剥夺，还要面临成婚机会的剥夺。

第四，社会赋予了个体在各个年龄段实现相应生命事件的文化目标，如果个体在恰当的年龄未能实现相应的生命事件，年龄就可能对其形成结构性的制约，并使其遭遇相应的生命困境（包蕾萍，2005）。个体的生物年龄与社会时间相匹配后才有社会意义，这时年龄不再是线性的增长关系，而是分层的类型关系。所谓社会时间指的是社会所规定的个体在不同时期实现身份或角色转换的恰当时间（包蕾萍，2005），例如，学龄期（7岁左右）要上学，成年期（20 岁左右）要结婚等。成婚是个体在恰当年龄实现身份或角色转换的生命事件，个体如果在恰当的年龄未能实现这一转换，就可能遭遇与成婚相关的生命困境，并受到来自家庭和社区的压力，其中个体遭遇的成婚困难问题会随着个体年龄逐渐超过恰当的成婚年龄而越来越严重。在女性短缺的婚姻市场中，男性如果未能在恰当的年龄成婚，就可能面临越来越严重的婚姻挤压问题。尽管女性也面临同样的问题，但由于女性处在男性过剩的婚姻市场中，年龄带来的婚姻挤压要弱很多。

成婚困难、成婚期望、年龄层和婚姻剥夺感是婚姻挤压的重要体现，据此，我们提出假设 6 - 4。

假设 6 - 4：在未婚农民工群体中，婚姻挤压对男性农民工心理失范的影响比女性更为明显。

关于择偶偏好的研究普遍发现，个人特征、经济资源和身份是影响个体择偶偏好的重要因素（Fletcher, Thomas and Durrant, 1999）。同时，择偶偏好还存在一定的性别差异。对征婚广告的研究发现，男性更突出自身的经济能力，而女性更突出自身生理和身体方面的特征（Schoen and Wooldredge, 1989）。Greitemeyer（2007）通过实验的方法发现，男性倾向于选择社会经济地位比自己低的女性，而女性倾向于选择社会经济地位比自己高的男性。国内的研究也发现了类似的择偶偏好，男性倾向于选择性格温顺、照顾型的女性，而女性倾向于选择具有经济能力的男性（Elo, 2009）。

性别失衡的背景下，在女性短缺的婚姻市场中，一方面，男性过剩会加剧男性对成婚机会的争夺，从而导致社会经济地位处于劣势的男性在成婚机会的竞争中也处于劣势；另一方面，过剩的男性扩大了女性的婚姻市场，使女性在与男性的婚姻博弈中处于主动地位，从而使女性更加看重男性的经济地位。在人口流动的背景下，由于户籍制度和父系文化制度的约束，男性向外的流动往往是暂时的，而女性可能因为婚姻而出现永久性迁移（Fan and Huang, 1998）。因而，未婚男性农民工面临着更为严峻的婚姻挤压问题，社会经济地位对未婚男性农民工的影响也会更为敏感。

收入、教育程度、职业地位和职业的稳定性是影响个人实现"养家糊口"角色期待的指标和因素。据此，我们提出假设 6 - 5。

假设 6 - 5：在未婚农民工中，社会经济地位对男性农民工心理失范的影响比女性更为明显。

第二节 研究方法

一 数据

本章使用数据依然来自西安交通大学人口与发展研究所于 2009 年 11 月在福建省 X 市实施的农民工调查。本章主要分析未婚农民工的心理失范性别差异问题，在回归分析中，仅采用未婚农民工样本数据，同时删除了存在缺失值的样本，最后得到有效样本 561 个，其中男性样本 343 个，女性样本 218 个。

二 变量

（1）因变量

心理失范：本章中的因变量与第四章中因变量心理失范的定义和操作化方法是相同的。

（2）自变量

自变量包括：性别、成婚期望、成婚困难、年龄层、婚姻剥夺感和社会经济地位。其中，性别、社会经济地位和成婚困难的定义和操作化方法与第四章中变量说明部分相应的变量一致。在此需要对成婚期望、年龄层、婚姻剥夺感等变量的定义和操作化方法进行说明。

成婚期望。调查中，请受访者回答"您目前有结婚打算吗"，备选答案包括："迫切希望结婚、有结婚的想法但不急、暂时没有结婚的打算、根本不想结婚、绝望了不想结婚"。根据结婚的动机和迫切程度，将这些选项归为三类："迫切希望结婚""有结婚想法但不急""暂时没有结婚的打算或不想结婚"。

年龄层。由于成婚的恰当年龄并不是确定的具体年限，而是基于文化、制度和社会经济地位形成的一个大致的期限。社会对不同阶层背景下人群恰当成婚年龄的定义也是不同的。例如，农村的恰当成婚年龄就要比城市的恰当成婚年龄小，而女性的恰当成婚年龄要比男性的恰当成婚年龄小。已有研究将男性 28 周岁、女性 25 周岁作为农民工适龄未婚与大龄未婚的分界线（李卫东、李树苗、费尔德曼，2013）。这些划分主要是依据大多数农村人口结婚年龄来确定的。事实上，如果将恰当年龄看成抛物线峰值附近的区域，年龄对成婚的约束可以分为三个阶段，一是婚龄的适龄中前期阶段，二是适龄中后期阶段，三是超过适龄的大龄阶段。其中将女性小于24周岁、男性小于27周岁定义为"适龄中前期"，将女性年龄介于24～27周岁、男性介于28～34周岁定义为"适龄中后期"；将女性年龄大于28周岁、男性大于35周岁定义为"超过适龄期"。

婚姻剥夺感。性别失衡背景下，一方面，婚姻挤压会直接导致部分未婚男性的成婚机会被剥夺；另一方面，由于社会经济地位对个体成婚机会具有重要的影响，成婚机会的剥夺也反映为社会经济地位的剥夺。因而，未婚农民工的相对剥夺感涉及社会经济地位相对剥夺感和婚恋机会相对剥夺感。包括4个题项，受访者根据实际情况回答。选项采用李克特量表，赋值1～5，见表6-1。对题项进行加总，得分越高，相对剥夺感越低。通过对量表进行信度分析发现，婚姻剥夺感的内部一致性为0.60，信度一般但符合统计分析的条件，见表6-2。

表6-1　婚姻剥夺感量表

测量题目	赋值
与同龄打工者相比，	
1. 觉得与异性约会或交往困难的程度	1～5
2. 觉得对异性的吸引力大小	1～5
3. 个人收入和经济状况	1～5
4. 父母经济状况	1～5

表6-2　婚姻剥夺感的信度、均值和标准差

维度	信度	均值	标准差
婚姻剥夺感	0.60	12.03	1.40

注：剔除缺失值后的计算结果。

（3）控制变量

控制变量包括个人特征类变量（性别和健康）、流动特征类变量（流动时间、文化适应、务工安全感和劳动强度）、社会资源类变量（正式组织参与和社区活动参与）、心理资源类变量（自我控制感、环境控制感、自尊、

性格、积极应对、消极应对）。具体的定义和操作化方法与第四章中变量说明部分的相应变量一致。

主要变量的统计描述详见表 6 – 3 和表 6 – 4。

表 6 – 3　主要变量的定义及描述性统计信息 （N = 561）

变量	定义	均值	标准差	赋值
压力后果				
心理失范		18.62	5.95	7 ~ 33
压力源				
个人特征				
性别				
男性	受访者的性别为男性	0.63	0.48	1
女性	受访者的性别为女性（参照项）	0.37	0.48	0
慢性病				
有	受访者有慢性病	0.04	0.19	1
没有	受访者没有慢性病（参照项）	0.96	0.19	0
流动特征				
流动时间				
短	外出务工 2 年以内	0.67	0.47	1
长	外出务工 3 年及以上（参照项）	0.33	0.47	0
文化适应	受访者对城市文化与生活方式的适应性（连续变量）	17.97	2.60	8 ~ 29
务工安全感	受访者对职业和收入等稳定性的感知（连续变量）	9.39	2.54	3 ~ 15
劳动强度				
大	每天劳动时间不低于 10 个小时	0.21	0.41	1
中	每天劳动时间在 8 ~ 9 个小时（参照项）	0.52	0.50	3
小	每天劳动时间不高于 8 个小时	0.27	0.44	2
婚姻挤压				
年龄层				
适龄中前期	女性小于 24 周岁，男性小于 27 周岁	0.67	0.47	0
适龄中后期	女性介于 24 ~ 27 周岁，男性介于 28 ~ 34 周岁	0.27	0.44	1
超过适龄期	女性大于 28 周岁，男性大于 35 周岁	0.06	0.23	2

续表

变量	定义	均值	标准差	赋值
婚姻剥夺感	与周围同龄打工人群相比,受访者对异性的吸引力、与异性约会的困难程度以及经济状况	12.03	1.40	6~18
成婚困难				
有	受访者感受到成婚困难	0.25	0.44	1
没有	受访者没有感受到成婚困难(参照项)	0.75	0.44	0
成婚期望				
迫切	迫切希望结婚	0.10	0.30	1
不急	有结婚想法但不急	0.36	0.48	2
不想	暂时没有结婚的打算或不想结婚	0.55	0.50	0
与"养家糊口"角色相关的社会经济地位				
职业				
体力劳动者	在工厂或服务行业工作的体力劳动者或半失业人员(参照项)	0.85	0.36	1
技术管理人员	企业中的技术人员或管理人员	0.07	0.25	2
有产者	有自己的企业或个体户	0.09	0.28	3
收入				
低收入	月收入在1500元及以下	0.52	0.50	1
中等收入	月收入在1501~3000元	0.42	0.49	2
高收入	月收入在3001元以上(参照项)	0.06	0.24	3
教育				
小学及以下	受访者只接受过小学教育或没有上过学(参照项)	0.03	0.17	3
中学或中专	受访者有过中学或中专、技校教育经历	0.85	0.36	2
大专及以上	受访者有过大专及以上的教育经历	0.12	0.32	1
职业的稳定性				
稳定	周工作5天及以上(参照项)	0.98	0.14	0
不稳定	周工作4天及以下	0.02	0.14	1
压力应对				
社会资源				
正式组织参与				
没有	没有参与党团、工会或同乡会组织	0.85	0.36	1
有	参与党团、工会或同乡会组织(参照项)	0.15	0.36	0
社区活动参与				
没有	没有参与社区或单位组织的活动	0.52	0.50	1

续表

变量	定义	均值	标准差	赋值
有	参与社区或单位组织的活动（参照项）	0.48	0.50	0
亲属网络	受访者心情不好时可以联系的亲属人数（连续变量）	6.94	7.26	0~90
心理资源				
自我控制感	受访者对自己情绪和行为的控制感（连续变量）	41.67	6.52	12~60
自尊	受访者对自我的肯定程度（连续变量）	11.77	2.21	5~15
环境控制感	受访者感知到的对外部环境的控制能力（连续变量）	21.82	3.52	12~30
性格	受访者属于内向型或外向型性格	14.7	2.397	7~20
积极应对				
否	受访者心情烦闷，没有通过做运动、闲逛或找人聊天应对	0.31	0.46	1
是	受访者心情烦闷，通过做运动、闲逛或找人聊天应对（参照项）	0.69	0.46	0
消极应对				
否	受访者心情烦闷，没有通过喝闷酒、打牌、摔东西或发脾气应对	0.87	0.34	1
是	受访者心情烦闷，通过喝闷酒、打牌、摔东西或发脾气应对（参照项）	0.13	0.34	0

表 6-4 分性别主要变量的描述性统计信息

变量	男（N=343）			女（N=218）		
	均值	标准差	赋值	均值	标准差	赋值
压力后果						
心理失范	19.14	6.05	7~32	18.10	5.74	7~33
压力源						
个人特征						
慢性病						
有	0.06	0.23	1	0.05	0.22	1
没有	0.94	0.23	0	0.95	0.22	0
流动特征						
流动时间						
短	0.69	0.46	1	0.63	0.48	1
长	0.31	0.46	0	0.37	0.48	0
文化适应	17.90	2.56	8~29	18.08	2.65	12~26

续表

变量	男（N＝343）			女（N＝218）		
	均值	标准差	赋值	均值	标准差	赋值
务工安全感	9.01	2.5	3～15	10.03	2.48	3～15
劳动强度						
大	0.18	0.39	1	0.26	0.44	1
中	0.53	0.50	3	0.51	0.50	3
小	0.29	0.45	2	0.23	0.42	2
家庭结构						
年龄层						
适龄中前期	0.61	0.49	0	0.79	0.41	0
适龄中后期	0.34	0.47	1	0.15	0.36	1
超过适龄期	0.05	0.23	2	0.06	0.24	2
婚姻剥夺感	11.93	1.47		12.20	1.27	
成婚困难						
有	0.32	0.47	1	0.15	0.35	1
没有	0.68	0.47	0	0.85	0.35	0
成婚期望						
迫切	0.13	0.33	1	0.04	0.20	1
不急	0.42	0.49	2	0.25	0.43	2
不想	0.46	0.5	0	0.71	0.45	0
与"养家糊口"角色相关的社会经济地位						
职业						
体力劳动者	0.81	0.4	1	0.91	0.28	1
技术管理人员	0.08	0.27	2	0.05	0.21	2
有产者	0.11	0.32	3	0.04	0.2	3
收入						
低收入	0.44	0.5	1	0.65	0.48	1
中等收入	0.47	0.5	2	0.34	0.48	2
高收入	0.09	0.29	3	0.005	0.07	3
教育						
小学及以下	0.03	0.18	3	0.03	0.16	3
中学或中专	0.82	0.39	2	0.91	0.28	2
大专及以上	0.15	0.36	1	0.06	0.24	1
职业的稳定性						
稳定	0.99	0.11	0	0.96	0.19	0
不稳定	0.01	0.11	1	0.04	0.19	1

续表

变量	男（N = 343）			女（N = 218）		
	均值	标准差	赋值	均值	标准差	赋值
应对过程						
社会资源						
正式组织参与						
没有	0.82	0.38	1	0.90	0.31	1
有	0.18	0.38	0	0.10	0.31	0
社区活动参与						
没有	0.51	0.50	1	0.54	0.50	1
有	0.49	0.50	0	0.46	0.50	0
亲属网络	7.24	6.99	0～50	6.41	7.68	0～90
心理资源						
自我控制感	42.03	6.73	12～60	41.05	6.11	24～60
自尊	11.73	2.26	5～15	11.84	2.11	5～15
环境控制感	21.97	3.5	12～30	21.56	3.56	12～30
性格	14.95	2.40	8～20	14.26	2.33	7～20
积极应对						
否	0.38	0.49	1	0.19	0.40	1
是	0.62	0.49	0	0.81	0.40	0
消极应对						
否	0.81	0.39	1	0.96	0.20	1
是	0.19	0.39	0	0.04	0.20	0

三　方法与策略

已有研究通常使用三种方法来测量和比较性别差异，一是直接从指数上测量和比较总体的性别差异；二是在控制了其他变量之后观测性别效应，即估计统计模型中的性别系数的变化；三是估计不能被统计模型解释的性别差异部分的比例。本章的数据分析主要包括三个部分。第一部分是描述统计部分，主要比较未婚农民工人群心理失范，以及其他主要变量的性别差异。第二，采用多元线性回归模型评估未婚农民工心理失范的影响因素，识别未婚农民工的心理失范是否存在性别差异。第三，分性别建立多元回归模型，评估未婚男性农民工与未婚女性农民工心理失范的影响因素，识别未婚农民工心理失范的影响因素是否存在性别差异。

第三节　未婚农民工心理失范及主要变量的性别差异

表 6－5 报告的是主要变量的均值及其性别差异。未婚农民工心理失范水平比农民工群体总体的心理失范水平和已婚农民工心理失范水平都要高，并严重偏高于心理失范的正常范围。表 6－5 的数据显示，未婚农民工心理失范水平为 18.62，要高出农民工群体心理失范水平 1.3，高出已婚农民工心理失范水平 2.79，高出心理失范最高正常水平 4.62。

未婚农民工的心理失范存在显著的性别差异。表 6－5 显示，未婚男性农民工的心理失范水平要比未婚女性农民工高出 1.04，未婚男性农民工心理失范水平约占未婚女性农民工心理失范的 106%。

婚姻挤压变量中的年龄层存在显著的性别差异，未婚男性农民工适龄中前期的比例要比未婚女性农民工低 18 个百分点，而适龄中后期的比例要高出女性 19 个百分点。成婚困难存在显著的性别差异，其中未婚男性农民工遭遇成婚困难的比例要高出未婚女性 17 个百分点。成婚期望也存在显著的性别差异，未婚男性农民工表示迫切期望成婚的比例要高出未婚女性农民工 9 个百分点，表示不急的要高出女性 17 个百分点，但表示不想结婚的要比女性低 25 个百分点。

与"养家糊口"相关的角色及特征。职业存在显著的性别差异，其中未婚男性农民工体力劳动者比例要比女性低 10 个百分点，有产者的比例要高出女性 7 个百分点。收入也存在显著的性别差异，其中未婚男性农民工低收入比例要比女性低 21 个百分点，中等收入要高出未婚女性农民工 13 个百分点，高收入也要高出未婚女性农民工 8.5 个百分点。教育也存在显著的性别差异，其中未婚男性农民工大专及以上比例要高出未婚女性农民工 9 个百分点，但中学或中专比例要低于未婚女性农民工 9 个百分点。职业的稳定性也存在显著的性别差异，其中未婚男性农民工职业不稳定的比例要比未婚女性农民工低 3 个百分点。

表 6 - 5　主要变量的均值及其性别差异

变量	总体	男	女	性别差异①
心理失范	18.62	19.14	18.10	1.04 ***
年龄层				
适龄中前期	0.67	0.61	0.79	-0.18 ***
适龄中后期	0.27	0.34	0.15	0.19 ***
超过适龄期	0.06	0.05	0.06	-0.01
婚姻剥夺感	12.03	11.93	12.2	-0.27
成婚困难(有)	0.25	0.32	0.15	0.17 ***
成婚期望				
迫切	0.10	0.13	0.04	0.09 ***
不急	0.36	0.42	0.25	0.17 ***
不想	0.55	0.46	0.71	-0.25 ***
职业				
体力劳动者	0.85	0.81	0.91	-0.10 *
技术管理人员	0.07	0.08	0.05	0.03
有产者	0.09	0.11	0.04	0.07 **
收入				
低收入	0.52	0.44	0.65	-0.21 ***
中等收入	0.42	0.47	0.34	0.13 **
高收入	0.06	0.09	0.005	0.085 ***
教育				
小学及以下	0.03	0.03	0.03	0
中学或中专	0.85	0.82	0.91	-0.09 **
大专及以上	0.12	0.15	0.06	0.09 **
职业的稳定性(不稳定)	0.02	0.01	0.04	-0.03 +

注：$+p<0.1$，$*p<0.5$，$**p<0.01$，$***p<0.001$；①是表内男性数值与相应女性数值的差。

第四节　婚姻挤压、社会经济地位对性别效应的影响

为了估计未婚农民工中性别对心理失范的影响效应以及这种效应如何受其他因素的影响，本章采用嵌套模型的方法建立了 6 个模型：首先是基准模型，仅加入性别变量，估计性别的效应。接下来分别加入个人特征和流动特征变量、婚姻挤压类变量、社会经济地位、社会资源和心理资源，以观察性别效应的变化（见表 6 - 6）。

（1）性别效应

模型 6-1 是仅加入性别的基准模型，观察性别的粗效应。性别的系数
是 1.46，且在 0.01 的水平上是显著的。这说明未婚农民工心理失范存在性
别效应，未婚男性农民工的心理失范水平要显著高于未婚女性农民工。模型
6-2 在模型 6-1 的基础上加入了个人特征变量和流动特征变量，性别系数
下降为 0.98，且在 0.5 的水平上依然显著。模型 6-3 在模型 6-2 的基础上
加入了婚姻挤压类变量，性别系数进一步下降为 0.76，且不具有统计学意
义上的显著性。这说明婚姻挤压是未婚农民工心理失范性别差异的重要影响
因素，其中部分性别差异的效应来自未婚男性农民工与未婚女性农民工遭遇
婚姻挤压的差异。模型 6-4 在模型 6-3 的基础上加入了成婚困难和成婚期
望的交互项，但性别系数几乎没有变化，且依然不显著。模型 6-5 在模型
6-4 的基础上加入了社会经济地位变量，性别系数上升到了 0.90，但没有
统计学意义上的显著性，说明社会经济地位会微弱加剧心理失范的不平等。
模型 6-6 在模型 6-5 的基础上加入了心理资源和社会资源，性别系数有所
下降，但依然不显著。

表 6-6　各要素对性别差异效应的直接影响

变量	模型 6-1	模型 6-2	模型 6-3	模型 6-4	模型 6-5	模型 6-6
压力源						
个人特征						
性别（男=1）	1.46**	0.98*	0.76	0.77	0.90	0.82
	(0.5)	(0.51)	(0.51)	(0.51)	(0.52)	(0.56)
健康（慢性病=1）		1.85	1.88	1.97	1.87	0.97
		(1.28)	(1.24)	(1.24)	(1.27)	(1.25)
流动特征						
流动时间（短=1）		0.95+	1.77***	1.76***	1.63***	0.72
		(0.51)	(0.54)	(0.54)	(0.55)	(0.57)
文化适应		0.07	0.08	0.09	0.09	0.09
		(0.09)	(0.09)	(0.09)	(0.09)	(0.09)
务工安全感		-0.55***	-0.39***	-0.4***	-0.38***	-0.16
		(0.10)	(0.10)	(0.10)	(0.10)	(0.10)
劳动强度①						
大		0.58	0.93	0.93	0.63	-0.03
		(0.68)	(0.66)	(0.66)	(0.66)	(0.69)

续表

变量	模型 6-1	模型 6-2	模型 6-3	模型 6-4	模型 6-5	模型 6-6
小		-0.17 (0.57)	-0.25 (0.55)	-0.28 (0.55)	-0.57 (0.56)	-0.1 (0.58)
婚姻挤压						
年龄层②						
适龄中后期			0.03 (0.58)	0.03 (0.58)	0.19 (0.59)	0.53 (0.60)
超过适龄期			2.84** (1.03)	3.02** (1.03)	3.28*** (1.06)	3.53** (1.12)
婚姻剥夺感			-0.31+ (0.17)	-0.29+ (0.17)	-0.3+ (0.16)	-0.35+ (0.19)
成婚困难（有=1）			2.27** (0.59)	2.86 (2.53)	3.09 (2.52)	0.75 (2.38)
成婚期望③						
迫切			1.68* (0.87)	0.35 (1.24)	-0.33 (1.24)	-0.64 (1.36)
不急			-0.04 (0.55)	0.03 (0.55)	0.16 (0.55)	0.48 (0.56)
成婚期望与成婚困难的 交互项						
迫切×成婚困难				2.57 (2.92)	2.42 (2.92)	4.4 (2.85)
不急×成婚困难				-1.17 (2.58)	-1.39 (2.57)	0.57 (2.44)
与"养家糊口"角色相关的 社会经济地位						
职业④						
技术管理人员					-0.63 (0.96)	-1.08 (1.01)
有产者					0.51 (0.92)	0.19 (0.95)
收入⑤						
低收入					0.07 (1.13)	-0.41 (1.21)
中等收入					-0.76 (1.07)	-1.02 (1.14)
教育⑥						

续表

变量	模型 6 - 1	模型 6 - 2	模型 6 - 3	模型 6 - 4	模型 6 - 5	模型 6 - 6
中学或中专					2.05 (1.29)	1.31 (1.41)
大专及以上					2.3 (1.46)	2.08 (1.60)
职业的稳定性(不稳定 = 1)					4.90 *** (1.48)	3.18 * (1.65)
应对过程						
社会资源						
正式组织参与(没有 = 1)						0.71 (0.70)
社区活动参与(没有 = 1)						0.64 (0.49)
亲属网络						- 0.06 ⁺ (0.03)
心理资源						
自我控制感						- 0.03 (0.04)
自尊						- 0.39 *** (0.12)
环境控制感						- 0.3 ** (0.10)
性格						- 0.28 * (0.14)
积极应对(否 = 1)						0.57 (0.64)
消极应对(否 = 1)						0.79 (0.90)
常数	18.06 ***	19.93 ***	20.90 ***	20.66 ***	18.8 ***	34.4 ***
F	**	***	***	***	***	***
决定系数(Adjusted R^2)	0.01	0.07	0.12	0.13	0.14	0.26
N	561	561	561	561	561	561

注：①参照项为"中"；②参照项为"适龄中前期"；③参照项为"不想"；④参照项为"体力劳动者"；⑤参照项为"高收入"；⑥参照项为"小学及以下"。$+ p < 0.1$，$* p < 0.5$，$** p < 0.01$，$*** p < 0.001$；括号中的数字为标准误。

(2) 婚姻挤压类变量的影响

婚姻挤压类变量对未婚农民工心理失范具有重要的影响。模型 6 - 3 的结果显示，年龄层、婚姻剥夺感、成婚困难和成婚期望都会显著影响未婚农民工的心理失范水平，且模型的解释力也增加了 0.06。其中年龄超过适婚期会显著提升未婚农民工的心理失范水平；婚姻剥夺感越低，未婚农民工的心理失范水平越低；而感受到成婚困难会显著提升未婚农民工心理失范水平，成婚姻期望增加也会显著提升未婚农民工的心理失范水平。进一步控制其他影响因素后发现，仅有年龄层和婚姻剥夺感具有显著的影响。婚姻困难和成婚期望都不再具有显著的影响。

（3）社会经济地位的影响

社会经济地位除了对性别效应存在具有微弱的影响外，职业的稳定性对未婚农民工的心理失范具有显著影响，职业、收入和教育对未婚农民工的心理失范并没有显著的影响。

从以上的发现来看，未婚农民工的心理失范存在性别差异效应，但个人特征、流动特征及婚姻挤压类变量对未婚农民工心理失范的性别效应具有重要的影响，社会经济地位的影响比较微弱。然而，西方的研究普遍认为未婚男性与未婚女性的心理状况比较相似，但本章得出了不同的结论。因而，有必要进一步分性别研究未婚男性农民工和未婚女性农民工心理失范的作用机制，以便比较未婚男性与未婚女性心理失范影响作用的差异，全面评估婚姻挤压类变量、个人特征、流动特征和社会经济地位等因素对未婚农民工心理失范性别效应的影响。

第五节　未婚农民工心理失范影响因素的性别差异

为了全面评估婚姻挤压类变量、个人特征、流动特征和社会经济地位等因素对未婚农民工心理失范的影响，以及比较这些因素对未婚男性与未婚女性农民工心理失范影响的差异，我们分别建立了两个模型：男性模型和女性模型。在此基础上，使用嵌套模型方法分别建立了 5 个模型，以便观察各个因素的影响效应。

一　男性

表 6-7 报告的是未婚男性农民工心理失范的影响机制。模型 6-6 是基准模型，估计个人特征变量和流动特征变量对未婚男性农民工心理失范的影

响。数据结果显示，健康对未婚男性农民工具有显著的影响，其中有慢性病会提高未婚男性农民工 3.89 个单位的心理失范水平。务工安全感对未婚男性农民工心理失范也具有显著的影响，其中务工安全感越高，心理失范水平越低。但在控制了其他影响因素后，只有健康因素对男性具有显著的影响，其他流动特征对未婚男性农民工心理失范并没有显著的影响。

模型 6 - 8 在模型 6 - 7 的基础上加入了婚姻挤压类变量。结果显示婚姻挤压类变量使模型解释力增加了 0.05。其中年龄层和成婚困难会显著影响未婚男性农民工的心理失范，婚姻剥夺感和成婚期望对未婚男性心理失范没有显著的影响。模型 6 - 9 加入了成婚期望和成婚困难的交互项，但并不显著，而且成婚困难对未婚男性农民工心理失范影响的显著性也消失了。但在模型进一步控制了社会经济地位、心理资源和社会资源后，成婚期望和成婚困难的交互项在 0.1 的水平上变得显著了，成婚期望高且感受到婚姻挤压会提高未婚农民工 6.26 个单位的心理失范水平。在控制了其他影响因素后，年龄层对未婚男性农民工心理失范的影响依然显著，其中年龄超过适婚期会显著提高未婚男性农民工 3.34 个单位的心理失范水平。

模型 6 - 10 在模型 6 - 9 的基础上加入了社会经济地位变量，但社会经济地位对未婚男性农民工心理失范没有显著的影响。

模型 6 - 11 继续加入社会资源和心理资源变量。社会资源变量仅有亲属网络对未婚男性农民工心理失范具有显著的影响，其中亲属网络规模越大，心理失范水平会越低。正式组织参与和社区活动参与对未婚男性农民工不具有显著的影响。心理资源中自尊和环境控制感对未婚男性的心理失范水平具有显著的影响，其中自我态度越积极，心理失范水平会越低；环境控制感越高，心理失范水平也会越低。自我控制感、性格、积极应对和消极应对对未婚男性农民工不具有显著的影响。

表 6 - 7　未婚男性农民工心理失范的影响因素

变量	模型 6 - 7	模型 6 - 8	模型 6 - 9	模型 6 - 10	模型 6 - 11
压力源					
个人特征					
健康（慢性病 = 1）	3.89 * (1.62)	3.69 * (1.65)	3.92 * (1.65)	3.96 * (1.66)	3.14 + (1.73)
流动特征					

续表

变量	模型 6 - 7	模型 6 - 8	模型 6 - 9	模型 6 - 10	模型 6 - 11
流动时间(短 = 1)	1.00 (0.65)	1.75 * (0.71)	1.78 * (0.71)	1.53 * (0.73)	0.26 (0.81)
文化适应	- 0.09 (0.12)	- 0.06 (0.12)	- 0.06 (0.12)	- 0.03 (0.12)	- 0.064 (0.13)
务工安全感	- 0.57 *** (0.12)	- 0.44 *** (0.12)	- 0.47 *** (0.12)	- 0.45 *** (0.12)	- 0.22 (0.14)
劳动强度①					
大	0.21 (0.86)	0.31 (0.85)	0.41 (0.85)	0.13 (0.86)	- 0.54 (0.94)
小	- 0.11 (0.69)	- 0.42 (0.69)	- 0.39 (0.68)	- 0.56 (0.70)	0.024 (0.75)
婚姻挤压					
年龄层②					
适龄中后期		- 0.35 (0.70)	- 0.27 (0.70)	0.006 (0.72)	0.27 (0.76)
超过适龄期		3.52 * (1.39)	3.6 ** (1.39)	4.14 ** (1.46)	3.34 * (1.56)
婚姻剥夺感		- 0.16 (0.21)	- 0.13 (0.21)	- 0.16 (0.22)	- 0.17 (0.25)
成婚困难(困难 = 1)		2.53 *** (0.71)	0.75 (3.34)	0.89 (3.35)	- 1.17 (3.22)
成婚期望③					
迫切		0.88 (1.01)	- 1.4 (1.46)	- 1.16 (1.46)	- 1.23 (1.64)
不急		- 0.18 (0.68)	- 0.08 (0.68)	0.19 (0.69)	0.95 (0.73)
成婚期望与成婚困难的 交互项					
迫切 × 成婚困难			5.07 (3.73)	4.74 (3.75)	6.26 + (3.70)
不急 × 成婚困难			1.16 (3.39)	0.91 (3.39)	2.53 (3.28)
与"养家糊口"角色相关的 社会经济地位					
职业④					
技术管理人员				0.42 (1.19)	0.22 (1.29)

续表

变量	模型 6 - 7	模型 6 - 8	模型 6 - 9	模型 6 - 10	模型 6 - 11
有产者				0.46 (1.07)	0.26 (1.15)
收入⑤					
低收入				0.70 (1.28)	0.51 (1.39)
中等收入				- 0.61 (1.16)	- 0.48 (1.24)
教育⑥					
中学或中专				1.63 (1.60)	1.28 (1.83)
大专及以上				2.17 (1.07)	2.09 (1.15)
职业的稳定性(不稳定 =1)				3.14 (2.26)	1.86 (2.93)
应对过程					
社会资源					
正式组织参与(没有 =1)					0.92 (0.88)
社区活动参与(没有 =1)					0.13 (0.69)
亲属网络					- 0.11 * (0.05)
心理资源					
自我控制感					- 0.03 (0.06)
自尊					- 0.41 ** (0.15)
环境控制感					- 0.27 * (0.14)
性格					- 0.32 (0.20)
积极应对(否 =1)					0.33 (0.84)
消极应对(否 =1)					1.02 (1.08)

续表

变量	模型 6 - 7	模型 6 - 8	模型 6 - 9	模型 6 - 10	模型 6 - 11
常数	21.81***	21.32***	21.05***	18.83***	33.92***
F	***	***	***	***	***
决定系数(Adjusted R²)	0.07	0.12	0.13	0.13	0.23
样本	343	343	343	343	343

注：①参照项为"中"；②参照项为"适龄中前期"；③参照项为"不想"；④参照项为"体力劳动者"；⑤参照项为"高收入"；⑥参照项为"小学及以下"。+ $p < 0.1$，* $p < 0.5$，** $p < 0.01$，*** $p < 0.001$；括号中的数字为标准误。

二 女性

表 6 - 8 报告的是未婚女性农民工心理失范的影响机制。模型 6 - 12 是基准模型，仅加入个人特征变量和流动特征变量。结果显示文化适应和务工安全感对未婚女性农民工心理失范具有显著的影响。在控制了其他影响因素后，务工安全感对未婚女性农民工心理失范没有了显著影响，但文化适应的影响依然显著，其中未婚女性农民工对城市文化越适应，其心理失范水平越高。

婚姻挤压类变量也会部分影响未婚女性农民工心理失范水平。模型 6 - 13 在模型 6 - 12 的基础上加入了婚姻挤压类变量，婚姻剥夺感和成婚期望对未婚女性农民工心理失范具有显著的影响。但在控制了其他影响因素后，婚姻剥夺感仅在 0.1 的水平上对未婚女性农民工心理失范具有重要的影响，婚姻剥夺感越低，心理失范水平也会越低；年龄层对未婚女性农民也具有了显著影响，其中年龄超过适婚期提高未婚女性农民工 4.53 个单位的心理失范水平；成婚期望对未婚女性农民工心理失范不具有显著影响；成婚困难及成婚期望与成婚困难的交互项对未婚女性农民工心理失范也不具有显著影响。

没有发现社会经济地位对未婚女性农民工心理失范具有显著影响。模型 6 - 15 加入了社会经济地位变量，但除了职业的稳定性外，其他变量都不具有显著的影响。在继续控制了心理资源和社会资源变量后，除了技术管理人员，其他社会经济地位变量的影响都不显著。

社会资源变量中仅社区活动参与对未婚女性农民工心理失范具有显著影响，亲属网络和正式组织参与对未婚女性农民工心理失范没有显著的影响。

心理资源变量中的自尊和环境控制感对未婚女性农民工心理失范具有显著的影响，但自我控制感、性格、积极应对和消极应对对未婚女性农民工心理失范不具有显著的影响。

表 6 - 8　未婚女性农民工心理失范的影响因素

变量	模型 6 - 12	模型 6 - 13	模型 6 - 14	模型 6 - 15	模型 6 - 16
压力源					
个人特征					
健康（慢性病 = 1）	- 0.70 (1.94)	- 0.07 (1.88)	0.04 (1.87)	- 0.45 (2.01)	- 1.4 (1.91)
流动特征					
流动时间（短 = 1）	0.90 (0.78)	1.78 * (0.82)	1.69 * (0.81)	1.71 * (0.84)	1.17 (0.86)
文化适应	0.30 * (0.15)	0.25 + (0.14)	0.27 + (0.14)	0.24 + (0.15)	0.35 * (0.15)
务工安全感	- 0.49 ** (0.16)	- 0.25 (0.17)	- 0.19 (0.17)	- 0.23 (0.17)	- 0.14 (0.18)
劳动强度①					
大	1.39 (1.06)	2.1 + (1.04)	1.89 + (1.04)	1.24 (1.10)	0.17 (1.18)
小	- 0.08 (0.95)	0.06 (0.93)	- 0.1 (0.93)	- 0.85 (1.00)	- 1.04 (1.06)
婚姻挤压					
年龄层②					
适龄中后期		1.71 (1.10)	1.56 (1.10)	1.52 (1.12)	1.32 (1.12)
超过适龄期		1.85 (1.51)	2.41 (1.53)	2.72 + (1.58)	4.53 * (1.81)
婚姻剥夺感		- 0.63 * (0.30)	- 0.6 * (0.30)	- 0.65 (0.31)	- 0.59 + (0.32)
成婚困难（困难 = 1）		1.74 (1.08)	6.5 + (3.78)	6.49 + (3.80)	2.62 (3.75)
成婚期望③					
迫切		4.67 * (1.95)	2.23 (2.49)	1.47 (2.54)	- 0.16 (2.87)
不急		- 0.39 (0.91)	- 0.19 (0.91)	- 0.19 (0.96)	- 0.42 (0.95)

续表

变量	模型 6 – 12	模型 6 – 13	模型 6 – 14	模型 6 – 15	模型 6 – 16
成婚期望与成婚困难的交互项					
迫切 × 成婚困难			0.78 (5.23)	0.72 (5.27)	4.79 (5.40)
不急 × 成婚困难			– 5.30 (3.93)	– 5.34 (3.96)	– 1.4 (3.94)
与"养家糊口"角色相关的社会经济地位					
职业④					
技术管理人员				– 1.64 (1.87)	– 3.43 ⁺ (1.96)
有产者				1.63 (2.03)	1.77 (1.95)
收入⑤					
低收入				1.75 (4.29)	– 2.2 (5.69)
中等收入				1.55 (4.32)	– 2.7 (5.70)
教育⑥					
中学或中专				3.06 (2.33)	1.78 (2.45)
大专及以上				2.20 (2.77)	1.94 (2.84)
职业的稳定性(不稳定 =1)				4.22 * (2.01)	1.91 (2.11)
应对过程					
社会资源					
正式组织参与(没有 =1)					0.66 (1.26)
社区活动参与(没有 =1)					1.46 ⁺ (0.81)
亲属网络					0.007 (0.05)
心理资源					
自我控制感					– 0.04 (0.07)

续表

变量	模型 6 – 12	模型 6 – 13	模型 6 – 14	模型 6 – 15	模型 6 – 16
自尊					-0.36^{+}
					(0.20)
环境控制感					-0.32^{*}
					(0.15)
性格					0.29
					(0.22)
积极应对（否 = 1）					0.87
					(1.06)
消极应对（否 = 1）					-0.40
					(2.23)
常数	17.58^{***}	21.77^{***}	20.54^{***}	18.26^{***}	37.81^{***}
F	$***$	$***$	$***$	$***$	$***$
决定系数（Adjusted R^2）	0.05	0.12	0.13	0.13	0.27
样本	218	218	218	218	218

注：①参照项为"中"；②参照项为"适龄中前期"；③参照项为"不想"；④参照项为"体力劳动者"；⑤参照项为"高收入"；⑥参照项为"小学及以下"。$+p < 0.1$，$*p < 0.5$，$**p < 0.01$，$***p < 0.001$；括号中的数字为标准误。

第六节 小结与讨论

本章的主要目标是验证未婚农民工心理失范是否存在性别差异，婚姻挤压类变量和与"养家糊口"角色相关的社会经济地位对性别效应是否具有影响，以及这些变量对未婚农民工心理失范的影响是否存在性别差异。本章分两步验证以上目标：第一步是直接比较心理失范、婚姻挤压类变量和与"养家糊口"角色相关的社会经济地位的性别差异，并建立未婚农民工全样本模型分析心理失范性别差异的效应。第二步是分别建立男性样本模型和女性样本模型，比较主要变量对未婚男性农民工和未婚女性农民工心理失范影响的性别差异。通过分析获得以下主要发现。

第一，未婚农民工的心理失范存在显著性别差异，未婚男性农民工心理失范水平要比未婚女性农民工高。第二，婚姻挤压类变量和流动特征对未婚农民工心理失范的性别差异效应具有重要的影响，但与"养家糊口"角色相关的社会经济地位对未婚农民工心理失范性别差异效应并没有显著的影响。第三，婚姻挤压对未婚农民工心理失范的影响具有一定的性别差异，而与"养家糊口"角色相关的社会经济地位对未婚农民工心理失范的影响并不存在显著的性别差异。从婚姻挤压的影响来看，婚姻剥夺感和成婚困难与成婚期望的交互项对未婚农民工心理失范的影响存在显著的性别差异，成婚困难与成婚期望的交互项仅对未婚男性农民工心理失范具有显著影响，婚姻剥夺感仅对未婚女性农民工的心理失范具有显著影响；但年龄层对未婚男性农民工和未婚女性农民工都具有显著的影响，年龄层对未婚农民工心理失范的影响不存在性别差异。从社会经济地位来看，与"养家糊口"角色相关的社会经济地位除了技术管理人员在 0.1 的水平上对未婚女性农民工心理失范具有显著影响外，其他社会经济地位变量对未婚农民工心理失范没有显著的影响。第四，其他变量的影响，健康仅对未婚男性农民工心理失范具有显著影响，而文化适应仅对未婚女性农民工的心理失范具有显著影响；心理资源对未婚男性农民工与未婚女性农民工心理失范的影响类似，但社会资源中的亲属网络仅对未婚男性农民工心理失范具有显著影响，而社区活动参与仅对未婚女性农民工心理失范具有显著的影响。假设 6-1、假设 6-4 基本得到验证，假设 6-2 得到部分验证，假设6-3和假设6-5没有得到验证。以下我们就主要发现进行具体的讨论。

婚姻挤压部分影响未婚农民工心理失范性别差异的效应。模型 6-3 中加入了婚姻挤压类变量后，性别变量的显著性消失了，说明婚姻挤压是未婚农民工心理失范性别差异的重要影响因素之一，根据表 6-3 报告的未婚农民工暴露于婚姻挤压事件的情况可以知道，未婚农民工遭遇的成婚困难和成婚期望压力在数量上存在性别差异，其中男性更可能遭遇成婚困难，有较高的成婚期望；但婚姻剥夺感和年龄层中超过适龄期的比例并不存在性别差异。不过需要注意的是，在加入成婚困难和成婚期望的交互项及其他变量后，仅年龄层和婚姻剥夺感对未婚农民工心理失范依然具有显著影响，但成婚困难和成婚期望的显著性消失了。这种变化可能与研究群体包含未婚男性农民工和未婚女性农民工有关。未婚农民工心理失范影响因素性别差异的分析结果表明，成婚期望和成婚困难的交互项仅对未婚男性农民工心理失范具有显著的影响，年龄层对未婚男性农民工和未婚女性农民工都具有显著的影响，这也间接印证了表6-4的模型6-6中婚姻挤压类变量的成婚期望和成婚困难的显著性消失在一定程度上可能受到样本是整个未婚农民工人群的影响。

与"养家糊口"角色相关的社会经济地位对农民工心理失范的性别差异效应并没有显著的影响，假设6-3并没有得到支持。表6-4的模型6-5在加入社会经济地位变量后，性别变量的影响依然不显著，说明虽然社会经济地位可能会扩大未婚农民工心理失范的性别差异，但对未婚农民工心理失范的性别效应并没有显著的影响。与此同时，性别系数有小幅增加，说明未婚男性农民工的社会经济地位要比女性高，表6-3报告的未婚农民工社会经济地位的性别差异也间接印证了未婚男性农民工的社会经济地位要比未婚女性农民工的社会经济地位高。这就可以解释为何在社会经济地位对未婚农民工心理失范性别差异效应没有显著影响的前提下，性别系数反而增加了，性别不平等程度上升了。对于为何假设的逻辑没有得到验证，有必要结合与"养家糊口"角色相关的社会经济地位对未婚农民工心理失范影响的性别差异情况做进一步解释，我们将在下面的讨论中进一步说明。

婚姻挤压对未婚农民工心理失范影响存在性别差异，假设6-4基本得到验证。基于性别失衡的背景，本章认为在男性过剩的婚姻市场中男性会遭遇结构性婚姻挤压，而女性并不面临结构性的婚姻挤压问题，因而假定年龄层、成婚期望、成婚困难和婚姻剥夺感对未婚男性农民工心理失范的负面影响更为明显。虽然研究发现年龄层对未婚男性农民工与未婚女性农民工都具有显著的负面影响，婚姻剥夺感仅会显著影响未婚女性农民工的心理失范，假设没有得到验证，但这些发现并没有推翻结构性婚姻挤压对未婚农民工心理失范影响存在性别差异的总体判断，反而进一步说明了即使在失衡的婚姻市场中，结构性婚姻挤压和非结构性婚姻挤压依然存在，并可能同时发挥作用。以下我们将详细讨论这个问题。

成婚期望和成婚困难的联合影响。研究发现成婚期望与成婚困难的交互项仅会显著提升未婚男性农民工的心理失范水平，但成婚困难和成婚期望对未婚男性农民工与未婚女性农民工的心理失范都没有独立的显著影响。这一发现基本符合失范理论的逻辑。社会失范理论认为实现成功的机会受阻会导致挫折感产生，进而导致心理失范。这一理论背后隐含着行动者都受功利驱使。就是说实现经济成功的目标是在利益动机的驱动下设定的。对于婚姻目标而言，成婚期望是成婚动机的直接表现，而个体成婚困难体现的是成婚机会受到阻碍。个体具有较强烈的成婚动机，而成婚机会受阻可能给个体带来心理上的挫折感。其中成婚动机越强烈，成婚机会约束导致个体感受到越强的挫折感。因而，未婚男性农民工的心理失范受成婚期望和成婚困难联合影响。

已有关于大龄未婚男性农民工心理压力的研究，大多基于定性数据，主要关注的是大龄未婚男性个体的社会属性和来自家庭的压力对其心理的负面影响。这些研究一方面假定大龄未婚本身就是婚姻挤压的结果和体现，另一方面，主要揭示了基于失婚而产生心理压力的机制。本章基于定量数据，关注个体自我感知的婚姻挤压状况和自我的成婚动机，能更好地把握性别失衡下潜在的婚姻挤压可能导致的负面影响。

西方的研究已经证明，在性别失衡的背景下，遭遇结构性婚姻挤压的一方会倾向于结婚。因而，在男性过剩的婚姻市场中，男性的成婚期望会更高，男性感受到的成婚困难也会更大。与此同时，尽管基于婚姻市场质量的因素，部分女性也会感受到非结构性的成婚困难，但婚姻市场中男性的过剩，为女性提供了更多的择偶机会，未婚女性农民工遇到的婚姻挤压与未婚男性农民工遇到的婚姻挤压属于不同的结构约束，未婚女性农民工更多的是因主动放弃部分婚配机会而遭遇成婚困难，而未婚男性农民工主要是因结构性婚姻挤压而被迫不能正常结婚。相对于未婚男性，无论是成婚期望，还是成婚困难，未婚女性都要比男性小。因而，成婚期望与成婚困难对未婚男性农民工心理失范的影响更为显著。

基于以上的发现可以预测，未来大规模的男性婚姻挤压可能会导致未婚男性，特别是来自底层的社会男性遭遇更为严重的心理失范问题。虽然中国历史上一直存在一定程度的婚姻挤压问题，但 1980 年之后出生人口性别比大规模失衡，并且出生人口性别比长期处于偏高态势。伴随出生于 1980 年以后的人口成年并进入婚姻市场，未婚男性面临更为严峻的婚姻挤压问题。失衡的婚姻市场会激发未婚男性的成婚动机，从而进一步加剧个体成婚期望与成婚困难的不协调，可能会导致这批人出现更为严重的心理失范。

年龄层的影响。分析结果发现年龄层对未婚男性农民工和女性农民工的心理失范都具有显著的影响，年龄超过适婚期还未结婚对男性农民工与女性农民工的心理失范都具有显著的影响；年龄层对未婚农民工心理失范的影响不存在性别差异，假设部分被推翻。对于这个问题可以根据男女两性婚姻寻找的差异来解释。已有研究指出婚姻市场中供求失衡和可婚配对象的质量会同时导致个体的婚姻挤压问题，其中男性倾向于建立自由的伴侣关系，而女性倾向于建立稳定安全的家庭关系（Guttentag and Secord, 1983）。因此，男性更容易受到婚姻市场中供求关系的影响，而女性更容易受到婚姻市场可婚配对象质量的影响。中国的性别失衡已经导致部分未婚男性遭遇结构性婚姻挤压，并表现为被迫推迟结婚，甚至被迫终身不结婚。因而，年龄层中的超过适婚期会对未婚男性农民工心理失范产生显著的负面影响。由于个体的婚姻寻找受到地理空间、社会经济地位和个人特征等因素的影响，因而，每个人实际面对的是一个带有具体情境的地方婚姻市场。受到婚姻梯度迁移规律的影响，在男性过剩的婚姻市场中，部分女性也可能因为婚姻市场中潜在的相匹配对象质量的失衡而主动放弃不满意的婚配机会，进而遭遇非结构性婚姻挤压问题。在中国大多数婚姻遵循男性年龄大于女性的婚姻匹配模式，因而，年龄因素可能会给大龄未婚女性带来双重压力，一方面随着年龄增长，可婚配对象的数量在减少，婚姻市场被进一步挤压；另一方面，男性年龄大于女性的婚姻匹配模式使年龄因素成为评价单身女性价值的一种文化标准，因而社会对单身女性成婚年龄的评价也会比男性苛刻。这两个因素会导致单身女性面临来自年龄因素的成婚困境。因此，在失衡的婚姻市场中，结构性婚姻挤压和非结构性婚姻挤压并存。

　　婚姻剥夺感仅对未婚女性农民工心理失范具有显著影响，其中婚姻剥夺感越低，其心理失范状况会越好，但其对未婚男性农民工心理失范没有显著影响，假设没有得到验证。从婚姻市场来推理，在性别失衡的背景下，男性的过剩会加剧男性之间成婚机会的竞争，根据这个约束条件，那些被排斥在成婚机会之外的未婚男性会产生某种被剥夺感，然而本章并没有支持这个推论。这个结果可能源于两方面的原因。一方面，性别社会化使女性对婚姻剥夺感更为敏感。脆弱性差异假设已经指出受到性别社会化的影响，女性不仅对人际关系更为敏感，而且倾向于采取负面的评估方式。对于未婚女性农民工而言，在她所处的初级群体中，如果她的同辈群体纷纷交到异性朋友，甚至结婚，而她因为一些自身或非自身的原因不能顺利地进入婚恋状态，这时她可能会因为横向比较感受到较为强烈的婚姻剥夺感。而男性在社会化的过程中，培养出一种竞争、理性和专横的个性，因而男性可能对于婚姻剥夺感的感知要比女性弱。另一方面，受性别社会化差异的影响，男性农民工的交际圈除了初级社会群体外，还有交往广泛的次级社会群体网络，这种更为广泛的人际交往圈可能有利于转移男性对婚姻剥夺的关注；但对于女性而言，女性农民工的社会网络主要圈定在初级社会群体，伴随网络中的同龄女孩进入婚恋关系，其初级社会群体网络呈现出缩小的态势，而初级社会群体网络更可能促使女性进行人际比较，因而女性也更可能感受到婚姻剥夺感。从婚姻剥夺到心理失范的发生机制较为复杂，受到数据信息的约束，本章对婚姻剥夺感的影响还不能给出更为明确的解释，这也有待于进一步研究。

社会经济地位对未婚男性农民工与未婚女性农民工心理失范的影响不仅不存在性别差异，而且没有显著的影响。假设 6－5 没有得到验证。从分析结果来看，仅技术管理人员在 0.1 的显著水平上会降低女性心理失范水平，其他变量都不具有显著的影响。对于这个发现，存在两种理论解释。结合第五章中社会经济地位对已婚农民工心理失范影响的性别差异，社会经济地位仅会显著影响已婚男性农民工的心理失范水平。我们认为可能存在两个因素导致社会经济地位对未婚农民工心理失范没有显著的影响。一是脆弱性差异的影响，即由于性别社会化，相对于女性，男性对经济压力的反应更为敏感。众多的经验研究支持了该观点。二是身份角色的影响，相对于已婚人群，未婚农民工没有成家，并不需要承担"养家糊口"的责任，而社会对未婚人群也没有"养家糊口"的角色期待。因而，相对于已婚人群而言，未婚人群对经济上的压力并不会太敏感。以上的理论解释也间接地回应了上文中关于为何社会经济地位对未婚农民工心理失范性别差异效用没有显著影响的讨论。由于未婚男性并没有承担"养家糊口"的责任，因而，与"养家糊口"相关的社会经济地位对其不会有太显著的影响。

值得关注的是，在性别失衡的背景下，婚姻市场中男性过剩，势必会加剧未婚男性成婚机会的竞争，从而可能加剧未婚男性之间社会经济地位的竞争。受到数据信息约束，本章的结论虽然没有支持这个推论，但"失衡的婚姻市场—社会经济地位竞争—心理失范"的内在关系机制较为复杂，有待于进一步研究。

其他因素的影响。健康的影响，数据分析结果显示，健康仅对未婚男性农民工的心理失范具有显著的影响，慢性病会显著提升未婚男性农民工心理失范水平。我们认为其原因除了第五章提到的慢性病可能会导致劳动市场排斥、威胁男性的角色认同外，慢性病也可能会导致未婚男性农民工遭遇婚姻市场排斥。同样，文化适应仅会显著影响未婚女性农民工的心理失范，其中未婚女性农民工对城市文化越认同，其心理失范程度越可能加重。这点可能与第五章讨论文化适应对已婚女性农民工心理失范的影响机制是一致的，即相对于未婚男性农民工，未婚女性农民工越认同城市文化，越可能面临大的文化冲突。心理资源对未婚男性农民工与未婚女性农民工心理失范的影响类似。

　　总之，通过以上对未婚农民工心理失范现状及其影响因素性别差异的分析与讨论，我们认为未婚农民工人群的心理失范存在性别差异，未婚男性农民工的心理失范要比未婚女性农民工严重；婚姻挤压类因素、个人特征和流动特征影响未婚农民工心理失范的性别差异；结构性婚姻挤压问题和健康问题会导致未婚男性农民工产生较为严重的心理失范；与"养家糊口"角色相关的社会经济地位对未婚男性农民工与未婚女性农民工心理失范都不具有显著的影响，这说明未婚状态下，由于男性与女性不需要承担家庭责任，他们对于社会经济地位因素的影响不太敏感，而男性与女性社会角色的类似性也导致社会经济地位对男性与女性心理失范的影响不存在性别差异。这一发现表明，未婚男性农民工与未婚女性农民工心理失范的差异更多受到性别失衡的影响，性别失衡导致未婚男性处于心理健康不平等的地位。

第七章　结论与展望

本章主要由四部分内容构成：一是总结论文第三章至第六章的研究发现；二是根据研究发现，提出相应的政策建议；三是给出研究的主要创新点；四是对本书中存在的一些不足进行讨论，并对下一步的研究进行展望。

第一节　主要结论

社会转型导致的男性与女性社会角色扮演结构的变迁是影响心理失范和心理福利性别不平等的重要结构性因素，得到了西方公共管理学、社会学与社会医学的广泛关注。然而，中国社会转型下的人口流动和性别失衡对男性农民工与女性农民工心理失范不平等的影响并未得到足够的关注。本书基于国外有关心理失范和心理福利不平等的研究，结合中国社会转型下人口流动和性别失衡的具体情境，在已有健康不平等的分析框架基础上，建立了不同婚姻状态下农民工心理失范性别差异的分析框架，最后利用 2009 年对福建省 X 市农民工的调查数据，根据建立的分析框架，分别对农民工心理失范性别差异的现状及心理失范性别效应的决定因素，已婚农民工和未婚农民工心理失范性别差异现状及其影响因素的性别差异进行了系统的分析，获得了以下基本结论。

第一，改进和建立了适用于性别失衡背景下农民工心理失范的分析框架。本书在已有分析框架的基础上，引入了人口流动和性别失衡的视角，结合中国社会转型下人口流动对农民工社会角色扮演影响和婚姻挤压对人们成婚机会影响的情境,分别建立了适用于不同婚姻群体农民工心理失范的分析框架。其一,改进后的农民工心理失范分析框架以社会角色和性别角色之间的协调性为基础,改变了暴露差异分析框架中主要关注家庭角色和职业角色协调性的研究范式。其二,在已有分析框架中引入流动特征、婚姻挤压,并对家庭结构进行了本土化的改进。具体包括,结合婚姻状态差异与社会角色扮演关系和婚姻状态差异与婚姻挤压的关系,一方面,通过采用夫妻居住形式、未成年子女居住形式、夫妻资源比来测量人口流动对已婚农民工夫妻社会角色扮演的影响,并采用婚姻质量和成婚困难来测量婚姻挤压对已婚农民工的影响;另一方面,采用年龄层、成婚困难、成婚期望和婚姻剥夺感来测量婚姻挤压对未婚农民工的影响。

第二,以全样本分析农民工心理失范的性别差异及决定因素。结果显示,农民工的心理失范存在显著的性别差异,男性农民工的心理失范水平比女性农民工高;农民工心理失范的性别差异主要来源于农民工的婚姻状态和婚姻挤压的差异,其中农民工在婚姻状态和婚姻挤压方面也存在显著的性别差异,成婚困难和婚姻挤压是农民工心理失范性别差异效应(性别系数变化情况)的重要影响因素。此外,分别研究男性农民工和女性农民工心理失范的影响发现,成婚困难对农民工心理失范的影响也存在性别差异,成婚困难仅会显著提升男性农民工的心理失范水平;适龄未婚对农民工心理失范的影响也存在性别差异,其仅对男性农民工具有显著影响,但大龄未婚会显著提升男性农民工和女性农民工的心理失范水平。研究还发现社会经济地位变量中的教育和职业的稳定性仅会提升男性农民工的心理失范水平,但研究没有发现职业和收入对男性农民工和女性农民工心理失范具有显著影响。总的来看,人口流动有利于改善女性农民工的心理福利,但不利于男性农民工的心理福利,其中婚姻状态和婚姻挤压能够调节人口流动对农民工心理失范的影响。

第三,分析已婚农民工心理失范的性别差异及其影响因素的性别差异。结果显示,已婚农民工群体心理失范并不存在显著的性别差异,但婚姻家庭类变量会微弱降低性别对其心理失范的负面影响,社会经济地位会微弱提升性别对其心理失范的负面效应。分别分析已婚男性农民工和已婚女性农民工心理失范的影响因素发现,夫妻居住形式仅会加剧已婚男性农民工的心理失范,夫妻资源比的失衡仅会提升已婚女性农民工心理失范水平,但未成年子女居住形式对已婚男性农民工和已婚女性农民工心理失范都没有显著影响，这说明人口流动对已婚男性农民工和已婚女性农民工心理失范都产生了双重的影响。一方面，人口流动使部分已婚男性农民工承担更多的家务，可能导致其面对较多的来自家庭角色和职业角色间的冲突，从而提升已婚男性农民工的心理失范水平；另一方面，夫妻资源的失衡仅会提升已婚女性农民工心理失范的水平，说明人口流动带来的经济收益对已婚男性农民工具有正效应。此外，研究还发现社会经济地位仅会显著提升男性农民工心理失范水平，而婚姻质量仅会提升已婚女性农民工心理失范的水平，但成婚困难对已婚男性农民工与已婚女性农民工的心理失范都没有显著的影响。这说明男性和女性感受和应对外在环境的方式存在差异，其中女性对偏向人际情感的因素更为敏感，而男性对经济类因素更为敏感，这也反映出在性别社会化过程中，男女形成的对不同性别角色的认知使个体对环境的感知与应对存在不同。

从已婚农民工心理失范的影响因素及其性别差异可以看出，人口流动形成了不利于已婚男性农民工心理福利的结构环境。在城乡二元社会结构下，大量农村人口带着"赚钱养家"的梦想跟随人口流动潮到城市务工，然而，受到户籍制度等因素的影响，大量农民工在城市务工并不能实现"赚钱养家"的梦想。在"赚钱养家"角色期待与收入低、职业地位低和教育回报低的现实挤压下，部分农民工出现了心理失范问题。而相对于已婚女性农民工，已婚男性农民工更容易受到来自"养家糊口"角色的压力，因此，也更容易受务工经济状况的影响。

第四，分析未婚农民工心理失范的性别差异及其影响因素的性别差异。分析结果发现，未婚农民工的心理失范存在显著的性别差异，其中未婚男性农民工的心理失范水平显著高于未婚女性农民工；婚姻挤压类变量是未婚农民工心理失范性别差异的决定因素，未婚农民工心理失范的性别差异主要来源于婚姻挤压的性别差异。婚姻挤压类变量对未婚农民工心理失范的影响存在性别差异。其中成婚困难和成婚期望的交互项仅会提升未婚男性农民工的心理失范水平，但年龄层和婚姻剥夺感也会提升女性农民工的心理失范水平，这说明结构性的婚姻挤压会提升未婚男性农民工的心理失范水平，男性过剩和女性短缺导致未婚男性农民工面临被迫失婚的风险，失婚不仅可能导致其遭受来自家庭和社区的更大压力，也可能危及其对自身角色的认同，进而可能导致未婚男性农民工出现严重的心理失范；女性也可能受非结构性婚姻挤压的负面影响，在男性过剩的婚姻市场中，女性也可能遭遇到基于社会经济地位等潜在配偶质量供求失衡的非结构性婚姻挤压问题，而"男高女低"的婚配惯例使大龄女性不仅面临婚姻市场缩小的困境，也面临来自家庭和社区更大的压力。社会经济地位对未婚男性农民工与未婚女性农民工并没有显著的影响。由于未婚男性与未婚女性并不需要承担"养家糊口"的责任，因而，低社会经济地位对未婚农民工心理失范并没有显著的影响。

第五，性别角色期待和社会角色扮演的不协调是男性农民工心理失范的重要影响因素，婚姻是性别角色期待和社会角色扮演不协调的重要调节变量。研究发现社会经济地位仅对已婚男性农民工心理失范具有显著影响，社会经济地位对已婚女性农民工、未婚男性农民工与未婚女性农民工并没有显著的影响。成婚也意味着个体获取了相应的家庭角色和家庭责任，因而已婚人群和未婚人群在角色扮演和家庭责任上存在巨大差异，其中已婚者的首要责任是"照顾家庭"和"养家糊口"，但未婚者并不需要承担这两项家庭责任。因而，已婚人群面临的"照顾家庭"和"养家糊口"的压力要大于未婚人群。从社会的角度，社会对已婚男性的性别角色期待是"养家糊口"，对已婚女性的性别角色期待是"照顾家庭"，对于外出务工的农民工而言，如果其在城市中获得的职业角色与性别角色期待的距离较远，其遭遇到的角色紧张也会较严重。由于已婚男性在家庭中主要扮演"养家糊口"的角色，因而，如果已婚男性农民工在务工过程中实际扮演的职业角色与社会对其"养家糊口"角色期待的距离较远，其遭遇的心理失范也会较严重。

第二节　政策建议

本研究通过分析已婚农民工和未婚农民工在心理失范方面表现出来的性别差异及其影响因素的性别差异，揭示了人口流动和性别失衡下已婚农民工和未婚农民工心理失范的性别差异及其面临的不同约束结构。研究结果表明，人口流动下，虽然已婚农民工心理失范不存在性别差异，但人口流动带来的家庭角色和职业角色的变化对已婚农民工心理失范的影响存在性别差异，其中夫妻分居、低社会经济地位对已婚男性农民工心理失范具有显著的负面影响，对已婚女性并没有负面的影响；但夫妻资源失衡，特别是丈夫资源多于妻子，会对已婚女性农民工心理失范产生显著的负面影响。婚姻挤压对已婚农民工心理失范没有显著的影响，但对未婚农民工，特别是未婚男性农民工心理失范具有显著的影响。结构性的婚姻挤压会对未婚男性农民工心理失范产生负面影响，非结构性的婚姻挤压对未婚女性农民工心理失范具有负面影响。

人口流动和性别失衡不仅涉及户籍制度、人口政策，而且与社会保障政策和社会文化相关。因此，本书分别从制度、政策和文化等维度就改善已婚和未婚农民工的心理失范提出以下几点政策建议。

1. 改善已婚农民工心理失范的政策建议

通过对已婚农民工心理失范性别差异状况及心理失范影响因素的性别差异进行分析，本书发现，人口流动总体上有利于提高已婚女性农民工的心理福利，但流动经历、夫妻资源比、夫妻居住形式以及与"养家糊口"角色相关的社会经济地位对已婚男性农民工和已婚女性农民工心理失范产生多元的影响，其中这些因素既涉及根源性的社会制度，也涉及社会性别文化与文化认同。因而，要改善已婚农民工心理失范，需要从制度、政策和文化等维度进行干预。

（1）制度层面

逐步取消户籍制度，保护农民工的权利，促进农民工融入流入地。户籍制度是阻碍农民工融入城市、享有与城市居民同等国民待遇的关键性因素。以户籍制度为核心形成的公共服务产品供给的地区差异是导致当前农民工面临职业地位低、职业不稳定、收入低和教育回报贬值困境的制度性因素。从人口流动对农民工心理失范的影响来看，已婚男性农民工心理失范水平显著高于已婚女性农民工心理失范水平的一个重要原因是已婚男性农民工更容易遭遇来自务工过程的经济紧张问题。也就是说，户籍制度的负面效应会通过已婚男性农民工的低心理福利表现出来。因此，有必要废除阻碍地区融合的户籍制度，切断制度排斥对农民工心理失范的负面影响。

然而，户籍制度改革是一个渐进的过程。在当前的政策选择过程中，我们可以以公平为原则，实行三步走策略：首先，根据流出地的劳动与社会保障水平实行可流动的社会保障制度，逐步将农民工纳入城市的公共服务体系，弱化户籍制度对地区融合、农民工迁移的排斥；其次，建立地区一体的户籍登记制度，将农民工的劳动与社会保障纳入城市的社会保障体系，逐渐实现农民工与市民社会服务均等化；最后，在制度上最终废除户籍制度，建立全国范围的可流动的、均等化的公共服务体系。

（2）政策层面

一方面，政府部门应该出台保障农民工平等就业的法规，规范劳动力市场招聘行为，提高农民工的收入待遇。农民工收入低、工作环境差和教育回报低是其心理福利低的重要原因。政府部分应该逐步完善人工成本信息指导和企业薪酬调查指导，在提高企业工资指导线和最低工资标准的基础上，让农民工的人工成本得到足够的经济回报。在提高农民工工资待遇的基础上，政府还应该实施农民工人力资本提升计划，提升农民工的职业技能，促进农民工在城市可持续发展。对于农民工人力资本提升计划，可以制定政府、企业和个体三位一体的人力资本促进方案。首先，政府以服务购买的方式，激励社会组织参与到农民工人力资本提升计划中，免费为农民工提供切实可行的人力资本提升机会；其次，企业组织本单位员工有计划、有组织地参与相应的技能培训，提升农民工的技术水平；最后，鼓励农民工个体根据自身发展需要参加相应的职业技能培训，提升自身的可持续发展能力。与此同时，政府还需要切实解决拖欠农民工工资问题。针对拖欠工资问题，政府需要建立农民工维权"绿色热线"，专门处理拖欠工资等问题；政府可以建立黑名单制度，定期向公众公开拖欠工资企业名单，提高拖欠工资的隐性成本；加大对拖欠工资企业的监督和惩罚力度，提高其违规成本。

另一方面，政府部门应该出台和完善保障女性平等就业的法律法规，规范劳动力市场招聘行为和提高工资待遇，减少劳动力市场中就业机会和同工不同酬的性别歧视，促进性别平等。研究发现，丈夫资源极大地多于妻子，是已婚女性农民工心理失范水平的重要影响因素之一。因而提高女性在家庭中的资源比有利于改善女性的心理失范。

在社会转型的背景下，越来越多的农村人口流动到城市，外出打工成为农村家庭收入的重要来源，因而，消除劳动力市场中就业机会和工资待遇存在的性别歧视，不仅可以促进女性农民工的就业，也可以缩小农民工家庭中的夫妻资源差距。政府可以从三个层面消除劳动力市场中就业机会和工资待遇的性别歧视。首先，完善立法，尽快出台"反就业歧视法"，从法律制度上保障女性享有平等的就业机会和工资待遇，防止性别歧视；其次，细化和明确责任，落实"反就业歧视法"；最后，成立专门的监控和督导机构，负责监测和督导相关法规政策的执行。

（3）文化层面

倡导家庭责任平等分担的性别文化。无论是西方研究发现已婚女性心理福利比已婚男性差，还是本书发现已婚男性农民工和已婚女性农民工心理失范并不存在性别差异及夫妻分居和与"养家糊口"角色相关的社会经济地位仅对已婚男性农民工具有显著影响，这些都表明社会变迁导致个体社会角色发生变化后，社会文化对于家庭责任分担的性别分工对已婚人群心理失范或心理福利具有重要的影响。因而，需要促进文化层面两性在家庭领域的角色分工与在社会领域的职业角色同步变迁，以缩小乃至消除社会角色的变迁和性别角色文化变迁相对滞后导致的不协调。

性别角色的家庭分工既源于历史上形成的生产与生活方式，也源于性别角色的社会化。因而，首先需要扭转传统的男性气质与女性气质。家庭、学校和媒体是个体性别社会化的重要场所，在家庭中父母应该为子女提供"双性化"的角色观念和人格特征，消除孩子的性别刻板印象。学校需要从教材、教学方式和课程开设等方面矫正过去"男女有别"的观念，打破传统性别观念的限制，树立男女平等的"双性化"性别模式。媒体需要消除社会性别刻板印象的负面影响。目前大众媒体往往将女性定型在传统的性别角色模式中，并将女性定位为"消费主体"角色，复制着传统的性别角色模式。因而，对于媒体而言，需要提高媒体从业人员的性别敏感性，从个人意识到媒体内容倡导平等的性别观念。

2. 改善未婚农民工心理失范的政策建议

通过对未婚农民工心理失范性别差异及影响因素的分析，本书发现未婚男性农民工心理失范比未婚女性农民工严重，其中婚姻挤压和流动经历是导致未婚农民工心理失范性别差异的重要因素，婚姻挤压对未婚男性农民工心理失范具有显著的负面影响，而不顺利的流动经历对未婚女性农民工心理失范具有显著的负面影响。婚姻挤压和流动经历也与制度、政府和文化相关联，因而，要改善未婚农民工的心理失范，需要从制度、政策和文化多维度进行干预。

（1）制度层面

与已婚人群一样，以户籍制度为核心的城乡二元社会结构也是影响未婚农民工心理失范的重要因素。尽管性别失衡导致未婚男性农民工面临男多女少的婚姻市场结构，但性别失衡对未婚男性农民工的婚姻挤压往往通过农民工在经济上和地理位置上的弱势体现出来。提高农民工的收入水平和改善农民工的居住环境是帮助未婚农民工抵御性别失衡带来的婚姻挤压的重要措施。因此，与已婚农民工人群一样，取消户籍制度，保护农民工的权利，促进农民工融入流入地，也是改善未婚农民工心理失范的根源性制度措施之一。通过取消户籍制度，让农民工获得与市民同等的权利，有利于农民工融入城市，也有利于改善未婚农民工经济状况和居住环境，从而增强其抵御婚姻挤压的能力。

（2）政策层面

性别失衡导致的婚姻挤压问题是未婚男性农民工心理失范的重要影响因素。在政策层面，需要从两个方面进行干预，一是消除性别失衡的直接和间接影响因素；二是建立有利于未婚农民工婚姻寻找的婚介组织体系。

第一，将流动人口纳入流入地管理系统，实现个人信息电子化和建立信息地区分享制度，建立地区联动的治理网络，遏制乃至杜绝性别鉴定和性别选择行为。其一，由于流动人口的流动性强，监控流动人口的性别鉴定和性别选择行为往往也是解决出生人口性别比偏高问题的难点。将流动人口纳入流入地常住人口管理体系，将个人基本信息电子化，实现流入地和流出地信息共享可以有效地解决流动带来的信息遗漏等问题；其二，建立地区联动网络，以地级市为单位成立区域联动治理办公室，定期收集、分析和分享重点人群的流动信息，定期协调相关单位采取地区联动行动，共同治理性别鉴定和性别选择行为。

第二，逐步放宽生育政策，平衡性别比。性别失衡导致的婚姻挤压问题是未婚男性农民工心理失范的重要影响因素之一。性别失衡的制度性根源之一就是一孩生育政策和"一孩半"生育政策。中国已经进入低生育水平国家的行列，在男性偏好的作用下，刚性的生育空间导致部分群众通过性别选择的方式达到生育男孩的目的。因此，逐步放开生育二孩政策，不仅可以在一定程度上改善性别失衡状况，还能在一定程度上改善低生育水平带来的人口老龄化。中国国土面积大，地区发展水平不均衡，因而可以采取分类的方式，分省逐步放开二孩生育政策。其一，可以将二孩生育政策由"双独"过渡到"单独"；其二，将有条件的二孩生育政策逐渐由农村地区扩展到城市地区；其三，以一线城市如上海、北京为试点，逐步放开二孩政策，将成功经验逐步向其他城市推广，最终在全国放宽生育政策。

第三，建立以社区和企业为主体的针对失婚男性婚配的制度化婚介机构。性别失衡背景下的成婚困难主要基于两个主要因素，一是结构性的婚姻挤压，即婚姻市场中女性短缺和男性过剩导致的婚姻挤压问题；二是非结构性的婚姻挤压，即失婚者所处人际圈中的适婚年龄者在社会经济地位等特征方面出现性别失衡。结构性婚姻挤压问题主要是婚姻市场中供求失衡的结果，非结构性婚姻挤压主要是婚姻市场中既定潜在配偶质量供求失衡的结果。这两类婚姻挤压都通过个体实际可以接触到的交际圈内的性别失衡呈现出来，要解决这个问题就需要在以男性为主体的交际圈和以女性为主体的交际圈之间建立联系，其中一个较好的形式是定期举行单身男女交友活动。在城市，可以以农民工所在的社区或企业为组织主体，定期将居住在周边的单身男女组织起来，实现单身男女零距离交友；在农村，可以以乡镇为组织主体，定期将居住在本镇的单身男女组织起来，突破传统的媒婆说亲的相亲形式，扩大单身青年的异性交际圈。

（3）文化层面

性别失衡的根本原因在于中国传统文化的男孩偏好。中国历史上奉行父系家族制度，男性在家族延续、居住模式、家庭权力结构和财产继承等方面居于主导地位。从夫居的婚姻形式也使儿子主要承担父母养老的职责，从而使生养子嗣在农村地区不仅具有维系文化信仰的意义，还发挥着养儿防老的显示功能。因而，要弱化文化意义上的男孩偏好，需要从三个层面改变男孩偏好形成的文化制度。

第一，努力提高妇女地位，改变女性在社会和家庭中的从属地位。父系家族制度下女性在家庭中处于从属地位，因而提升女性在家庭和社会中的地位有利于弱化宗法制度，促进男女平等。从个人层面来看，提升女性的可行能力是提高女性地位的关键性因素，因而保障女性的受教育权利，提高女性的教育程度，缩小女性与男性的教育差距是提高女性地位的基础性因素；从社会层面来看，鼓励女性参政议政和社会参与，赋权于女性是提高女性社会地位的关键性因素。国家有义务通过立法的方式，保障女性在教育、就业和参政议政等领域有平等的社会参与和不被歧视的权利。

第二，完善农村地区的社会保障制度，实现养老社会化。目前国家已经在全国出台了新型农村社会养老保险制度（以下简称"新农保"）和新型农村合作医疗制度（以下简称"新农合"），参与新农保的农村老年人在年满60周岁后，可以按月领取养老金；参与新农合的农村人口可以实现病有所医。不过目前新农合和新农保都存在一些不足。新农合领域，一是目前的保障水平低，新农合主要以大病统筹为主，兼顾小病理赔，但一些与农民直接相关的门诊并不在覆盖的范围内；二是医保报销主要集中在籍贯所在地，还不能实现异地报销，这给流动人口带来很大不便。新农保领域，一是养老金太少，不足以保障农村老年人基本生活；二是还不能实现异地养老，不利于流动人口参与新农保。因此，有必要扩大新农合的疾病覆盖面，提高新农保的养老金标准；同时还需要消除区域制度障碍，实现新农合异地报销和新农保异地养老，从而更好地将农村老年人纳入社会养老体系，弱化家庭养老和儿子养老的观念。

有研究认为新农保的出台在一定程度上抑制了农村部分计划生育家庭奖励辅助制度的效用。针对农村地区的独女户和双女户，可以在普惠型的新农合和新农保基础上，进一步加大计划生育家庭奖励辅助，让独女户和双女户家庭得到真正的实惠，进而弱化人们的男孩偏好观念。

第三，加强宣传倡导，弱化男孩偏好观念。只有从观念上弱化和扭转人们具有的男孩偏好观念，才能从根源上解决性别失衡。因此，需要在社区、学校和媒体等方面进行宣传倡导。社区层面，首先，设置宣传男性平等、男孩女孩一样好的宣传栏，让社区居民可以直接阅读到与性别平等相关的信息；第二，定期举行与性别平等相关的社区活动，鼓励男性与女性共同参加；第三，弱化社区宗法观念，倡导男女平等地继承财产和赡养父母。学校层面，老师在教学活动中倡导男女平等，让学生树立男女平等的正确价值观念。媒体层面，利用大众媒体受众广泛的优势，倡导男女平等。

第三节　研究的创新点

本书的创新之处表现在以下几个方面。

第一，从婚姻和性别的视角，结合人口流动和性别失衡的情境建立了适用于性别失衡下农民工心理失范的分析框架。在已有分析框架基础上，分别建立已婚农民工和未婚农民工心理失范的分析框架。在已婚农民工分析框架中以社会角色和性别角色期待之间的协调性为基础，通过分析人口流动下两性职业角色和家庭角色扮演的变化、社会对两性性别角色期待的相对稳定性和流动特征来构建已婚农民工心理失范的分析框架。该框架结合了中国已婚农民工夫妻流动的类型以及婚姻挤压的影响，将成婚困难经历、夫妻居住形式和夫妻资源比、婚姻质量和未成年子女居住形式一并用来衡量人口流动和性别失衡对婚姻家庭关系的影响。在未婚农民工分析框架中突出了性别失衡的影响，将成婚困难、成婚期望、年龄层和婚姻剥夺感一并用来衡量性别失衡带来的婚姻挤压可能对未婚男性农民工的影响。引入人口流动和性别失衡对农民工社会角色和婚姻家庭关系特征的影响，可以更好地反映不同婚姻状态下农民工人群面对的结构约束，并可以较好地揭示这些结构约束对农民工心理失范影响的性别差异，从而摆脱已有研究框架在分析非大众人群心理失范时存在的解释困境，为中国农民工心理失范性别差异的理论分析提供新思路。

第二，发现农民工群体心理失范存在性别差异，其中婚姻状态和婚姻挤压是农民工心理失范性别效应的重要影响因素。研究发现，男性农民工的心理失范水平要显著高于女性农民工，这种差异主要来源于农民工的婚姻状态差异和婚姻挤压程度的差异，其中未婚和婚姻挤压会显著提高农民工的心理失范水平。此外，还发现，男性农民工和女性农民工在婚姻状态和婚姻挤压方面存在性别差异，其中男性农民工未婚的比例要显著高于女性农民工，男性农民工经历过婚姻挤压的比例也要显著高于女性农民工。这一结果表明，性别失衡导致的婚姻挤压问题可能是农民工心理失范性别不平等的重要影响因素。

第三，发现已婚农民工的心理失范不存在性别差异，但已婚农民工心理失范的影响因素存在显著的性别差异。从人口流动的影响看，夫妻分居和低社会经济地位仅会提高已婚男性农民工心理失范的水平，但夫妻资源失衡和低婚姻质量仅会提高已婚女性农民工的心理失范水平。这说明人口流动会导致已婚男性遭遇社会角色和性别角色的不协调问题，进而导致心理失范，而女性更多受到人际关系紧张的负面影响。从性别失衡的影响看，婚姻挤压对已婚男性农民工和已婚女性农民工都不具有显著影响。已有的研究主要发现已婚女性心理失范比已婚男性严重，职业角色和家庭角色的不协调不利于女性的心理健康，但本研究不仅发现已婚女性农民工与已婚男性农民工心理失范不存在显著的性别差异，而且发现社会角色和性别角色的不协调会加剧已婚男性农民工的心理失范，同时，还发现暴露差异假设和脆弱性差异假设可以同时解释已婚男性农民工和女性农民工的心理失范问题。

第四，发现未婚农民工的心理失范存在显著的性别差异，未婚男性农民工的心理失范要比未婚女性农民工的心理失范严重，婚姻挤压对未婚农民工心理失范的影响存在性别差异。已有研究普遍认为未婚男性与未婚女性的心理失范和心理福利会趋于一致，但本研究得出不一致的结论：未婚男性农民工的心理失范要比未婚女性农民工严重。通过将婚姻挤压类的变量纳入研究，我们发现成婚期望和成婚困难的交互项仅对未婚男性农民工具有显著的影响，但年龄层对未婚男性农民工和未婚女性农民工都具有显著的影响。这表明在性别失衡的背景下，未婚男性农民工心理失范主要源于婚姻市场供求失衡导致的结构性婚姻挤压，而未婚女性农民工的心理失范也可能源于婚姻市场中潜在配偶质量供求失衡导致的婚姻挤压。

第四节 研究展望

本书对人口流动和性别失衡下处于不同婚姻状态农民工心理失范性别差异的决定因素及影响因素的性别差异进行了较为系统、深入的研究，获得了一些重要的发现。但本书还存在一些不足，为下一步的研究奠定了基础。

第一，本书仅关注了人口流动的影响，没有涉及留守的影响。人口流动导致农民工，特别是女性农民工家庭角色和职业角色扮演发生了较大的变化，本书仅关注了人口流动对农民工心理失范影响的性别差异问题。但要全面认识人口流动的影响，除了需要关注农民工人群外，还需要关注留守人群的心理失范问题。对流动和留守人群分性别和婚姻状态进行比较研究，可以更全面地认识人口流动的影响。

第二，在对已婚农民工心理失范性别差异的研究中，对人口流动带来的已婚人群家庭角色的测量有待于进一步细化。受到样本数量的限制，在对小孩是否一块生活的测量中，本书将未成年作为测量对象，而没有以学龄前或2周岁以下对其进行细分，这种测量的差异可能会影响父母在子女不同年龄段的角色对其心理失范的实际影响。

第三，受到大龄未婚农民工样本数量的限制，本书仅研究了未婚农民工心理失范的性别差异，没有独立分析大龄未婚农民工心理失范的性别差异。

独立分析大龄未婚农民工心理失范的性别差异可以更全面地评估性别失衡导致的婚姻挤压对未婚农民工心理失范的影响。

第四，横截面数据的限制，本书的实证研究主要是基于 X 市一段时间的农民工调查数据，不能从动态的角度反映出流动前后农民工社会角色的变化对其心理失范的影响。在未来的研究中，可以利用时间序列数据，全面评估人口流动下社会角色的变化对农民工心理失范的影响及其性别差异。

第五，受到数据限制，本书仅从个体微观社会属性角度揭示了心理失范的发生机制，没有关注宏观社会因素的影响。宏观社会因素对微观个体心理失范的影响可能存在两个路径：一是直接影响个体的心理失范；二是通过微观个体的社会属性，如社会经济地位等特征来影响个体的心理失范。在未来的研究中，可以进一步考虑宏观社会因素对农民工心理失范的影响。

参考文献

［1］〔美〕埃里克·奥林·赖特：《阶级》，刘磊、吕梁山译，高等教育出版社，2006。

［2］包蕾萍：《生命历程理论的时间观探析》，《社会学研究》2005年第4期。

［3］卞利：《明清时期婚姻立法的调整与基层社会的稳定》，《安徽大学学报》2005年第6期。

［4］蔡禾、曹志刚：《农民工的城市认同及其影响因素：来自珠三角的实证分析》，《中山大学学报》（社会科学版）2009年第1期。

［5］曹子玮：《农民工的再建构社会网与网内资源流向》，《社会学研究》2003年第3期。

［6］畅红琴：《经济发展对中国农村家庭时间利用性别差异的影响研究》2010年第3期。

［7］陈建文、王滔：《社会适应与心理健康》，《西南大学学报》（社会科学版），2004年第3期。

［8］陈黎：《外来工社会排斥感探析：基于社会网络的视角》，《社会》2010年第30期。

［9］陈映芳：《农民工：制度安排与身份认同》，《社会学研究》2005年第3期。

［10］段成荣、杨舸：《我国农村留守儿童状况研究》，《人口研究》2008年

第 5 期。

[11] 费孝通：《乡土中国》，人民出版社，2008。

[12] 风笑天：《"落地生根"？——三峡农村移民的社会适应》，《社会学研究》2004 年第 5 期。

[13] 高永平：《中国传统财产继承背后的文化逻辑：家系主义》，《社会学研究》2006 年第 3 期。

[14] 何雪松、黄富强、曾守锤：《城乡迁移与精神健康：基于上海的实证研究》，《社会学研究》2010 年第 1 期。

[15] 胡荣、陈斯诗：《影响农民工精神健康的社会因素分析》，《社会》2012 年第 32 期。

[16] 黄希庭：《人格心理学》，浙江教育出版社，2002。

[17] 靳小怡、刘利鸽：《性别失衡下社会风险与行为失范的识别研究》，《西安交通大学学报》（社会科学版）2009 年第 6 期。

[18] 康少邦、张宁等：《城市社会学》，浙江人民出版社，1986。

[19] 李春玲：《高等教育扩张与教育机会不平等——高校扩招的平等化效应考查》，《社会学研究》2010 年第 3 期。

[20] 李培林：《流动民工的社会网络和社会地位》，《社会学研究》1996 年第 4 期。

[21] 李强：《关于城市农民工的情绪倾向及社会冲突问题》，《社会学研究》1995 年第 4 期。

[22] 李强、唐壮：《城市农民工与城市中的非正规就业》，《社会学研究》2002 年第 6 期。

[23] 李树茁、陈盈晖、杜海峰：《中国的性别失衡与社会可持续发展：一个跨学科的研究范式与框架》，《西安交通大学学报》（社会科学版）2009 年第 3 期。

[24] 李树茁、果臻：《当代中国人口性别结构的演变》，《中国人口科学》2013 年第 3 期。

[25] 李树茁、姜全保、伊莎贝尔·阿塔尼、费尔德曼：《中国的男孩偏好和婚姻挤压：初婚与再婚市场的综合分析》，《人口与经济》2006 年第 4 期。

[26] 李树茁、李卫东：《性别失衡背景下应对资源与未婚男性农民工的心

理失范》,《人口与发展》2012 年第 4 期。

[27] 李树苗、闫绍华、李卫东:《性别偏好视角下的中国人口转变模式分析》,《中国人口科学》2011 年第 1 期。

[28] 李卫东、胡莹:《未婚男性农民工心理失范的调查研究》,《西安交通大学学报》(社会科学版) 2012 年第 32 期。

[29] 李卫东、李树苗、费尔德曼:《性别失衡背景下农民工心理失范的性别差异研究》,《社会》2013 年第 33 期。

[30] 李卫东:《时间、空间与中国农村男性的婚姻机会》,《青年研究》2016 年第 3 期。

[31] 李小云、林志斌:《性别与发展理论评述》,《社会学研究》1999 年第 5 期。

[32] 李艳、李树苗、彭邕:《农村大龄未婚男性与已婚男性心理福利的比较研究》,《人口与发展》2009 年第 4 期。

[33] 李艳、李树苗:《中国农村大龄未婚男青年的压力与应对——河南 YC 区的探索性研究》,《青年研究》2008 年第 11 期。

[34] 联合国开发计划署:《南方的崛起:多元化世界中的人类进步》,《2013 年人类发展报告》,2013。

[35] 刘慧君:《婚姻与心理福利的性别差异性分析》,《中国人口科学》2011 年第 4 期。

[36] 刘利鸽:《婚姻挤压下中国农村男性在婚姻市场中的地位和策略研究》,博士毕业论文,西安交通大学,2012。

[37] 〔德〕马克斯·韦伯:《经济与社会:上卷》,商务印书馆,1997。

[38] 莫丽霞:《出生人口性别比升高的后果研究》,中国人口出版社,2005。

[39] 渠敬东:《生活世界中的关系强度:农村外来人口的生活轨迹》,载柯兰君、李汉林主编《都市里的村民——中国大城市的流动人口》,中央编译出版社,2001。

[40] 王春光:《流动中的社会网络:温州人在巴黎和北京的行动方式》,《社会学研究》2000 年第 3 期。

[41] 王甫勤:《社会经济地位、生活方式与健康不平等》,《社会》2012 年第 2 期。

[42] 王桂新、苏晓馨：《社会支持/压力及其对身心健康影响的研究：上海外来人口与本市居民的比较》，《人口与发展》2011 年第 6 期。

[43] 王培安：《中国流动人口发展报告 2012》，中国人口出版社，2012。

[44] 王跃生：《清代中期婚姻行为分析》，《历史研究》2002 年第 6 期。

[45] 王宗萍、段吕郭：《我国农村留守儿童生存和发展基本状况：基于第六次人口普查数据的分析》，《人口学刊》2008 年第 5 期。

[46] 韦艳、靳小怡、李树苗：《农村大龄未婚男性家庭压力和应对策略研究——基于 YC 县访谈的发现》，《人口与发展》2008 年第 5 期。

[47] 韦艳、李静、李卫东：《性别失衡下相关利益者的微观失范研究》，《人口与发展》2012 年第 5 期。

[48] 吴愈晓、吴晓刚：《城镇的职业性别隔离与收入分层》，《社会学研究》2009 年第 4 期。

[49] 谢金：《新生代农民工的心理资本与工作满意度、调换工作倾向的实证研究》，《平顶山学院学报》2012 年第 6 期。

[50] 徐明华、盛世豪、白小虎：《中国的三元社会结构与城乡一体化发展》，《经济学家》2003 年第 6 期。

[51] 杨剑利：《近代华北地区的溺女习俗》，《北京理工大学学报》（社会科学版）2003 年第 4 期。

[52] 悦中山：《农民工的社会融合研究：现状、影响因素与后果》，博士毕业论文，西安交通大学，2011。

[53] 张海波、童星：《被动城市化群体城市适应性与现代性获得中的自我认同：基于南京市 561 位失地农民的实证研究》，《社会学研究》2006 年第 2 期。

[54] 赵延东：《社会网络与城乡居民的身心健康》，《社会》2008 年第 5 期。

[55] 郑真真、解振编《人口流动与农村妇女发展》，社会科学文献出版社，2004。

[56] 中华人民共和国外交部、联合国驻华系统：《中国实施千年发展目标进展情况报告（2010 年版）》，http://www.doc88.com/p-73242104182.html。

[57] 周敏、林闽钢：《族裔资本与美国华人移民社区的转型》，《社会学研

究》2004 年第 3 期。

［58］ 周明宝:《城市滞留型青年农民工的文化适应与身份认同》,《社会》2004 年第 5 期。

［59］ 朱力:《变迁之痛:转型期的社会失范研究》,社会科学文献出版社,2006。

［60］ 朱力:《群体性偏见与歧视:农民工与市民的摩擦性互动》,《江海学刊》2001 年第 6 期。

［61］ Abramson L. Y. , Andrews D. E. , "Cognitive models of depression: implications for sex differences in vulnerability to depression", *International Journal of Mental Health*, 11 (1/2), 1982.

［62］ Agnew R. , "A general strain theory of community differences in crime rates", *Journal of Research in Crime and Delinquency*, 36 (2), 1999.

［63］ Agnew R. , "A revised strain theory of delinquency", *Social Forces*, 64 (1), 1985.

［64］ Agnew R. , "Testing the leading crime theories: an alternative strategy focusing on motivational processes", *Journal of Research in Crime and Delinquency*, 32 (4), 1995.

［65］ Agnew R. , "The contribution of social – psychological strain theory to the explanation of crime and delinquency", *The Legacy of Anomie Theory*, 6, 1995.

［66］ Agnew R. , White H. R. , "An empirical test of general strain theory", *Criminology*, 30 (4), 1992.

［67］ Alba R. , Nee V. , "Rethinking assimilation theory for a new era of immigration", *International Migration Review*, 31 (4), 1997.

［68］ Andrews G. , Tennant C. , Hewson D. M. et al. , "Life event stress, social support, coping style, and risk of psychological impairment", *The Journal of Nervous and Mental Disease*, 166 (5), 1978.

［69］ Aneshensel C. S. , "Consequences of psychosocial stress: the universe of stress outcomes", *in Kaplan, Howard B. , eds. , Psychosocial stress: perspectives on structure, theory, life-course, and methods* (San Diego, Academic Press, 1996).

[70] Aneshensel C. S. , Frerichs R. R. , Clark V. A. , "Family roles and sex differences in depression", *Journal of Health and Social Behavior*, 22 (4), 1981.

[71] Aneshensel C. S. , Rutter C. M. , Lachenbruch P. A. , "Social structure, stress, and mental health: competing conceptual and analytic models", *American Sociological Review*, 56 (2), 1991.

[72] Antonovsky A. , *Health, stress, and coping* (San Francisco, Jossey-Bass, 1979).

[73] Arber S. , Cooper H. , "Gender differences in health in later life: the new paradox?", *Social Science & Medicine*, 48 (1), 1999.

[74] Aroian K. J. , Norris A. E. , "Resilience, stress, and depression among Russian immigrants to Israel", *Western Journal of Nursing Research*, 22 (1), 2000.

[75] Aseltine Jr R. H. , Gore S. , Gordon J. , "Life stress, anger and anxiety, and delinquency: an empirical test of general strain theory", *Journal of Health and Social Behavior*, 41 (3), 2000.

[76] Aycan Z. , Berry J. W. , "Impact of employment-related experiences on immigrants' psychological well-being and adaptation to Canada", *Canadian Journal of Behavioural Science/Revue Canadienne Des Sciences Du Comportement*, 28 (3), 1996.

[77] Ayers T. S. , Sandier I. N. , West S. G. et al. , "A dispositional and situational assessment of children's coping: testing alternative models of coping", *Journal of Personality*, 64 (4), 1996.

[78] Barrera S. , "Toward a multi – method approach to assessing the effects of social support", *American Journal of Community Psychology*, 12 (1), 1984.

[79] Baum A. , "Stress, intrusive imagery, and chronic distress", *Health Psychology*, 9 (6), 1990.

[80] Beach S. R. , Jouriles E. N. , O'leary K. D. , "Extramarital sex: impact on depression and commitment in couples seeking marital therapy", *Journal of Sex & Marital Therapy*, 11 (2), 1985.

[81] Beach S. R. , Katz J. , Kim S. et al. , "Prospective effects of marital satisfaction on depressive symptoms in established marriages: a dyadic model", *Journal of Social and Personal Relationships*, 20 (3) 2003.

[82] Beck A. T. , *Depression: Clinical, experimental, and theoretical aspects* (University of Pennsylvania Press, 1967).

[83] Bell W. , "Anomie, social isolation, and the class structure", *Sociometry*, 20 (2), 1957.

[84] Berger P. , Kellner H. , "Marriage and the construction of reality an exercise in the microsociology of knowledge", *Diogenes*, 12 (46), 1964.

[85] Berkman L. F. , Glass T. , Brissette I. et al. , "From social integration to health: Durkheim in the new millennium", *Social Science & Medicine*, 51 (6), 2000.

[86] Berry J. W. , "Immigration, acculturation, and adaptation", *Applied Psychology*, 46 (1), 1997.

[87] Berry J. W. , Kim U. , Minde T. et al. , "Comparative studies of acculturative stress", *International Migration Review*, 1987.

[88] Bhugra D. , Jones P. , "Migration and mental illness", *Advances in Psychiatric Treatment*, 7 (3), 2001.

[89] Blaney P. H. , "Affect and memory: a review", *Psychological Bulletin*, 99 (2), 1986.

[90] Bonke J. , Koch-Weser E. , "The welfare state and time allocation in Sweden, Denmark, France, and Italy", *Advances in Life Course Research*, 8, 2003.

[91] Bosma H. , Schrijvers C. , Mackenbach J. P. , "Socioeconomic inequalities in mortality and importance of perceived control: cohort study", *BMJ*, 319 (7223), 1999.

[92] Brand J. E. , Warren J. R. , Carayon P. et al. , "Do job characteristics mediate the relationship between SES and health? Evidence from sibling models", *Social Science Research*, 36 (1), 2007.

[93] Brashears M. E. , "Anomia and the sacred canopy: testing a network theory", *Social Networks*, 32 (3), 2010.

[94] Braveman P. , Tarimo E. , "Social inequalities in health within countries: not only an issue for affluent nations", *Social Science & Medicine*, 54 (11), 2002.

[95] Brislin R. W. , Landis D. , Brandt M. E. , "Conceptualizations of intercultural behavior and training", *Handbook of Intercultural Training*, 1, 1983.

[96] Brockmann H. , Delhey J. , Welzel C. et al. , "The China puzzle: falling happiness in a rising economy", *Journal of Happiness Studies*, 10 (4), 2009.

[97] Broderick P. C. , "Early adolescent gender differences in the use of ruminative and distracting coping strategies", *The Journal of Early Adolescence*, 18 (2), 1998.

[98] Brown G. W. P. , Harris T. O. , *Social origins of depression: a study of psychiatric disorder in women* (Simon and Schuster, 1978).

[99] Burke R. J. , Weir T. , "Relationship of wives' employment status to husband, wife and pair satisfaction and performance", *Journal of Marriage and the Family*, 1976.

[100] Burke R. J. , Weir T. , "Sex differences in adolescent life stress, social support, and well-being", *The Journal of Psychology*, 98 (2), 1978.

[101] Caplan G. , *Support systems and community mental health: lectures on concept development* (Behavioral Publications, 1974).

[102] Carlson B. E. , "A stress and coping approach to intervention with abused women", *Family Relations*, 46 (3), 1997.

[103] Cassidy G. L. , Davies L. , "Explaining gender differences in mastery among married parents", *Social Psychology Quarterly*, 66 (1), 2003.

[104] Chan K. B. , "Individual differences in reactions to stress and their personality and situational determinants: some implications for community mental health", *Social Science & Medicine* (1967), 11 (2), 1977.

[105] Chan K. W. , Zhang L. , "The hukou system and rural-urban migration in China: processes and changes", *The China Quarterly*, 160, 1999.

[106] Christie-Mizell C. A. , "The effects of traditional family and gender

ideology on earnings: race and gender differences", *Journal of Family and Economic Issues*, 27 (1), 2006.

[107] Clancy C. , Director A. , "Agency for healthcare research and quality", *Carol Cronin, Consultant*, 2004.

[108] Cleary P. D. , Mechanic D. , "Sex differences in psychological distress among married people", *Journal of Health and Social Behavior*, 24 (2), 1983.

[109] Cleary S. D. , "Adolescent victimization and associated suicidal and violent behaviors", *Adolescence*, 35 (140), 2000.

[110] Cloward R. A. , "Illegitimate means, anomie, and deviant behavior", *American Sociological Review*, 1959.

[111] Cochrane R. , Hashmi F. , Stopes-Roe M. , "Measuring psychological disturbance in Asian immigrants to Britain", *Social Science & Medicine*, 11 (3), 1977.

[112] Cohen S. , Hoberman H. M. , "Positive events and social supports as buffers of life change stress", *Journal of Applied Social Psychology*, 13 (2), 1983.

[113] Cohen S. , McKay G. , "Social support, stress, and the buffering hypothesis: a theoretical analysis", *Handbook of Psychology and Health*, 1984, 4.

[114] Cohen S. , Syme S. L. , "Issues in the study and application of social support", *Social Support and Health*, 3, 1985.

[115] Compas B. E. , Connor-Smith J. K. , Saltzman H. et al. , "Coping with stress during childhood and adolescence: problems, progress, and potential in theory and research", *Psychological Bulletin*, 127 (1), 2001.

[116] Compas B. E. , Slavin L. A. , Wagner B. M. et al. , "Relationship of life events and social support with psychological dysfunction among adolescents", *Journal of Youth and Adolescence*, 15 (3), 1986.

[117] Compas B. E. , Wagner B. M. , "Psychosocial stress during adolescence: intrapersonal and interpersonal processes", *Adolescent Stress: Causes and Consequences*, 1991.

［118］Coombs R. H. ， "Marital status and personal well-being: a literature review" ， *Family Relations*， 40 （1）， 1991.

［119］Coster S. D. ， "Depression and law violation: gendered responses to gendered stresses" ， *Sociological Perspectives*， 48 （2）， 2005.

［120］Cotten S. R. ， "Marital status and mental health revisited: examining the importance of risk factors and resources" ， *Family Relations*， 48 （3）， 1999.

［121］Crowder K. D. ， Tolnay S. E. ， "A new marriage squeeze for black women: the role of racial intermarriage by black men" ， *Journal of Marriage and Family*， 62 （3）， 2000.

［122］Cutler D. M. ， Deaton A. S. ， Lleras-Muney A. ， *The determinants of mortality* （National Bureau of Economic Research， 2006）.

［123］Cutler D. M. ， Lleras-Muney A. ， Vogl T. ， *Socioeconomic status and health: dimensions and mechanisms* （ National Bureau of Economic Research， 2008）.

［124］Dalgard O. S. ， Mykletun A. ， Rognerud M. et al. ， "Education, sense of mastery and mental health: results from a nation wide health monitoring study in Norway" ， *Bmc Psychiatry*， 7 （1）， 2007.

［125］Das Gupta M. ， Ebenstein A. ， Sharygin E. J. ， "China's marriage market and upcoming challenges for elderly men" ， *World Bank Policy Research Working Paper*， 2010.

［126］Davies L. C. ， McKelvey R. S. ， "Emotional and behavioural problems and competencies among immigrant and non-immigrant adolescents" ， *Australasian Psychiatry*， 32 （5）， 1998.

［127］Davin D. ， "Marriage migration in China and East Asia" ， *Journal of Contemporary China*， 16 （50）， 2007.

［128］Davin D. ， "Women and migration in contemporary China" ， *China Report*， 41 （1）， 2005.

［129］De Brauw A. ， Rozelle S. ， "Migration and household investment in rural China" ， *China Economic Review*， 19 （2）， 2008.

［130］Deflem M. ， " From anomie to anomia and anomic depression: a sociological critique on the use of anomie in psychiatric research", *Social Science & Medicine*, 29 (5), 1989.

[131] Denton M., Prus S., Walters V., "Gender differences in health: a Canadian study of the psychosocial, structural and behavioural determinants of health", *Social Science & Medicine*, 58 (12), 2004.

[132] Denton M., Walters V., "Gender differences in structural and behavioral determinants of health: an analysis of the social production of health", *Social Science & Medicine*, 48 (9), 1999.

[133] De Vaus D. A., "Marriage and mental health", *Family Matters*, 62, 2002.

[134] De Vries B., Watt D., "A lifetime of events: age and gender variations in the life story", *The International Journal of Aging and Human Development*, 42 (2), 1996.

[135] Dobson C., Powers E. A., Keith P. M. et al., "Anomia, self-esteem, and life satisfaction: interrelationships among three scales of well-being", *Journal of Gerontology*, 34 (4), 1979.

[136] Dohrenwend B. S., Dohrenwend B. P., "Class and race as status-related sources of stress", in Sol Levine and Norman Scotch A., eds., *Social Stress* (Chicago, Aldine, 1970).

[137] Dohrewend B. P., Dohrewend B. S., "The problem of validity in field studies of psychological disorder", *Journal of Abnormal Psychology*, 70 (1), 1965.

[138] Durkheim E., *Suicide: a study in sociology. Translated by JA Spaulding and G. Simpson* (New York: The Free Press, 1951).

[139] Durkheim E., *The division of labor in society* (Simon and Schuster, 1997).

[140] Ebenstein A. Y., Sharygin E. J., "The consequences of the missing girls of China", *The World Bank Economic Review*, 23 (3), 2009.

[141] Ellis H. C., Ashbrook P. W., "Resource allocation model of the effects of depressed mood states on memory", in Fiedler K., Forgas J., eds., *Affect, cognition, and social behavior* (Toronto, Hogrefe International,

1988).

[142] Elo I. T. , "Social class differentials in health and mortality: patterns and explanations in comparative perspective", *Annual Review of Sociology*, 35, 2009.

[143] Ensel W. M. , Lin N. , "The life stress paradigm and psychological distress", *Journal of Health and Social Behavior*, 32 (4), 1991.

[144] Esbensen F-A, Huizinga D. , Menard S. , "Family context and criminal victimization in adolescence", *Youth & Society*, 31 (2), 1999.

[145] Eschenbeck H. , Kohlmann C-W, Lohaus A. , "Gender differences in coping strategies in children and adolescents", *Journal of Individual Differences*, 28 (1), 2007.

[146] Falconier M. K. , "Traditional gender role orientation and dyadic coping in immigrant latino couples: effects on couple functioning", *Family Relations*, 62 (2), 2013.

[147] Fan C. C. , Huang Y. , "Waves of rural brides: female marriage migration in China", *Annals of the Association of American Geographers*, 88 (2), 1998.

[148] Fan C. C. , Li L. , "Marriage and migration in transitional China: a field study of Gaozhou, western Guangdong", *Environment & Planning A*, 34 (4), 2002.

[149] Fan C. C. , "Migration and gender in China", *China Review*, 2000.

[150] Faulkner R. A. , Davey M. , Davey A. , "Gender-related predictors of change in marital satisfaction and marital conflict", *The American Journal of Family Therapy*, 33 (1), 2005.

[151] Firestone J. M. , Harris R. J. , Vega W. A. , "The impact of gender role ideology, male expectancies, and acculturation on wife abuse", *International Journal of Law and Psychiatry*, 26 (5), 2003.

[152] Fletcher G. , Thomas G. , Durrant R. , "Cognitive and behavioral accommodation in close relationships", *Journal of Social and Personal Relationships*, 16 (6), 1999.

[153] Folkman S. et al. , "Dynamics of a stressful encounter: cognitive appraisal,

coping, and encounter outcomes", *Journal of Personality and Social Psychology*, 50 (9), 1986.

[154] Fox J. W. , "Gove's specific sex-role theory of mental illness: a research note", *Journal of Health and Social Behavior*, 21 (3), 1980.

[155] Frankenhaeuser M. , "A psychobiological framework for research on human stress and coping", in Mortimer Appley H. , Richard Trumbull, eds. , *Dynamics of stress* (Springer, 1986).

[156] Fuller T. D. , Edwards J. N. , Vorakitphokatorn S. et al. , "Gender differences in the psychological well-being of married men and women: an asian case", *The Sociological Quarterly*, 45 (2), 2004.

[157] Furnham A. , Bochner S. , *Culture shock: psychological reactions to unfamiliar environments* (Culture Shock Psychological Reactions to Unfamiliar Environments, 1986).

[158] Furnham A. , Shiekh S. , "Gender, generational and social support correlates of mental health in Asian immigrants", *International Journal of Social Psychiatry*, 39 (1), 1993.

[159] Gadalla T. M. , "Sense of mastery, social support, and health in elderly Canadians", *Journal of Aging and Health*, 21 (4), 2009.

[160] Glenn N. D. , Weaver C. N. , "The changing relationship of marital status to reported happiness", *Journal of Marriage and the Family*, 50 (2), 1988.

[161] Gülçür L. , "Evaluating the role of gender inequalities and rights violations in women's mental health", *Health and Human Rights*, 5 (1), 2000.

[162] Gore S. , "Social support and styles of coping with stress", in Cohen, Sheldon, Syme, Leonard S. , eds. , *Social support and health* (San Diego, Academic Press, 1985).

[163] Gore S. , "The effect of social support in moderating the health consequences of unemployment", *Journal of Health and Social Behavior*, 19 (2), 1978.

[164] Gottfredson M. R. , Travis Hirschi, *A general theory of crime* (Stanford

University Press, 1990).

[165] Gove W. R. , Geerken M. R. , "The effect of children and employment on the mental health of married men and women", *Social Forces*, 56 (1), 1977.

[166] Gove W. R. , Hughes M. , Style C. B. , "Does marriage have positive effects on the psychological well-being of the individual?", *Journal of Health and Social Behavior*, 24 (2), 1983.

[167] Gove W. R. , McCorkel J. , Fain T. et al. , "Response bias in community surveys of mental health: systematic bias or random noise?", *Social Science & Medicine* (1967), 10 (9), 1976.

[168] Gove W. R. , "Sex, marital status, and mortality", *American Journal of Sociology*, 79 (1), 1973.

[169] Gove W. R. , "Sex, marital status and suicide", *Journal of Health and Social Behavior*, 13 (2), 1972a.

[170] Gove W. R. , "The relationship between sex roles, marital status, and mental illness", *Social Forces*, 51 (1), 1972b.

[171] Greitemeyer T. , "What do men and women want in a partner? Are educated partners always more desirable?", *Journal of Experimental Social Psychology*, 43 (2), 2007.

[172] Grossbard S. , Amuedo-Dorantes C. , "Marriage markets and married women's labor force participation", Working Papers, 2005.

[173] Grossman H. J. , Begab M. J. , *Classification in mental retardation* (Washington DC, American Association on Mental Retardation, 1983).

[174] Guttentag M. , Secord P. F. , *Too many women? The sex ratio question* (Sage Publications Beverly Hills, 1983).

[175] Guzzo K. B. , "How do marriage market conditions affect entrance into cohabitation vs. marriage?", *Social Science Research*, 35 (2), 2006.

[176] Halbwachs M. , Goldblatt H. , Giddens A. , *Les causes du suicide* (F. Alcan, 1930).

[177] Harris R. J. , Firestone J. M. , Vega W. A. , "The interaction of country of origin, acculturation, and gender role ideology on wife abuse", *Social*

Science Quarterly, 86 (2), 2005.

[178] Hartley S. L. , MacLean Jr W. E. , "Coping strategies of adults with mild intellectual disability for stressful social interactions", *Journal of Mental Health Research in Intellectual Disabilities*, 1 (2), 2008.

[179] Hausmann R. , Tyson L. D. , Bekhouche Y. et al. , "The global gender gap index 2012", *El Fórum Económico Mundial*, 2012.

[180] Herbert J. G. , *Classification in mental retardation* (Washington, DC: American Association on Mental Retardation, 1983).

[181] Holahan C. J. , Moos R. H. , "Social support and psychological distress: a longitudinal analysis", *Journal of Abnormal Psychology*, 90 (4), 1981.

[182] Holmes T. H. , Masuda M. , "Life change and illness susceptibility", in Scott, John Senay P. , Edward C. , eds. *Separation and depression: clinical and research aspects* (Oxford, American Association for the Advanc 1973).

[183] Hopcroft R. L. , Bradley D. B. , "The sex difference in depression across 29 countries", *Social Forces*, 85 (4), 2007.

[184] House J. S. , Kessler R. C. , Herzog A. R. , "Age, socioeconomic status, and health", *The Milbank Quarterly*, 68 (3), 1990.

[185] House J. S. , Robbins C. , Metzner H. L. , "The association of social relationships and activities with mortality: prospective evidence from the Tecumseh Community Health Study", *American Journal of Epidemiology*, 116 (1), 1982.

[186] Hovey J. D. , "Psychosocial predictors of depression among Central American immigrants", *Psychological Reports*, 86 (3c), 2000.

[187] Hsu FL-K, *Under the ancestors' shadow: chinese culture and personality* (London, Routledge &Kegan Paul Limited, 1949), 转引自高永平《中国传统财产继承背后的文化逻辑: 家系主义》, 《社会学研究》 2006 年第 3 期。

[188] Hudson V. M. , Boer A. M. D. , "The security threat of Asia's sex ratios", *SAIS Review*, 24 (2), 2004.

［189］ Hunt K. , Annandale E. , "Just the job? Is the relationship between health and domestic and paid work gender-specific?", *Sociology of Health & Illness*, 15 (5), 1993.

［190］ Hurh W. M. , Kim K. C. , "Correlates of Korean immigrants' mental health", *The Journal of Nervous and Mental Disease*, 178 (11), 1990.

［191］ Huschka D. , Mau S. , "Social anomie and racial segregation in South Africa", *Social Indicators Research*, 76 (3), 2006.

［192］ Ickes W. , Layden M. A. , "Attributional styles", *New Directions in Attribution Research*, 2, 1978.

［193］ Ingram R. E. , "Self-focused attention in clinical disorders: review and a conceptual model", *Psychological Bulletin*, 107 (2), 1990.

［194］ Ingram R. E. , "Toward an information-processing analysis of depression", *Cognitive Therapy and Research*, 8 (5), 1984.

［195］ James D. , "Coping with a new society: the unique psychosocial problems of immigrant youth", *Journal of School Health*, 67 (3), 1997.

［196］ Johnson J. H. , Sarason I. G. , "Life stress, depression and anxiety: Internal-external control as a moderator variable," *Journal of Psychosomatic Research*, 22 (3), 1978.

［197］ Jonker A. A. , Comijs H. C. , Knipscheer K. C. et al. , "The role of coping resources on change in well-being during persistent health decline", *Journal of Aging and Health*, 21 (8), 2009.

［198］ Kalmijn M. , "Trends in black/white intermarriage", *Social Forces*, 72 (1), 1993.

［199］ Kessler R. C. , McLeod J. D. , "Sex differences in vulnerability to undesirable life events", *American Sociological Review*, 49 (5), 1984.

［200］ Kessler R. C. , McRae Jr J. A. , "The effect of wives'employment on the mental health of married men and women", *American Sociological Review*, 47 (2), 1982.

［201］ Klerman G. L. , Weissman M. M. , "Depressions among women: their nature and causes", *in Gutentag M. , Salasin S. , Belle D. , eds. , The Mental Health of Women* (New York: Academic Press Inc, 1985).

[202] Kornhauser R. R. , *Social sources of delinquency*: *an appraisal of analytic models* (*Chicago*, *University of Chicago Press*, 1978).

[203] Kuther T. L. , Fisher C. B. , "Victimization by community violence in young adolescents from a suburban city", *The Journal of Early Adolescence*, 18 (1), 1998.

[204] Langlie J. K. , "Social networks, health beliefs, and preventive health behavior", *Journal of Health and Social Behavior*, 18 (3), 1977.

[205] Langner T. S. , Michael S. T. , *Life stress and mental health*: *II. The midtown Manhattan study* (Oxford, Free Press Glencoe, 1963).

[206] Larson R. , Ham M. , "Stress and storm and stress in early adolescence: the relationship of negative events with dysphoric affect", *Developmental Psychology*, 29 (1), 1993.

[207] Laswell H. , MacIver R. , "The threat to privacy", in MacIver R. , eds. , *Conflict of Loyalties* (New York: Harper & Bros, 1952).

[208] Lavely W. , "Marriage and mobility under rural collectivism", in Rubie Watson and Patricia B. Ebrey, eds. , *Marriage and Inequality in Chinese Society* (Berkeley, University of California Press, 1991).

[209] Lazarus R. S. , "Coping theory and research: past, present, and future", *Psychosomatic Medicine*, 55, 1993.

[210] Lazarus R. S. , Folkman S. , *Stress, appraisal, and coping* (Springer Publishing Company, 1984).

[211] Lazarus R. S. , Launier R. , "Stress-related transactions between person and environment", in Lawrence Pervin A. and Michael Lewis, eds. , *Perspectives in International Psychology* (New York, Plenum, 1978).

[212] Lee G. R. , "Marriage and anomie: a causal argument", *Journal of Marriage and the Family*, 36 (3), 1974.

[213] Lee S. , "Marital status, gender, and subjective quality of life in Korea", *Development and Society* (*Sŏul Taehakkyo Institute for Social Development and Policy Research*), 27 (2), 1998.

[214] Lee L. C. , Zhan G. , "Psychosocial status of children and youths", in L. C. Lee, N. W. S. Zane eds. , *Handbook of Asian American psychology*

农民工心理失范的现状及影响因素研究：基于性别和婚姻的视角

(Sage Publications, 1998).

[215] Legge S., Davidov E., Schmidt P., "Social structural effects on the level and development of the individual experience of anomie in the german population", *International Journal of Conflict and Violence*, 2 (2), 2008.

[216] Leighton A. H., *Psychiatric disorder among the yoruba: a report from the Cornell-Aro Mental Health Research Project in the Western Region Nigeria* (Cornell University Press, 1963).

[217] Lennon M. C., "Sex differences in distress: the impact of gender and work roles", *Journal of Health and Social Behavior*, 28 (3), 1987.

[218] Lian J. Z., Matthews D. R., "Does the vertical mosaic still exist? Ethnicity and income in Canada 1991", *Canadian Review of Sociology/ Revue Canadienne De Sociologie*, 35 (4), 1998.

[219] Lichter D. T., Anderson R. N., Hayward M. D., "Marriage markets and marital choice", *Journal of Family Issues*, 16 (4), 1995.

[220] Lichter D. T., LeClere F. B., McLaughlin D. K., "Local marriage markets and the marital behavior of black and white women", *American Journal of Sociology*, 96 (4), 1991.

[221] Lieberson S., *Making it count: The improvement of social research and theory* (University of California Press, 1985).

[222] Liem R., Liem J., "Social class and mental illness reconsidered: the role of economic stress and social support", *Journal of Health and Social Behavior*, 1978.

[223] Link B. G., Phelan J., "Social conditions as fundamental causes of disease", *Journal of Health and Social Behavior*, 35, 1995.

[224] Lin N., Dean A., Ensel W. M., *Social support, life events, and depression* (Acad. Press, 1986).

[225] Lin N., Ensel W. M., Simeone R. S. et al., "Social support, stressful life events, and illness: a model and an empirical test", *Journal of Health and Social Behavior*, 20 (2), 1979.

[226] Llácer A., Del Amo J., Garcia-Fulgueiras A. et al., "Discrimination

and mental health in Ecuadorian immigrants in Spain", *Journal of Epidemiology and Community Health*, 63 (9), 2009.

[227] Lloyd K. M., "Latinas' transition to first marriage: an examination of four theoretical perspectives", *Journal of Marriage and Family*, 68 (4), 2006.

[228] Lovell – Troy L. A., "Anomia among employed wives and housewives: an exploratory analysis", *Journal of Marriage and the Family*, 45 (2), 1983.

[229] MacIver R. M., "*The ramparts we guard* (New York, Macmillan, 1950).

[230] Makosky V. P., "Stress and the mental health of women: a discussion of research and issues", *in Guttentag M., Salasin S., Belle D., eds., The mental health of women* (New York: Freeman Press, 1980).

[231] Mallick D. S., "Lecture 6: The sociology of anomie: conformity and deviance", *Humanities and Social Sciences-Introduction to Sociology*, 2012.

[232] Marcussen K., "*Explaining differences in mental health between married and cohabiting individuals*", *Social Psychology Quarterly*, 68 (3), 2005.

[233] Marini M. M., Fan P-L, Finley E. et al., "Gender and job values", *Sociology of Education*, 69 (1), 1996.

[234] Marini M. M., *Sociology of gender* (The future of sociology, 1988).

[235] Marks N. F., "Flying solo at midlife: gender, marital status, and psychological well-being", *Journal of Marriage and the Family*, 58 (4), 1996.

[236] Marmot M. G., "Status syndrome a challenge to medicine", *Jama*, 295 (11), 2006.

[237] Martin W. T., "Status integration, social stress, and mental illness: accounting for marital status variations in mental hospitalization rates", *Journal of Health and Social Behavior*, 17 (3), 1976.

[238] Mastekaasa A., "Marriage and psychological well-being: some evidence

on selection into marriage", *Journal of Marriage and the Family*, 54 (4), 1992.

[239] McClosky H., Schaar J. H., "Psychological dimensions of anomy", *American Sociological Review*, 30 (1), 1965.

[240] McDonough P., Berglund P., "Histories of poverty and self-rated health trajectories", *Journal of Health and Social Behavior*, 44 (2), 2003.

[241] McDonough P., Walters V., "Gender and health: reassessing patterns and explanations", *Social Science & Medicine*, 52 (4), 2001.

[242] Meadows S. O., "Family structure and fathers'well-being: trajectories of mental health and self-rated health", *Journal of Health and Social Behavior*, 50 (2), 2009.

[243] Meier D. L., Bell W., "Anomia and differential access to the achievement of life goals", *American Sociological Review*, 24 (2), 1959.

[244] Menard S., "A developmental test of Mertonian anomie theory", *Journal of Research in Crime and Delinquency*, 32 (2), 1995.

[245] Merton R. K., "Anomie, anomia, and social interaction: contexts of deviant behavior", in Marchall Clinard, eds., *Anomie and deviant behavior* (New York: The Free Press, 1964).

[246] Merton R. K., Continuities in the theory of social structure and anomie", in Merton R. K., eds., *Social theory and social structure* (New York: The Free Press, 1958).

[247] Merton R. K., "Social structure and anomie", *American Sociological Review*, 3 (5), 1938.

[248] Mills R. J., Grasmick H. G., Morgan C. S. et al., "The effects of gender, family satisfaction, and economic strain on psychological well-being", *Family Relations*, 1992.

[249] Mirowsky J., Ross C. E., "Sex differences in distress: real or artifact?", *American Sociological Review*, 60 (3), 1995.

[250] Mizruchi E. H., "Social structure and anomia in a small city", *American Sociological Review*, 25 (5), 1960.

[251] Myers J. K., Lindenthal J. J., Pepper M. P. et al., "Life events and

mental status: a longitudinal study", *Journal of Health and Social Behavior*, 13 (4), 1972.

[252] Myers J. K., Lindenthal J. J., Pepper M. P., "Life events, social integration and psychiatric symptomatology", *Journal of Health and Social Behavior*, 1975.

[253] Nakhaie, "Ethnic inequality: well-pain employees of the Ontario Public Bureaucracy", *Canadian Ethnic Studies*, 30 (1), 1998.

[254] Nakhaie, M. R., "Ethnic inequality: well-paid employees of the Ontario public bureaucracy", *Canadian Ethnic Studies*, 30 (1), 1998.

[255] Noh S., Avison W. R., "Asian immigrants and the stress process: a study of Koreans in Canada", *Journal of Health and Social Behavior*, 37 (2), 1996.

[256] Nolen-Hoeksema S., "Gender differences in coping with depression across the lifespan", *Depression*, 3 (1 - 2), 1995.

[257] Nolen-Hoeksema S., "Gender differences in depression", *Current Directions in Psychological Science*, 10 (5), 2001.

[258] Nolen-Hoeksema S., Morrow J., "Effects of rumination and distraction on naturally occurring depressed mood", *Cognition & Emotion*, 7 (6), 1993.

[259] Oberg K., "Cultural shock: adjustment to new cultural environments", *Practical Anthropology*, 7 (4), 1960.

[260] O'hare W., "An evaluation of three theories regarding the growth of black female-headed families", *Journal of Urban Affairs*, 10 (2), 1988.

[261] Oppenheimer V. K., "A theory of marriage timing", *American Journal of Sociology*, 94 (3), 1988.

[262] Orru M., *Anomie: history and meanings* (Allen & Unwin Boston, 1987).

[263] Pai M., Carr D., "Do personality traits moderate the effect of late - life spousal loss on psychological distress?", *Journal of Health and Social Behavior*, 51 (2), 2010.

[264] Parikh P., Taukari A., Bhattacharya T., "Occupational stress and coping

among nurses", *Journal of Health Management*, 6 (2), 2004.

[265] Park R. E. , "Human migration and the marginal man", *American Journal of Sociology*, 28 (6), 1928.

[266] Pawliuk N. , Grizenko N. , Chan-Yip A. et al. , "Acculturation style and psychological functioning in children of immigrants", *American Journal of Orthopsychiatry*, 66 (1), 1996.

[267] Pearlin L. I. , Schooler C. , "The structure of coping", *Journal of Health and Social Behavior*, 19 (1), 1978.

[268] Pearlin L. I. , "Status inequality and stress in marriage", *American Sociological Review*, 40 (3), 1975.

[269] Pescosolido B. A. , Georgianna S. , "Durkheim, suicide, and religion: toward a network theory of suicide", *American Sociological Review*, 54 (1), 1989.

[270] Pescosolido B. , Wright E. , "Suicide and the role of the family over the life course", *Family Perspective*, 24 (1), 1990.

[271] Pollet T. V. , Nettle D. , "Driving a hard bargain: sex ratio and male marriage success in a historical US population", *Biology Letters*, 4 (1), 2008.

[272] Pope W. , Danigelis N. , "Sociology's 'one Law'?", *Social Forces*, 60 (2), 1981.

[273] Pope W. , *Durkheim's suicide: a classic analyzed* (Chicago, University of Chicago Press, 1976).

[274] Power C. , Matthews S. , Manor O. , "Inequalities in self-rated health: explanations from different stages of life", *The Lancet*, 351 (9108), 1998.

[275] Preston S. H. , Taubman P. , "Socioeconomic differences in adult mortality and health status", *Demography of Aging*, 1, 1994.

[276] Proulx C. M. , Helms H. M. , Buehler C. , "Marital quality and personal well-being: a meta-analysis", *Journal of Marriage and Family*, 69 (3), 2007.

[277] Radloff L. , "Sex differences in depression", *Sex roles*, 1 (3), 1975.

［278］ Radloff L. S. , Rae D. S. , "Components of the sex difference in depression", *Research in Community & Mental Health*, 2, 1981.

［279］ Read JnG, Gorman B. K. , "Gender and health inequality", *Annual Review of Sociology*, 36, 2010.

［280］ Renne K. S. , "Health and marital experience in an urban population", *Journal of Marriage and the Family*, 33 (2), 1971.

［281］ Reskin, B. F. , Coverman S. , "Sex and race in the determinants of psychophysical distress: a reappraisal of the sex-role hypothesis", *Social Forces*, 63 (4), 1985.

［282］ Rhodes L. , "Anomia, aspiration, and status", *Social Forces*, 42 (4), 1964.

［283］ Rosenberg M. , Pearlin L. I. , "Social class and self-esteem among children and adults", *American Journal of Sociology*, 84 (1), 1978.

［284］ Rosenfield S. , "Sex differences in depression; do women always have higher rates?", *Journal of Health and Social Behavior*, 21 (1), 1980.

［285］ Rosenfield S. , "The effects of women's employment: personal control and sex differences in mental health", *Journal of Health and Social Behavior*, 30 (1), 1989.

［286］ Ross C. E. , Mirowsky J. , Ulbrich P. , "Distress and the traditional female role: a comparison of Mexicans and Anglos", *American Journal of Sociology*, 89 (3), 1983.

［287］ Ross C. E. , Van Willigen M. , "Gender, parenthood, and anger", *Journal of Marriage and the Family*, 58 (6), 1996.

［288］ Roxburgh S. , "Gender differences in work and well-being: effects of exposure and vulnerability", *Journal of Health and Social Behavior*, 1996.

［289］ Roxburgh S. , "Untangling inequalities: gender, race, and socioeconomic differences in depression", *Sociological Forum*, 24 (2), 2009.

［290］ Rubin G. , "The traffic in women: notes on the political economy of sex", *in Rayna Reiter, eds. , Toward an Anthropology of Women* (*New York: Monthly Review Press*, 1975).

[291] Rushing W. A. , "Class, culture, and social structure and anomie", *American Journal of Sociology*, 76 (5), 1971.

[292] Ryan J. , "Marital status, happiness, and anomia", *Journal of Marriage and the Family*, 43 (3), 1981.

[293] Ryff C. D. , "Happiness is everything, or is it? Explorations on the meaning of psychological well – being", *Journal of Personality and Social Psychology*, 28 (6), 1989.

[294] Sandler I. N. , "Social support resources, stress, and maladjustment of poor children", *American Journal of Community Psychology*, 8 (1), 1980.

[295] Sarason B. R. , Pierce G. R. , Shearin E. N. et al. , "Perceived social support and working models of self and actual others", *Journal of Personality and Social Psychology*, 60 (2), 1991.

[296] Schoenborn C. A. , *Marital status and health, United States 1999 – 2002* (US Department of Health and Human Services, Centers for Disease Control and Prevention, National Center for Health Statistics, 2004).

[297] Schoen R. , Wooldredge J. , "Marriage choices in North Carolina and Virginia, 1969 – 71 and 1979 – 81", *Journal of Marriage and the Family*, 51 (2), 1989.

[298] Schuster T. L. , Kessler R. C. , Aseltine Jr R. H. , "Supportive interactions, negative interactions, and depressed mood", *American Journal of Community Psychology*, 18 (3), 1990.

[299] Selye H. , *The stress of life* (New York, McGraw-Hill, 1956).

[300] Sen A. , Nussbaum M. , "Capability and well-being", *The Quality of Life*, 1 (9), 1993.

[301] Shackelford T. K. , Schmitt D. P. , Buss D. M. , "Universal dimensions of human mate preferences", *Personality and Individual Differences*, 39 (2), 2005.

[302] Silberfeld M. , "Psychological symptoms and social supports", *Social Psychiatry*, 13 (1), 1978.

[303] Simon R. W. , "Gender, multiple roles, role meaning, and mental health",

Journal of Health and Social Behavior, 1995.

[304] Simon R. W. , "Revisiting the relationships among gender, marital status, and mental health", *American Journal of Sociology*, 107 (4), 2002.

[305] Simpson M. E. , "Social mobility, normlessness and powerlessness in two cultural contexts", *American Sociological Review*, 35 (6), 1970.

[306] Skinner G. W. , "Family and reproduction in East Asia: China, Korea, and Japan compared", 8, 2002, http://www. info. gov. hk/sfaa/From/ sgl/Manuscripts/Prof% 20Skinner's% 20report. doc.

[307] Smith J. C. , Mercy J. A. , Conn J. M. , "Marital status and the risk of suicide", *American Journal of Public Health*, 78 (1), 1988.

[308] Song L. , Lin N. , "Social capital and health inequality: evidence from Taiwan", *Journal of Health and Social Behavior*, 50 (2), 2009.

[309] South S. J. , "Sociodemographic differentials in mate selection preferences", *Journal of Marriage and the Family*, 53 (4), 1991.

[310] Srole L. , Fischer A. K. , *Mental health in the metropolis: the Midtown Manhattan study* (Harper & Row, 1975).

[311] Srole L. , "Social integration and certain corollaries: an exploratory study", *American Sociological Review*, 21 (6), 1956.

[312] Starr P. D. , Roberts A. E. , "Community structure and Vietnamese refugee adaptation: the significance of context", *International Migration Review*, 16 (3), 1982.

[313] Stone E. A. , Shackelford T. K. , Buss D. M. , "Sex ratio and mate preferences: a cross-cultural investigation", *European Journal of Social Psychology*, 37 (2), 2007.

[314] Strickland B. R. , "Internal vs external control expectancies: from contingency to creativity", *American Psychologist*, 44 (1), 1989.

[315] Stryker S. , *Symbolic interactionism: a social structural version* (Menlo Park, Benjamin/Cummings Publishing Company, CA, 1980).

[316] Sue S. , Morishima J. K. , *The mental health of Asian Americans* (San Francisco, Jossey-Bass, 1982).

[317] Tang T. N., Dion K. L., "Gender and acculturation in relation to traditionalism: perceptions of self and parents among Chinese students", *Sex Roles*, 41 (1 - 2), 1999.

[318] Thoits P. A., "Multiple identities: Examining gender and marital status differences in distress", *American Sociological Review*, 51 (1), 1986.

[319] Travis R., "The MOS Alienation Scale: an alternative to Srole's Anomia Scale", *Social Indicators Research*, 28 (1), 1993.

[320] Tsahuridu E. E., "An exploration of factors affecting work anomia", *Journal of Business Ethics*, 99 (2), 2011.

[321] Tucker J. D., Henderson G. E., Wang T. F. et al., "Surplus men, sex work, and the spread of HIV in China", *Aids*, 19 (6), 2005.

[322] Turner R. H., "The role and the person", *American Journal of Sociology*, 84 (1), 1978.

[323] Turner R. J., Avison W. R., "Gender and depression: assessing exposure and vulnerability to life events in a chronically strained population", *The Journal of Nervous and Mental Disease*, 177 (8), 1989.

[324] Turner R. J., Lloyd D. A., Roszell P., "Personal resources and the social distribution of depression", *American Journal of Community Psychology*, 27 (5), 1999.

[325] Turner R. J., Noh S., "Class and psychological vulnerability among women: the significance of social support and personal control", *Journal of Health and Social Behavior*, 24, 1983.

[326] Turner R. J., Taylor J., Van Gundy K., "Personal resources and depression in the transition to adulthood: ethnic comparisons", *Journal of Health and Social Behavior*, 45 (1), 2004.

[327] Umberson D., "Family status and health behaviors: social control as a dimension of social integration", *Journal of Health and Social Behavior*, 28 (3), 1987.

[328] Vega W. A., Hough R. L., Miranda M. R., "Modeling cross-cultural research in Hispanic mental health", in Vega, William A., Miranda,

Manuel R. , eds. , *Stress & Hispanic mental health*: *relating research to service delivery* (Rockville, National Institute of Mental Health, 1985).

[329] Vega W. A. , Kolody B. , Valle J. R. , "Migration and mental health: an empirical test of depression risk factors among immigrant Mexican women", *International Migration Review*, 21 (3), 1987.

[330] Waldron I. , Jacobs J. A. , "Effects of multiple roles on women's health-evidence from a national longitudinal study", *Women & Health*, 15 (1), 1989.

[331] Walker L. S. , Smith C. A. , Garber J. et al. , "Development and validation of the pain response inventory for children", *Psychological Assessment*, 9 (4), 1997.

[332] Walters V. , McDonough P. , Strohschein L, "The influence of work, household structure, and social, personal and material resources on gender differences in health: an analysis of the 1994 Canadian National Population Health Survey", *Social Science & Medicine*, 54 (5), 2002.

[333] Warheit G. J. , Arey S. A. , Holzer C. E. et al. , "Sex, marital status, and mental health: a reappraisal", *Social Forces*, 55 (2), 1976.

[334] Wethington E. , Kessler R. C. , "Perceived support, received support, and adjustment to stressful life events", *Journal of Health and Social Behavior*, 27 (1), 1986.

[335] Wheaton B. , "Stress, personal coping resources, and psychiatric symptoms: an investigation of interactive models", *Journal of Health and Social Behavior*, 24 (3), 1983.

[336] Whisman M. A. , "The association between depression and marital dissatisfaction", 2001.

[337] WHO, "Health 21: the health for all policy framework for the WHO European region", *European Health for All Series*, 6, 1999.

[338] WHO, *The World health report, 2003*: *Shaping the future* (World Health Organization, 2003).

[339] Wilensky H. L. , *Measures and effects of social mobility* (University of California, Inst. of Industrial Relations, 1966).

[340] Williams A. S. , Jobes P. C. , Gilchrist C. J. , "Gender roles, marital status, and urban-rural migration", *Sex Roles*, 15 (11 – 12), 1986.

[341] Williams D. G. , "Gender, marriage, and psychosocial well-being", *Journal of Family Issues*, 9 (4), 1988.

[342] Williams R. M. , *American society: a sociological interpretation* (Knopf New York, 1970).

[343] Wills T. A. , "Social support and personal relationships", in Clark M. , eds. , Review of personality and social psychology (Newbury Park, CA: Sag, 1991).

[344] Wilson R. A. , "Anomie in the ghetto: a study of neighborhood type, race, and anomie", *American journal of Sociology*, 77 (1), 1971.

[345] Wilson W. J. , *The truly disadvantaged: the inner city, the underclass, and public policy* (University of Chicago Press, 2012).

[346] Wu X. , DeMaris A. , "Gender and marital status differences in depression: the effects of chronic strains", *Sex Roles*, 34 (5 – 6), 1996.

[347] Yeh C. J. , "Age, acculturation, cultural adjustment, and mental health symptoms of Chinese, Korean, and Japanese immigrant youths", *Cultural Diversity and Ethnic Minority Psychology*, 9 (1), 2003.

[348] Zhou N. , Yau O. H. , Lin L. , "For love or money: a longitudinal content analysis of Chinese personal advertisements, 1984 – 1995", *Journal of Current Issues & Research in Advertising*, 19 (2), 1997.

附　录

X市农民工调查问卷

被访人编码□□□□□□□

被访人姓名＿＿＿＿＿＿＿＿＿

被访人住址＿＿＿＿＿＿＿ 街道（镇）＿＿＿＿＿＿＿居委会

＿＿＿＿＿＿＿＿＿门牌号

或＿＿＿＿＿＿＿街道（镇）＿＿＿＿＿＿＿公司

<table>
<tr><td></td><td>月</td><td>日</td><td>时</td><td>分</td><td>如果调查未完成，原因是：</td></tr>
<tr><td>第一次访问从</td><td>□□</td><td>□□</td><td>□□</td><td>□□</td><td>＿＿＿＿＿＿＿＿</td></tr>
<tr><td>到</td><td>□□</td><td>□□</td><td>□□</td><td>□□</td><td>＿＿＿＿＿＿＿＿</td></tr>
<tr><td>第二次访问从</td><td>□□</td><td>□□</td><td>□□</td><td>□□</td><td>＿＿＿＿＿＿＿＿</td></tr>
<tr><td>到</td><td>□□</td><td>□□</td><td>□□</td><td>□□</td><td>＿＿＿＿＿＿＿＿</td></tr>
</table>

访问员姓名＿＿＿＿＿＿＿＿＿

核对人姓名＿＿＿＿＿＿＿＿＿

核对人的检查结果：合格（　　　）　　不合格（　　　）

请把下面的这段话读给被访问人：

您好！X市外来流动人口课题组正在做一项有关农村外来流动人口的社会调查，特邀请您参加本次调查，谢谢您的支持和合作！

　　调查中将询问一些有关您目前日常生活状况的问题，包括您的工作、生活状况、婚姻家庭、生育、养老和社会交往等。整个调查大约需要 50 分钟，课题组不会对您参加本次调查支付报酬，但会送给您一份礼品表示对您的感谢。本次调查收集到的信息将严格保密，除了合格的研究人员外，任何人不会接触到这些资料。这些资料将在课题组保存 5 年。您的回答不会和任何能够表明您身份的信息产生联系，只有一些我们汇总后的结果被公布。

　　再次感谢您的合作！

X 市外来流动人口课题组

2009 年 11 月

第一部分　个体基本情况

101. 您的性别：　　　　　　　　　　　　　　　　　□

　　（1）男　　　　　（2）女

　　101.1　您的婚姻状况是：　　　　　　　　　　□

　　　　　（1）初婚（2）再婚　　　（3）丧偶　　　（4）离异

　　　　　（5）从未结过婚

　　101.2　您配偶的婚姻状况为：　　　　　　　　□

　　　　　（1）初婚　　　　　　（2）再婚

102. 您是什么时候出生的？　　　　　阳历：□□□□年□□月

103. 您是哪个民族？

　　（1）汉族　　　　（2）少数民族（请注明）_____　　□

104. 您的户籍所在地：_____省（直辖市、自治区）_____（市）
_____县（区）

105. 您的受教育程度是：　　　　　　　　　　　　□

　　（1）不识字或很少识字　　　（2）小学

　　（3）初中　　　　　　　　　　（4）高中（含中专、技校）

　　（5）大专及以上

106. 您是否患有慢性疾病？　　　　　　　　　　　□

　　（1）无　　　　　　　　　　（2）有，但不影响干活

　　（3）有，但不影响生活　　　（4）有，且影响生活

107. 您认为您健康状况如何？　　　　　　　　　　　　□

    （1）非常好　　　（2）较好　　　（3）一般

    （4）较差　　　　（5）非常差

108. 您觉得自己是个外向的人吗？　　　　　　　　　　□

    （1）非常外向　　（2）外向　　　（3）一般

    （4）内向　　　　（5）非常内向

109. 您第一次外出务工是什么时候？　　　　　□□□□年□□月

110. 在离开家乡外出打工以前，您干过多长时间的农活？　□

    （1）从来没干过　　　　　（2）几个月不到 1 年

    （3）几年不到 5 年　　　　（4）5 年及以上

111. 第一次外出务工以前，您在家乡的职业是：　　　　□

    （1）务农　　　　（2）本地企业的工人

    （3）学生　　　　（4）待业或家务　　　　（5）个体

    （6）参军　　　　（7）其他（请注明）_____

112. 在来 X 市之前，您是否到过其他县城或城市打工？　□

    （1）是　　　　　　　　　（2）否（跳问 115）

113. 在来 X 市之前，您在其他县城或城市打工的最后职业是：　□□

    （1）非技术工人　　　　　　（2）技术工人

    （3）商业、服务业劳动者　　（4）个体户

    （5）私营企业主　　　　　　（6）办事人员

    （7）专业技术人员　　　（8）企业或商业负责人（如经理、厂长等）

    （9）军人　　　　　　　（10）党政机关、事业单位负责人

    （11）城乡无业失业半失业者　（12）离退休人员

    （13）学生　　　　　　　　　（14）农林牧渔人员

    （15）其他（请注明）_____

114. 您初次来 X 市是什么时候？　　　　　　□□□□年□□月

115. 您最初是和谁一起来 X 市的？　　　　　　　　　□

    （1）自己单独来　　　　　（2）随配偶/男（女）朋友来

    （3）随家人来　　　　　　（4）随老乡来

    （5）其他（请注明）_____

116. 您来 X 市打工的主要原因是：　　　　　　　　　□

（1）求学、学手艺　　　　　　（2）挣钱养家

（3）挣钱结婚　　　　　　　　（4）结婚

（5）照顾家人　　　　　　　　（6）见世面/向往城里的生活

（7）其他（请注明）＿＿＿＿＿

117. 来 X 市后，您做过几份工作？（一直没工作的填 00，并且跳问 123）□□

118. 目前，您具体的职业是＿＿＿＿＿＿＿＿

119. 您目前的职业属于以下哪种类型：　　　　　　　　　　　　□□

（1）非技术工人　　　　　　　（2）技术工人

（3）商业、服务业劳动者　　　（4）个体户

（5）私营企业主　　　　　　　（6）办事人员

（7）专业技术人员　　　（8）企业或商业负责人（如经理、厂长等）

（9）军人　　　　　　　　　　（10）党政机关、事业单位负责人

（11）城乡无业失业半失业者　　（12）离退休人员

（13）学生　　　　　　　　　　（14）农林牧渔人员

（15）其他（请注明）＿＿＿＿＿

120. 您目前工作单位的性质是什么？　　　　　　　　　　　　　□

（1）党政机关　　（2）国营企业　　（3）国营事业

（4）集体企业（含乡镇企业）　　（5）外商独资或合资企业

（6）私营企业（8 人及以上）　　（7）个体工商户（8 人以下）

（8）无单位（如居民家庭中的保姆，打零工的或摆摊者）（跳问 122）

（9）其他（请注明）＿＿＿＿＿

121. 您是否与单位签订了书面劳动合同？　　　　　　　　　　　□

（1）是　　　　　　（2）否

122. 您来 X 市的第一份工作（没换过工作不答此题，跳问 123）　□□

（1）非技术工人　（2）技术工人　（3）商业、服务业劳动者

（4）个体户　　（5）私营企业主（6）办事人员　（7）专业技术人员

（8）企业或商业负责人（如经理、厂长等）　　　（9）军人

（10）党政机关、事业单位负责人　（11）城乡无业失业半失业者

（12）离退休人员（13）学生　　（14）农林牧渔人员

（15）其他（请注明）＿＿＿＿＿

123. 您找工作有没有遇到过困难？　　　　　　　　　　　　　　□

（1）有过　　　　（2）没有

124. 您是否参加过职业培训：　　　　　　　　　　　　□

（1）是　　　　　　（2）否（跳问 125）

124.1 该培训是否免费？　　　　　　　　　　　　　□

（1）是　　　　　（2）否

124.2 该培训的组织者是：　　　　　　　　　　　　□

（1）自己　　　　（2）家乡政府　　　　（3）城市政府

（4）企业或事业单位　　　　（5）民间组织

（6）其他（请注明）＿＿＿＿＿

125. 在过去的 12 个月里，您打工时间合计几个月？（不足一个月的按一个
月计）　　　　　　　　　　　　　　　　　　　　□□月

126. 您目前平均每周工作＿＿＿＿天，每天工作＿＿＿＿小时。　□天□□小时

127. 您经常回老家吗？（刚来不足半年者问打算）　　　　　□

（1）每月都回去　（2）一年四至六次　　　　（3）一年两三次

（4）一年一次　　（5）几乎不回去

128. 您在 X 市的居住环境：　　　　　　　　　　　　　□

（1）周围是 X 市民的居住小区　　（2）相对独立的外来人口聚居地

（3）X 市民与外地人的混合居住区　　（4）其他（请注明）＿＿＿＿

129. 您在 X 市的住房（或住处）是：　　　　　　　　　□

（1）自己买的房子（2）租的房子　（3）借住在亲戚朋友家

（4）单位宿舍　　（5）自己搭的房子、简易棚　　（6）雇主家

（7）露宿　　　　（8）其他（请注明）＿＿＿＿＿

130. 您在 X 市的住房（或住处）的设施情况：

130.1 通电（没有 =0，有 =1）　　　　　　　　　　□

130.2 通自来水（没有 =0，有 =1）　　　　　　　　□

130.3 煤气/液化气（没有 =0，有 =1）　　　　　　　□

130.4 厨房（没有 =0，合用 =1，独用 =2）（包括室外合用）　□

130.5 厕所（没有 =0，合用 =1，独用 =2）（包括室外合用）　□

130.6 洗澡设施（没有 =0，合用 =1，独用 =2）（包括室外合用）　□

130.7 住房用途（居住兼工作或他用 =0，纯居住 =1）　　　□

130.8 现住所的邻居（多为外地人 =0，外地人和 X 市人各占一半 =1，

多为 X 市人 = 2）　　　　　　　　　　□

131. 目前您个人月平均收入大约为多少？　　　　□□□□□□元

132. 在您的收入中，平均每月以下支出分别有多少？

132.1 自己日常花费（衣食住行等）　　　　□□□□□元

132.2 自己社会交往（应酬、娱乐等）　　　□□□□□元

132.3 自己存起来　　　　　　　　　　　□□□□□元

132.4 寄回老家　　　　　　　　　　　　□□□□□元

133. 您觉得每月最少需要多少钱才可以维持您在 X 市的基本生活？ □□□□□元

134. 您 20 岁左右时，您父母的家庭经济状况在村里处在何种位置？　□

(1) 高于平均水平　　　(2) 平均水平　　　　　(3) 低于平均水平

135. (16 ~ 24 岁者不答此题，跳问 136）您 20 岁左右时，从事什么职业？

□□

(1) 非技术工人　(2) 技术工人　(3) 商业、服务业劳动者

(4) 个体户　　　(5) 私营企业主　　　　　(6) 办事人员

(7) 专业技术人员　(8) 企业或商业负责人（如经理、厂长等）

(9) 军人　　　　(10) 党政机关、事业单位负责人

(11) 城乡无业失业半失业者　(12) 离退休人员　(13) 学生

(14) 农林牧渔人员　　　　　(15) 其他（请注明）＿＿＿＿＿

136. 您以后准备在哪里长期发展或者定居？　　　　　□

(1) 赚钱回家，继续务农　　(2) 学门手艺或技术，回去找个好工作

(3) 回家干个体　　　　　　(4) 回去办企业，当老板

(5) 在 X 市安家立业　　　　(6) 到其他城市安家立业

(7) 不打算回去，在这里干什么都行　　　(8) 没考虑过，还没想法

(9) 其他（请注明）＿＿＿＿＿

137. 您家属于村里的大家族吗？　　　　　　　　□

(1) 是　　　　(2) 否

138. 除了您本人，您的兄弟姐妹的数量：

138.1 您兄弟的数量　　　　　　　　　　　□

138.2 您姐妹的数量　　　　　　　　　　　□

138.3 您 28 岁及以上未结过婚的兄弟的数量　□

139. 您的父亲是否健在？　　　　　　　　　　　□

（1）是，您父亲的年龄□□岁

（2）否，您父亲去世的时间是阳历：□□□□年（跳问 141）

140. 您父亲的身体状况属于以下哪种类型？　　　　　　　　　□

　　（1）完全不能自理　　　　　（2）部分不能自理

　　（3）基本自理　　　　　　　（4）完全自理

141. 您的母亲是否健在？　　　　　　　　　　　　　　　　　□

　　（1）是，您母亲的年龄□□岁

　　（2）否，您母亲去世的时间是阳历：□□□□年（跳问 143）

142. 您母亲的身体状况属于以下哪种类型？　　　　　　　　　□

　　（1）完全不能自理　　　　　（2）部分不能自理

　　（3）基本自理　　　　　　　（4）完全自理

父母双方目前都不健在的不答 143～147，请跳问态度和心理部分。

143. 您的父母现在的生活来源主要靠什么？　　　　　　　　　□

　　（1）子女供给　　　　　　　（2）父母自己的收入

　　（3）集体和政府补贴　　　　（4）其他（请注明）＿＿＿＿＿

144. 在过去的 12 个月中，您给父母的经济资助（含现金与实物）共
　　□□□□□元

145. 在过去的 12 个月中，父母给您的经济资助（含现金与实物）共
　　□□□□□元

146. 您现在与您的父母联系频率是？　　　　　　　　　　　　□

　　（1）天天联系　　（2）经常　　（3）有时

　　（4）很少　　　　（5）从未联系过

147. 您觉得您跟您的父母亲近吗？　　　　　　　　　　　　　□

　　（1）不亲近　　（2）有点亲近　　（3）很亲近

第二部分　社会融合

201. 您会说 X 市本地话（闽南话）吗？　　　　　　　　　　　□

　　（1）会说　　　　（2）仅能听懂　　（3）听不懂

202. 在 X 市，是否参加了以下组织：

　　（1）是　　　　　　（2）否

　　202.1 党团组织　　　□　　　　202.2 工会　　　□

202.3 老（同）乡会　□　　　　202.4 其他（请注明）_____

203. 在 X 市，您是否参加过社区或单位组织的活动？　□

（1）从未组织过　（2）经常参加　（3）偶尔参加　（4）从未参加过

204. 在工作和生活中，您是否受到过市民的歧视（被市民看不起）？　□

（1）有过，且经常发生　　（2）有过，但次数不多　　（3）几乎没有

205. 您经常从报纸或互联网上获得新闻和信息吗？　□

（1）经常　　　　　（2）偶尔（很少）　　　　　（3）从不

206. 您觉得自己是不是农民？　□

（1）是　　　　　（2）不是

207. 与市民共同生活在一个城市，您与市民相处得如何？　□

（1）非常不好　（2）不好　　（3）一般

（4）好　　　　（5）非常好

208. 您对市民的整体印象如何？　□

（1）非常讨厌　（2）有点讨厌　（3）一般

（4）有点喜欢　（5）非常喜欢

209. 有人说"与女孩相比，应该让男孩多读些书"，您对此有什么看法？　□

（1）非常反对　（2）有点反对　（3）无所谓

（4）有点赞成　（5）非常赞成

210. 您认为一个人的成功主要靠什么？　□

（1）主要靠自身努力　　　　（2）一半努力一半运气

（3）主要靠运气

211. 您在多大程度上愿意提前安排自己在工作和生活上的事情？　□

（1）大多数事情事先仔细地安排

（2）仅在很少几件事情上做事先计划

（3）让事情来到后再说，不必事先考虑（太多）

212. 假如您和一位朋友约好中午 12：00 见面，他/她却没有按时出现。您认
为，多少分钟后他/她还没出现就迟到了？　□

（1）一分钟以内也算迟到　（2）一分钟到五分钟　（3）五分钟到十分钟

（4）十分钟到半小时　　（5）半小时以上

213. 您在过去一周里有下面的感觉吗？

（1）没有或几乎没有　　（2）有时　　　　　（3）经常

213. 1（过去一周里）我觉得自己心情很好　　　　　　　　　□

213. 2（过去一周里）我觉得寂寞（孤单）　　　　　　　　□

213. 3（过去一周里）我觉得心里很难过　　　　　　　　　□

213. 4（过去一周里）我觉得自己的日子过得很不错　　　　□

213. 5（过去一周里）我有时会睡不好觉（失眠）　　　　　□

213. 6（过去一周里）我觉得人们对我是友好的　　　　　　□

213. 7（过去一周里）我觉得自己是个有用的人　　　　　　□

213. 8（过去一周里）我觉得自己和其他人过得一样好　　　□

213. 9（过去一周里）我觉得生活中有着很多的乐趣（有意思的事情）□

214. 您是否同意以下观点？

（1）非常同意　　（2）同意　　　（3）既不同意也不反对

（4）不同意　　　（5）非常不同意

214. 1 我现在的生活基本上和我理想的生活一致　　　　　□

214. 2 我的生活条件很好　　　　　　　　　　　　　　　□

214. 3 我对我现在的生活很满意　　　　　　　　　　　　□

214. 4 到现在为止，我已经得到了生活中我想要的东西　　□

214. 5 如果可以再活一次，我基本上不会改变我的人生　　□

215. 在过去的几个月里面，由于私事而不是工作的原因与您经常联系（通过见面、电话、短信或邮件）的下面各类人的数目是多少？

215. 1 家人或亲属　　　　　　□□人，其中 X 市市民□□人

215. 2 老乡　　　　　　　　　□□人

215. 3 关系较好的朋友　　　　□□人，其中 X 市市民□□人

215. 4 关系一般的熟人　　　　□□人，其中 X 市市民□□人

216. 您如果要借东西（如借钱、白糖、钳子），或请人帮助做些屋里屋外的小事（如搬东西、买日常用品），下面的几类人群中分别有多少人帮助您？

家人或亲属□□人，老乡□□人，朋友□□人，相识□□人

217. 您如果为某些问题心情不好时，比如跟别人吵架、工作上不愉快、生活不如意等，下面的几类人群中，您分别会跟多少人诉说？

家人或亲属□□人，老乡□□人，朋友□□人，相识□□人

218. 如果您要串门聊天、打牌、喝酒、看戏、看电影等，您通常会找的各类人的个数：

家人或亲属□□人，老乡□□人，朋友□□人，相识□□人

219. 在与您经常发生联系的各类人中，28 岁以上未婚男性分别有多少？

家人或亲戚□□人，老乡□□人，朋友□□人，相识□□人

220. 在 X 市，您的亲属、朋友和熟人中有没有下列职业的人（有的话在①②③列相应位置打√）？他们中间有没有 X 市户口的人（有的话就在④列打√）？

职业名称	亲属①	朋友②	熟人③	X市人④	职业名称	亲属①	朋友②	熟人③	X市人④
01 厨师、炊事员					10 民警/警察				
02 饭店餐馆服务员					11 营销人员				
03 家庭保姆计时工					12 科学研究人员				
04 产业工人					13 法律工作人员				
05 中小学教师					14 经济业务人员				
06 大学教师					15 行政办事人员				
07 医生					16 工程技术人员				
08 护士					17 政府机关负责人				
09 司机					18 企事业负责人				

第三部分　婚姻家庭信息

301. 您的婚姻状况是：□

(1) 初婚　　(2) 再婚　　(3) 丧偶（跳问 302）

(4) 离异（跳问 302）　　(5) 从未结过婚（跳问 302）

301.1 您配偶的婚姻状况为：□

(1) 初婚　　　　　　(2) 再婚

302. 您认为以下哪种成婚方式比较好？□

(1) 自己认识　　(2) 别人介绍　　　(3) 父母安排

(4) 方式不重要　　(5) 其他（请注明）_____

303. 您认为男性和女性的理想结婚年龄分别是多少？（填写年龄区间的中值并四舍五入）

303.1 您认为男性最合适的结婚年龄是：□□岁

303.2 您认为女性最合适的结婚年龄是：□□岁

304. 你是否觉得自己曾经或正在遭遇成婚困难？　　　　　　　　□

　　（1）是　　　　　　　　　　（2）否（跳问到第305）

　　304.1 请选择以下您认为使自己成婚困难的因素：

　　（1）是　　　　　　　　　　（2）否

　　304.1.1 个人长相，身高，性格，年龄等　　　　　　　　　□

　　304.1.2 个人和家庭经济条件　　　　　　　　　　　　　　□

　　304.1.3 家里兄弟数量太多　　　　　　　　　　　　　　　□

　　304.1.4 家乡交通不便、经济落后　　　　　　　　　　　　□

　　304.1.5 留在家乡的同年龄适婚异性太少　　　　　　　　　□

　　304.1.6 没有时间认识或交往异性　　　　　　　　　　　　□

　　304.1.7 让自己满意的异性太少　　　　　　　　　　　　　□

　　304.1.8 其他（请注明）_____

305. 在您老的时候，您打算依靠哪种方式来养老？　　　　　　□

　　（1）依靠社会养老保险　　（2）购买商业性的养老保险

　　（3）自己多赚钱储蓄　　　（4）依靠儿子

　　（5）依靠女儿　　　　　　（6）儿子女儿无所谓

　　（7）还没考虑过　　　　　（8）政府救济或补助

　　（9）其他（请注明）_____

306. 在您老的时候，您想和谁住在一起？　　　　　　　　　　□

　　（1）儿子和儿媳　　　　　（2）女儿和女婿

　　（3）儿子女儿无所谓　　　（4）自己（和配偶）住

　　（5）去敬老院　　　　　　（6）没有任何准备

　　（7）其他（请注明）_____

307. 在您找对象的过程中下面的几类人群中分别有多少人帮助过您？

　　家人或亲属□□人，老乡□□人，朋友□□人，相识□□人

308. 现在，当您需要借一大笔钱，您可以向谁借？您通常会找的各类人的个数：

　　家人或亲属□□人，老乡□□人，朋友□□人，相识□□人

U309～U318 请单身者（包括从未结过婚、丧偶或离异者）回答。

U309. 您和您最近一次的恋爱对象是怎么认识的？　　　　　　□

　　（1）从没恋爱过（跳问到U311）　　（2）自己认识　　（3）别人介绍

　　（4）父母安排　　　　　（5）其他（请注明）_____

U310. 您现在有男/女朋友吗？　　　　　　　　　　　　　　☐

　　　（1）有　　　　　　　（2）没有（跳问到 U311）

　　　U310.1 您现在的男/女朋友目前在哪里生活？　　　　　☐

　　　（1）自己的家乡　　　　（2）男/女朋友的家乡

　　　（3）在 X 市和自己一起住（跳问到 U311）

　　　（4）在 X 市但不和自己一起住

　　　（5）其他城市（请注明）＿＿＿＿＿＿

　　　U310.2 你们近期有搬到一起的打算吗？

　　　（1）有　　　　　　　　（2）没有　　　　　　　　　☐

U311. 与您的家乡相比，您希望您的配偶是什么地方的人？　☐

　　　（1）同村　　（2）同镇（乡）　　（3）同县　　（4）同市

　　　（5）同省　　（6）外省　　　　　（7）国外　　（8）地方不重要

U312. 您目前有结婚的打算吗？　　　　　　　　　　　　　☐

　　　（1）迫切希望赶快结婚　　　（2）有结婚的想法，但不着急

　　　（3）暂时没有结婚的打算　　（4）根本不想结婚

　　　（5）绝望了，不再想结婚

U313. 您希望婚后，下面这些事情主要由谁决定：

　　　（1）丈夫拿主意　　（2）妻子拿主意　　（3）老人拿主意

　　　（4）夫妻共同商量　　（5）不适用

　　　U313.1 孩子教育　　　　　☐　　　U313.2 买大件　　　　☐

　　　U313.3 投资或贷款、借钱　☐　　　U313.4 妇女外出打工　☐

U314. 您为找对象共花了多少钱？　　　　　　　☐☐☐☐☐☐元

　　　U 314.1 这部分花费来自　　　　　　　　　　　　　　☐

　　　（1）父母　　（2）自己和父母　　（3）自己　　（4）家里储蓄和借贷

　　　（5）全部借贷　　　　　　　　　（6）不适用

U315. 请回答您所知道的同您年龄差不多的一个家乡朋友或亲戚在老家的婚
　　　姻花费：

　　　U315.1 彩礼（现金和实物）大约多少钱？　　☐☐☐☐☐☐元

　　　U315.2 嫁妆（现金和实物）大约多少钱？　　☐☐☐☐☐☐元

　　　U315.3 准备新房（盖新房或装修新房）大约多少钱？

　　　　　　　　　　　　　　　　　　　　　　☐☐☐☐☐☐元

U316 ~ U318 请男性回答，女性跳问第四部分。

U316. 如果将来难以找到未结过婚的女性，您是否愿意与以下几种类型女性结婚？

（1）愿意　　　　　（2）不愿意

U316.1 结过婚没有孩子的女性 □

U316.2 结过婚且带有女孩的女性 □

U316.3 结过婚且带有男孩的女性 □

U317. 如果将来难以找到未结过婚的女性，您能够接受与条件比较差的女性结婚吗？（如身体有点残疾或者智力不太好的女性） □

（1）完全可以接受　　（2）可以接受　　（3）无所谓

（4）不能接受　　　　（5）完全不能接受

U318. 如果女方要求您做上门女婿，您能接受吗？ □

（1）完全可以接受　　（2）可以接受　　（3）无所谓

（4）不能接受　　（5）完全不能接受

M309 ~ M330 请在婚者（包括初婚者和再婚者）回答。

M309. 初婚前，当您需要借一大笔钱，您可以向谁借？您通常会找的各类人的个数：

家人或亲属 □□人，老乡 □□人，朋友 □□人，相识 □□人

M310. 初婚前，如果您要串门聊天、赶集（会）、逛商店、看戏、看电影等，您通常会找的各类人的个数：

家人或亲属 □□人，老乡 □□人，朋友 □□人，相识 □□人

M311. 您最近一次结婚的时间是： □□□□年□□月

M312. 您现在的配偶的出生日期： □□□□年□□月

M313. 您和您现在的配偶是怎么认识的？ □

（1）自己认识　　　　（2）别人介绍　　　　（3）父母安排

（4）其他（请注明）＿＿＿＿＿＿

M314. 第一次结婚前，您为找对象花了多少钱？ □□□□□□元

M314.1 这部分花费来自 □

（1）父母　　　　　（2）自己和父母　　　　（3）自己

（4）家里储蓄和借贷　　（5）全部借贷　　　　（6）不适用

M315. 下面询问一下您的第一次结婚时的花费情况（夫妻俩结婚共同的费用）：

M315.1 彩礼（现金和实物）大约多少钱？ □□□□□□元

M315.2 嫁妆（现金和实物）大约多少钱？ □□□□□□元

M315.3 准备新房（盖新房或装修新房）大约多少钱？

□□□□□□元

M315.4 在所有花费中，您和您父母这边共花了多少钱？

□□□□□□元

M316. 您现在的配偶目前在哪里生活？ □

（1）自己的家乡 （2）配偶的家乡

（3）在 X 市和自己一起住（跳问到 M317）

（4）在 X 市但不和自己一起住

（5）其他城市（请注明）_____

M316.1 你们近期有搬到一起的打算吗？

（1）有 （2）没有 □

M317. 您现在的配偶是什么地方人？他/她与您 □

（1）同村 （2）同镇（乡） （3）同县 （4）同市

（5）同省 （6）外省（请注明）_____

（7）国外（请注明）_____

M318. 您现在的配偶的受教育程度： □

（1）不识字或识字不多 （2）小学 （3）初中

（4）高中（含中专、技校） （5）大专 （6）本科及以上

M319. 您现在的配偶目前的职业（若兼职，则只需填写主要收入来源的职业）： □□

（1）非技术工人 （2）技术工人 （3）商业、服务业劳动者

（4）个体户 （5）私营企业主 （6）办事人员

（7）专业技术人员 （8）企业或商业负责人（如经理、厂长等）

（9）军人 （10）党政机关、事业单位负责人

（11）城乡无业失业半失业者 （12）离退休人员 （13）学生

（14）农林牧渔人员 （15）其他（请注明）_____

M320. 您现在的配偶近半年的平均月收入： □□□□□□元

M321. 您现在经常和您的配偶联系吗（包括见面、打电话、发短信或上网）？ □

（1）天天联系　　（2）经常　　　（3）有时　　　（4）很少

（5）从未联系过

M322. 当您遇到拿不定主意的事情时，您是否经常与配偶商量？　　　☐

（1）从没商量过　　（2）很少商量　　（3）有时商量

（4）经常商量　　　（5）总是商量

M323. 在您的家庭中，下面这些事情通常主要是谁决定：

（1）丈夫拿主意　　（2）妻子拿主意　　（3）老人拿主意

（4）夫妻共同商量　　（5）不适用

M323.1 孩子教育　　　　☐　　　　　　M323.2 买大件　　　　☐

M323.3 投资或贷款、借钱　☐　　　　M323.4 妇女外出打工　☐

M324. 请您根据自己的实际情况填写对下面情况的评价。

（1）很不满意　　（2）不满意　　（3）一般

（4）较满意　　　（5）很满意

M324.1 您对您婚姻的满意程度有多少？　　　　　　　　☐

M324.2 您的丈夫/妻子作为一个配偶，您对他/她的满意程度有多少？☐

M324.3 您对你们夫妻之间关系的满意程度有多少？　　　☐

M325 请您根据自己的实际情况填写对下面情况的评价？　　　☐

（1）从来没有　　（2）很少　　　（3）有时

（4）经常　　　　（5）总是

M325.1 近一年，您或您的配偶是否正式提出过离婚的问题？　☐

M325.2 近一年，您是否和您的好朋友讨论过你打算离婚的事情？☐

M325.3 近一年，您是否曾想过你们的婚姻可能会出现问题？　☐

M325.4 近一年，您是否有过离婚的念头？　　　　　　　☐

M326 在您老家所在的村子，纯女户家庭是否会被村民看不起？　☐

（1）没有　　　　（2）偶尔　　　（3）经常

M327 您目前共有几个孩子？（包括收养、自己及配偶前次婚姻的子女；不
包括已死亡和抱养出去的子女）（生育数为 0 的跳问 M328）　　☐

孩次（请按排行顺序填写）	A 出生时间（阳历）	B 性别 1 男孩 2 女孩	C 这个孩子是： 1 夫妻双方亲生 2 自己亲生 3 配偶亲生 4 收养	D 是否在上学？ 1 是 2 否	E 目前和谁住（最多选三项） 1 孩子自己（或与其配偶、伴侣单住） 2 您的配偶　3 您　4 您的父母 5 配偶父母　6 其他（注明）
1	□□□□年□□月	□	□	□	□□□
2	□□□□年□□月	□	□	□	□□□
3	□□□□年□□月	□	□	□	□□□
4	□□□□年□□月	□	□	□	□□□
5	□□□□年□□月	□	□	□	□□□
6	□□□□年□□月	□	□	□	□□□

M328. 如果政策允许，假如您第一个孩子是女孩，您想怎么做？　□

（1）停止生育　　　　（2）再要一个，不管男女

（3）不管怎样，直到有一个儿子为止

M329. 您或您的配偶是否做过人工流产或引产？　□

（1）有　　　　（2）没有

M329.1 一共人工流产或引产过几次　□

M330. 您或您的配偶最后一次人工流产或引产的主要原因是什么？　□

（1）意外怀孕　（2）不符合计划生育规定　（3）胎儿性别不理想

（4）孕期发生某些情况，怕影响孩子健康

（5）不想在这时候要孩子

M330.1 您或您的配偶做这次人工流产或引产时，已经怀孕几个月了？

□□

第四部分　态度和心理

401. 您是否同意以下观点？

（1）非常同意　　（2）同意　　（3）既不同意也不反对

（4）不同意　　（5）非常不同意

401.1 我感觉自己是属于城市的　□

401.2 我觉得我是城市的成员　□

401.3 我把自己看作是城市的一部分　□

401.4 我对城市充满感情　□

401.5 居住在城市令我感到高兴　□

401.6 与农村相比，我更喜欢生活在城市　□

402. 您是否同意以下观点？

（1）非常同意　　（2）同意　　（3）既不同意也不反对

（4）不同意　　（5）非常不同意

402.1 遵守家乡的风俗（比如婚、丧、嫁、娶的风俗）对我来说比较

重要　□

402.2 按照家乡的习惯办事对我来说比较重要　□

402.3 我的孩子应该学会说家乡话　□

402.4 保持家乡的生活方式（如饮食习惯）对我来说比较重要　□

402.5 交一些市民朋友对我来说比较重要　□

402.6 多与市民进行交往和交流对我来说比较重要　□

402.7 我们不应该只与老乡和外地务工者交往　□

403. 根据您的第一反应，回答下面的问题：如果您可以自愿选择的话

（1）非常同意　　（2）同意　　（3）既不同意也不反对

（4）不同意　　（5）非常不同意

403.1 我愿意与市民共同居住在一个街区（社区）　□

403.2 我愿意市民做我的同事　□

403.3 我愿意市民做我的邻居　□

403.4 我愿意市民做我的朋友　□

403.5 我愿意市民做我（或我子女）的配偶　□

404. 您是否同意以下观点？

（1）非常同意　　（2）同意　　（3）既不同意也不反对

（4）不同意　　（5）非常不同意

404.1 我做事情经常是一时兴起，想做就做　□

404.2 对于将来，我没有过多的考虑和准备　□

404.3 只要是开心的事我就做，以后的事我不管　□

404.4 与将来相比，我更关注眼前的事　□

404.5 我喜欢做有点冒险的事儿来证明自己　□

404.6 有时候为了好玩，我会做些冒险的事 □

404.7 与安全相比，我更喜欢刺激和冒险 □

404.8 我发现有时做一些可能会惹来麻烦的事情很刺激 □

404.9 我很容易发脾气 □

404.10 当我生别人的气时，我通常会反击而不是告诉对方我为什么生气 □

404.11 当我生气或发脾气时，别人最好离我远点 □

404.12 当我和别人发生重大分歧时，我很难心平气和的说话 □

405. 您在最近一段时间里有下面的感觉吗？您可以从下面五个答案中进行选择：

（1）非常同意 （2）同意 （3）既不同意也不反对

（4）不同意 （5）非常不同意

405.1 最近我觉得很孤单 □

405.2 我经常觉得自己被别人看不起 □

405.3 我找不到真正关心我的人 □

405.4 我不愿意被社会的各种规则所约束 □

405.5 这段时间我很难分清是非 □

405.6 我觉得自己最近一切都很顺利 □

405.7 我希望自己是重要的人 □

406. 请根据您的实际情况，分别从下面五个答案中选择合适的答案填在后面的方格内：

406.1 和周围的同龄打工者相比，我觉得同异性约会（或交往）是一件＿＿＿＿＿＿的事情： □

（1）非常困难 （2）有些困难 （3）一般 （4）比较容易

（5）非常容易

406.2 和周围的同龄打工者相比，我认为自己对异性的吸引力： □

（1）非常大 （2）比较大 （3）一般 （4）比较小

（5）非常小

406.3 和周围的同龄打工者相比，我的收入和经济状况： □

（1）非常差 （2）比较差 （3）差不多 （4）比较好

（5）非常好

406.4 和周围的同龄打工者相比，我父母的经济状况： □

（1）非常差　　（2）比较差　　　（3）差不多　　（4）比较好

（5）非常好

407. 请您按照您真实的想法回答您是否同意下面描述。您可以从下面五个
答案中进行选择：

（1）非常同意　　（2）同意　　（3）既不同意也不反对　　（4）不同意

（5）非常不同意

407.1 人们说我是一个害羞和退缩的人　　　　　　　　　　　　□

407.2 我从来不敢主动说出自己的看法　　　　　　　　　　　　□

407.3 遇到不开心的事，我总是独自生闷气或者痛哭　　　　　　□

407.4 我习惯于放弃自己的愿望和要求　　　　　　　　　　　　□

407.5 对领导我一般是敬而远之　　　　　　　　　　　　　　　□

407.6 我总是"万事不求人"　　　　　　　　　　　　　　　　□

407.7 无论别人怎么说，我都觉得自己很没用　　　　　　　　　□

407.8 我害怕与他人建立并保持亲近关系　　　　　　　　　　　□

407.9 我总是担心自己的生活会变得一团糟　　　　　　　　　　□

407.10 我常常担心自己的思维或情感会失去控制　　　　　　　□

407.11 我总是担心太好的朋友关系以后会变坏　　　　　　　　□

407.12 我感到生活总是充满不确定性和不可预测性　　　　　　□

407.13 我一直觉得自己挺倒霉的　　　　　　　　　　　　　　□

407.14 我总是担心会发生什么不测　　　　　　　　　　　　　□

407.15 我感到自己无力应对和处理生活中突如其来的危险　　　□

407.16 我从不敢拒绝朋友的请求　　　　　　　　　　　　　　□

第五部分　日常行为

501. 当您心情烦闷或无聊的时候，您通常做些什么？（最多选三项）□□□

（1）喝闷酒或打牌　　（2）上网或看碟　　（3）做运动或闲逛

（4）干活或做家务　　（5）睡觉　　　　　（6）去歌舞厅等娱乐场所

（7）摔东西、发脾气　（8）找人聊天　　　（9）其他（请注明）____

502. 如果关系亲近的老乡或同事与别人发生矛盾，要采取武力方式（如打

架）解决，您会参与　　　　　　　　　　　　　　　　　　　□

（1）一定参与　　（2）看情况，可能会参与　　（3）坚决不参与

503. 如果有人欺负了你或遭受了不公平对待，你一般会怎么处理？　□

　　（1）以牙还牙，给他点颜色　　（2）和他争论　　（3）找其他人或有关部门解决

　　（4）默默忍受　　　　　　　　（5）其他（请注明）_____

504. 对于有些人心情不好时，不愿与人倾诉，而采取自虐行为（如用小刀轻划手臂、用烟头烫自己等）你能理解吗？　□

　　（1）完全可以理解　（2）可以理解　（3）无所谓　（4）不能理解

　　（5）完全不能理解

505. 您是否能够理解以下人士找"小姐"：

　　（1）完全可以理解　（2）可以理解　（3）无所谓　（4）不能理解

　　（5）完全不能理解

　　505.1 没有配偶或恋人者　　　　　　　　　　　　　　□

　　505.2 有配偶或恋人但不在同一座城市的人　　　　　　□

　　505.3 有配偶或恋人且在同一座城市的人　　　　　　　□

506. 您对以下行为的看法：

　　（1）完全可以理解　（2）可以理解　（3）无所谓　（4）不能理解

　　（5）完全不能理解

　　506.1 为了生个男孩去做 B 超查性别并流产掉女婴　　　□

　　506.2 婚外恋　　　　　　　　　　　　　　　　　　　□

　　506.3 婚外性行为　　　　　　　　　　　　　　　　　□

　　506.4 有些女性做"小姐"　　　　　　　　　　　　　　□

　　506.5 有些未婚男性去落后和边远地区花钱娶媳妇　　　□

　　506.6 配偶不在身边，就和别的异性搭伙过　　　　　　□

507. 您周围的人婚外性行为是否普遍？　□

　　（1）没有　　（2）个别　　（3）有一些　　（4）比较普遍

　　（5）不清楚

508. 如果周围的朋友很多都有婚外性行为，是否会对您产生影响？　□

　　（1）有很大影响　　（2）会有一点影响　　（3）没有影响

509. 您觉得在以下哪种情况下，子女不必赡养父母？（最多选三项）□□□

　　（1）与父母关系不好时　　　　（2）父母能够照顾自己时

　　（3）子女经济条件较差时

（4）子女没有时间照料父母时　　　　（5）其他（请注明）＿＿＿＿

510. 以下列举的事件，您主要是从何种渠道得知的？

（1）报纸/电视/互联网/广播等媒体　　（2）有关部门的宣传教育

（3）身边有人发生过　　　　　　　　（4）聊天听说的

（5）从未听说过这种事件

510.1 农村的早婚现象　　　　　　　　　　　　　　　　　　□

510.2 婚外性行为　　　　　　　　　　　　　　　　　　　　□

510.3 胎儿性别选择（B 超和流产掉女婴）　　　　　　　　　　□

510.4 流动人口群体游行（或跳楼）讨要工资事件　　　　　　　□

510.5 家庭暴力事件　　　　　　　　　　　　　　　　　　　　□

511. 请您根据实际情况，给出您对下列事情的判断：

	遭遇的可能性： 1. 非常可能 2. 比较可能 3. 一般 4. 不太可能 5. 完全不可能	担忧程度： 1. 非常担心 2. 比较担心 3. 一般 4. 不太担心 5. 完全不担心
1. 工作难找或失业	□	□
2. 被老板拖欠工资或实际收入水平降低	□	□
3. 养老没有保障	□	□
4. 婚姻生活不稳定（如难以成婚或夫妻感情不和）	□	□
5. 在城里遭受不公平对待（如遭受歧视）	□	□
6. 过度劳累或职业病导致身体健康状况下降	□	□
7. 性骚扰	□	□

512. 来 X 市之后，您的人身财产安全（偷盗、抢劫、骚扰等）有没有受到
过伤害？　　　　　　　　　　　　　　　　　　　　　　　　□

（1）有　　　　　　　　　　　　（2）没有

513. 在 X 市，当您一个人走夜路时，是否担心受到陌生人的攻击（如：抢
劫、威胁、侮辱等）？　　　　　　　　　　　　　　　　　　□

（1）非常担心　　（2）比较担心　　（3）一般　　　　（4）不太担心

（5）完全不担心

514. 您觉得您目前所处的生活环境是否安全？ □

　　（1）不安全　　　　（2）不太安全　　　（3）一般　　　（4）比较安全

　　（5）很安全

515～516 题仅需有配偶或男（女）朋友者回答，其他人请跳问到 601 题。

515. 近一年，当您与配偶/男（女）朋友发生争吵或产生矛盾后，您有没有
采用过下列行为？

　　（1）有　　　　　　　（2）没有

　　515.1 讲道理□　　　　　　515.2 讽刺挖苦或辱骂□

　　515.3 长时间不和对方说话□　　515.4 推搡□

　　515.5 打耳光□　　　　　　515.6 拳打脚踢□

　　515.7 用棍棒等器械殴打□

516. 近一年，当您与配偶/男（女）朋友发生争吵或产生矛盾后，您有没有
遭受过下列情况？

　　（1）有　　　　　　　（2）没有

　　516.1 讽刺挖苦或辱骂□　　516.2 对方长时间不和自己说话□

　　516.3 推搡□　　　　　　516.4 打耳光□

　　516.5 拳打脚踢□　　　　516.6 棍棒等器械殴□

第六部分　流动人口政策

601　您是否同意以下说法？

　　（1）非常不同意　（2）不同意　（3）一般

　　（4）同意　　　　（5）非常同意

　　601.1 目前，我觉得 X 市为流动人口提供了很好的服务 □

　　601.2 目前，我觉得 X 市负责流动人口工作的工作人员的

　　　　　服务态度良好 □

　　601.3 目前，我觉得 X 市负责流动人口工作的工作人员的

　　　　　工作能力不足 □

　　601.4 目前，我觉得 X 市流动人口工作中的办事环境和

　　　　　服务设施很好 □

　　601.5 目前，我觉得 X 市流动人口工作中，办事程序明确、

　　　　　规范（如收费规定、程序规） □

601.6 目前，我觉得 X 市流动人口工作中，办事手续复杂　□

601.7 和以前的经历相比，目前，我觉得流动人口在 X 市
　　　 办事方便　□

602　您是否有过以下经历？

（1）从来没有　（2）几乎没有（3）偶尔

（4）经常　　　　（5）总是

602.1 您有过因对 X 市流动人口工作不满意而对熟人
　　　 抱怨的经历吗？　□

602.2 您有过因对 X 市流动人口工作不满意而对陌生
　　　 人抱怨的经历吗？　□

602.3 您有过因对 X 市流动人口工作不满意而进行
　　　 投诉的经历吗？　□

603　您是否相信或愿意：

（1）完全不相信/非常不愿意　（2）不相信/不愿意

（3）一般　　　　　　　　　　（4）相信/愿意

（5）完全相信/非常愿意

603.1 您相信 X 市流动人口工作的出发点完全是为了
　　　 流动人口服务吗？　□

603.2 当遇到困难或不公平待遇时，您愿意向 X 市有
　　　 关部门求助吗？　□

603.3 如果有机会，您愿意向 X 市政府提出改善流动
　　　 人口工作的意见和建议吗？　□

604　总的来说，您对目前 X 市流动人口工作满意吗？　□

（1）非常不满意　（2）不满意　（3）一般

（4）满意　　　（5）非常满意

605　与您的期望相比，您对 X 市流动人口工作的评价？　□

（1）远落后于我的期望　　　（2）落后于我的期望

（3）基本符合我的期望　　　（4）超过我的期望

（5）远超过我的期望

606　与您心目中政府能够提供的最好的管理和服务相比，您对 X 市流动人
　　口工作的评价　□

（1）与最好的状况相距甚远 （2）与最好的状况有一定距离

（3）一般 （4）比较接近最好的状况

（5）非常接近最好的状况

607 您从何种渠道了解有关流动人口政策？（最多可选三项） □ □ □

（1）亲属/同乡 （2）同事或其他朋友

（3）政府定点宣传或宣传单 （4）社区宣传/宣传栏/入户宣传

（5）所在企业提供 （6）电视/广播

（7）报纸 （8）网络

（9）其他

608 请您对 X 市以下流动人口工作的重要性和满意度给出评价

	流动人口工作	您觉得 X 市政府进行以下工作或服务，对您重要吗？（1）完全不重要（2）不重要（3）一般（4）重要（5）非常重要	您对 X 市政府以下工作或服务满意吗？（1）非常不满意（2）不满意（3）一般（4）满意（5）非常满意（6）从未参加过或享受过
1	办理暂住证	□	□
2	提供计划生育和生殖健康服务	□	□
3	交验"婚育证明"	□	□
4	办理就业服务卡	□	□
5	职业指导、职业介绍、政策咨询	□	□
6	专业技能培训和鉴定	□	□
7	法律援助	□	□
8	社会养老保险	□	□
9	基本医疗保险	□	□
10	工伤保险	□	□
11	失业保险	□	□
12	子女义务教育	□	□
13	建设"阳光公寓"	□	□
14	提供住房公积金	□	□
15	允许租住保障性租赁房	□	—
16	允许购买经济适用房	□	—
17	提供参与政策制定的渠道	□	—

图书在版编目（CIP）数据

农民工心理失范的现状及影响因素研究：基于性别
和婚姻的视角/李卫东，李树茁著. -- 北京：社会科
学文献出版社，2017.10
（西安交通大学人口与发展研究所·学术文库）
ISBN 978 - 7 - 5201 - 1229 - 1

Ⅰ.①农… Ⅱ.①李… ②李… Ⅲ.①民工 - 性心理
学 - 研究 - 中国 Ⅳ.①R167

中国版本图书馆 CIP 数据核字（2017）第 197693 号

西安交通大学人口与发展研究所·学术文库
农民工心理失范的现状及影响因素研究：基于性别和婚姻的视角

著　　者 / 李卫东　李树茁

出 版 人 / 谢寿光
项目统筹 / 周　丽　高　雁
责任编辑 / 冯咏梅　周晓静

出　　版 / 社会科学文献出版社·经济与管理分社 （010）59367226
　　　　　　地址：北京市北三环中路甲 29 号院华龙大厦　邮编：100029
　　　　　　网址：www. ssap. com. cn
发　　行 / 市场营销中心（010）59367081　　59367018
印　　装 / 三河市尚艺印装有限公司

规　　格 / 开　本：787mm × 1092mm　1/16
　　　　　　印　张：17.5　字　数：295 千字
版　　次 / 2017 年 10 月第 1 版　2017 年 10 月第 1 次印刷
书　　号 / ISBN 978 - 7 - 5201 - 1229 - 1
定　　价 / 85.00 元

本书如有印装质量问题，请与读者服务中心（010 - 59367028）联系